ひとと集団・場

治療や援助，支援における
場と集団のもちい方

新版

山根 寛

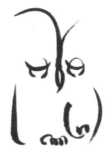
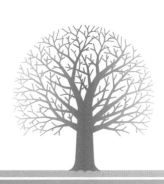

あらたに（新版プロローグ）

　ひとはひとの中に生まれ，ひとの中で育ち，ひととのかかわりに傷つき，ひととの交わりで癒される．私たちは，さまざまな「ひとの集まり（集団）」と「場」の中で生きている．

　思いもかけぬこころやからだの病いにより，失われた生きがい，あきらめかけた生きがい，奪われた生きがい，その生きがいをもう一度取りもどすために，「ひとの集まり（集団）の力」や「場の力」がもちいられてきた．

　ボストンの内科医プラット Pratt, Joseph Hersey（1872-1956）の結核患者に対する教育的集団療法に始まった学級集団精神療法に端を発し，結核治療や統合失調症の治療へと展開された集団精神療法は，神経症を対象とする精神分析と並行し，1970年代にベトナム戦争からの帰還兵，個人精神療法では対応できなかった境界例に対する療法として展開し，1980年代から20世紀末にかけて米国を中心にピークを迎え（MacKenzie, 1992；Kaplan etcl, 1993；Scheidlinger, 1997；小谷, 2014），治療集団内でおきる現象の基本的な知識はすでに完成されていた．

　2000年4月発行の初版では，そうした従来の集団精神療法やグループワークの理論と技法を追試することで，確認できた臨床の知と技をまとめて紹介した．作業を介したグループ・ダイナミックスを治療やリハビリテーション，生活支援の手段としてもちいる作業療法における，集団や場の利用に関するものである．ただ初版で紹介した当時は，治療集団内のダイナミックスを中心にした議論が主で，個と所属集団，集団間のダイナミックス，成熟はさせるが凝集性を高めない集団の利用といった，場の概念やその利用については，集団精神療法や集団療法全体においては理解されなかった．集団精神療法を扱う学会においても，集団精神療法の新たな研究や知見はほとんど見られず，技術の研修，伝達が主になっていた．

　その後，医療の場ではエビデンス・ベイスドが声高に述べられるようになり，科学性，客観性とは何かが問われ，個人療法，集団療法，さらに，虐待や引きこもり，うつによる就労への影響，さまざまなハラスメント，震災時の緊急支援やそれにともなって生じる精神的問題など地域コミュニティに関するものを統合した療法や関与のしかたの研究が必要になってきた．『国際精神分析誌 International Journal of Psychoanalysis』『米国精神分析誌 Journal of American Psycoanalytic Association』などにおいても同様な議論がなされている．集団療法の処方の対象患者や出され方も大きく変化してきた．

　本書は全10章と序章，終章で構成され，第1章は，ひとは一人で生きることはむずかしいが，集まれば自分の思うようにはならない．その相矛盾する気持ちの中で，ひとはなぜ集まり，なぜひとを集めるのか，ひとの集まりにみられる力（グループ・ダイナミックス）や場（トポス）の概念，場の構造と場にはたらく力について概観する．

　第2章は，療法集団の基盤にある「ひと」と集団の関係を，動物の群れにはじまり，系統発

生的にみたヒトの進化と家族や社会はどのように生まれたのか，ひとのライフサイクルにおいて集団がどのように影響するのか，病いや老いに対して集団はどのように影響するのかについて，ひとと集団の関係からまとめたものである．

そして，第3章は，ひとの集まり（集団）がいつから療法としてもちいられ，作業療法ではどのように集団を利用してきたのか，集団の利用のされ方を振り返り，治療や生活支援においてどのように利用できるのか，利用すればよいのかを，新たな気持ちで考えてみる章である．

第4章では，ひとの社会生活に必要な生活技能のうち，特に社会参加に重要な対人関係技能の発達と集団がどのように関係しているか考えてみる．ここでは，対人関係技能を自己との関係（一者関係）と二者関係，三者関係という視点から整理し，集団参加技能や発達の課題など生活技能について集団との関係から示した．

第5章では，広く療法（therapy）として集団をもちいる立場から，ひとの集まりである集団にはたらく力動（ダイナミックス）がどのように個人に影響をあたえるのか，また，個が集団にあたえる影響など，集団プロセスと個人プロセスの関係，集団の機能や構造，療法として集団をもちいる場合の基本的なコツや留意点などについて述べる．

第6章では，従来の集団療法にはみられなかった特性から「パラレルな場（トポス）」という概念をもちいた作業療法特有の治療構造であるパラレルな場について，「ひとの集まりの場」の利用について，構造と特性，具体的な場の様子など，その特性と集団療法とどのように違い，どのような対象に何を目的に利用ができ，どういった効用があるのか，具体的な利用のしかたについて紹介する．

そうして，作業をもちいる療法，作業療法でなぜ集団をもちいるのか，どのような集団をもちいるのかを第7章で紹介し，第8章で作業療法でもちいる集団プログラムの構成とプログラムの組み方，評価のしかたについて紹介し，第9章で，作業療法に関連の深い主な集団療法の概略，作業療法との関連や応用についてまとめた．

第10章は事例を通した全章の再吟味を試みた章である．初版では，病院という集団の中に新しく作業療法部門が開設され，作業療法の場と集団プログラムが作られていくプロセスで生まれる問題，それをどのように乗りこえていくのか，不安定な小規模職種の部門である作業療法が，引き継いだ生活療法プログラムを新たな集団作業療法プログラムに切り換えていく課程で見られた他職種，他部門と作業療法部門のダイナミックスに関するものであった実際の事例を通して解いたものであった．あれから10数年，その施設では初期の問題は解決され，作業療法という部門は施設の中で定着したが，新たな課題が持ち上がっていた．「入院医療中心から地域生活中心へ」という医療の改革にともなう昨今の精神科医療の改革にともなうものである．新版では，その「入院医療中心から地域生活中心へ」という医療の改革にむけて，新たな治療やリハビリテーションとして転換をはかる精神科領域における作業療法がどのような問題や課題を抱えているのかを調査分析し，そうした問題や課題を解決する課程におきたダイナミックスを事例として採りあげた．

そして，序章では，療法集団の基盤にある「ひと」と集団の関係を，系統発生的にみたヒト

の進化,個の発達,家族,社会の成り立ちといった視点から概観し,終わりに,終章でひとが集団や場の影響を受けて自分に気づき自己変容する個人の経緯を,筆者の小集団体験を通して紹介する.

　この本はどの章から読まれてもよいが,広義の集団療法を学ぶ初学者は第5章と第7章から読まれてもよい.実際に集団プログラムを組み実践するひとは第8章を引き続いて読まれるとよい.第6章は,これまで集団療法を扱う成書がふれることのなかった治療形態としての場(トポス)の利用を示したものである.ひとの中にいて,ひとと同じことをしなくてもよい,自分の状態や目的に応じた利用ができ,いつだれが訪れても,断続的な参加であっても,わけへだてなく受け入れられる場,そのような場を「パラレルな場(トポス)」という概念で示した.通常の集団療法とは異なる作業療法特有の治療形態を示すものであるが,狭義の治療の場を超え地域生活支援やさまざまな場の理解と運営に新たな視点を提供する.

　治療や援助,支援の手段として集団や場をもちいるときの知識や技術は,すべて日常のできごとの中にある現象から生まれたものである.日々のくらしにおけるさまざまなひととの出会い,かかわり,そこでおきている現象,そこから普遍的な概念を引き出す.自分が生活の場の参加観察者(フィールドワーカー)になることで,「ひとの集まり(集団)の力」や「場の力」がみえてくる.

◆引用文献◆

　　　Kaplan H and Sadock BJ eds(1993). Comprehensive group psychotherapy 3rd Ed. Baltimore, Willams & Willkins.
　　　MacKenzie KR ed(1992). Classic in Group Psychotherapy. The Guilford Press.

目次

あらたに（新版プロローグ）　iii
序章　場（トポス）と集団　1

1　ひとと集団　9

1・1　集まり，集める　10
1・1・1　ひとはなぜ集まるのか？　10
1・1・2　ひとはなぜ集めるのか？　12

1・2　集団　13

1・3　場（トポス）　14
1・3・1　場とは　14
1・3・2　場に生まれる力　15
1・3・3　場の構造　16

2　ひとの集まりと社会　19

2・1　群れ・家族・社会　20
2・1・1　群れ—集団のはじまり　21
1) 群れの形／2) 群れの分類／3) 群れの成立—自然な群れを失いつつある人間
2・1・2　家族—集団の基本単位　23
1) 家族の起源—どのようにして生まれたのか／
2) 家族の機能—契約を超えた関係より生まれる機能／3) 家族の形態—多様化する家族の形／
4) 変容する日本の家族—なぜ？　どこへ？／5) 家族と群れ
2・1・3　社会—集団の集合体　26
1) 社会の分類／2) 社会の成りたち—群れから社会へ／3) 日本人と社会・集団—世間という社会

2・2　ライフサイクルと集団　29
1) 乳児期—基本的信頼対基本的不信／2) 幼児前期—自律性対恥・疑惑／
3) 幼児後期—自主性対罪悪感／4) 児童期・学齢期—勤勉性対劣等感／
5) 青年期—同一性対同一性拡散／6) 前成人期—親密性対孤立／
7) 成人期—世代性対停滞性／8) 老年期—自己統合対絶望
2・2・1　家族集団—ひととのかかわりの基盤　34
2・2・2　遊び集団—他者との距離や自発性の基礎　35
2・2・3　学習集団—社会的な役割やルールを学ぶ　36
2・2・4　仲間集団—自立への一歩　36
2・2・5　準拠集団—自立のよりどころ　37
2・2・6　社会集団—個人を位置づける機能集団　37

2・3　病い・老いと集団　38
2・3・1　病いと集団—よりどころの喪失　38
2・3・2　老いと集団—老いも発達　39

3　集団の利用 　　　　　　　　　　　　　　　　　　　　　　　　　　43

3・1　集団と療法　44
3・1・1　集団の利用　45
1) 結核患者学級に始まった集団の治療的利用／2) サイコドラマから集団精神療法へ／
3) 多様な広がり／4) 広義の集団療法
3・1・2　集団療法とは　48
3・1・3　集団療法の変遷　49
1) 普及の遅れ／2) 多様な広がり／3)「場」という概念／4) 集団療法の変化
3・1・4　日本における集団療法　51

4　ひとの発達と集団　　　　　　　　　　　　　　　　　　　　　　53

4・1　生活技能　54
4・1・1　生活機能と生活技能　55
4・1・2　生活技能の発達と集団　57
4・2　対人関係技能の発達と集団　57
4・2・1　一者関係の成熟　58
4・2・2　二者関係の発達　60
4・2・3　三者関係とその広がり　63
4・3　集団参加技能と集団レベル　66
4・4　発達課題と集団　67

5　集団をもちいる　　　　　　　　　　　　　　　　　　　　　　　69

5・1　集団の治療的利用　70
5・1・1　集団の療法としての利用　71
1) 結核患者学級から集団精神療法へ／
2) 多様な広がり
5・1・2　集団療法とは　71
5・2　個と集団のダイナミックス　73
5・2・1　参加者間の相互作用　73
5・2・2　個に作用する集団の力　74
5・2・3　集団に対する個の反応　75
5・2・4　集団プロセス　76
5・3　集団の効果　77
5・4　集団の構造　82
5・4・1　治療構造　82
5・4・2　構造因子　84
5・5　セラピストの資質　88
5・5・1　基本的な資質　88
5・5・2　メインセラピストの役割　89
5・5・3　サブセラピストの役割　90

- 5・6 利用のコツ　90
  - 5・6・1 セラピスト自身の集団体験　90
  - 5・6・2 集団を取りまく環境の影響　91
  - 5・6・3 失敗や問題は治療のきっかけ　92
  - 5・6・4 臨機応変は計画と構造から　93
  - 5・6・5 集団内でおきたことは集団で　93
  - 5・6・6 だれもが落ちる落とし穴　93

6 パラレルな場とその利用　99

- 6・1 パラレルな場とは　100
  - 6・1・1 ひとの集まりの場　101
  - 6・1・2 パラレルな場の風景　102
  - 6・1・3 集団療法との違い　103
- 6・2 パラレルな場の効用　103
- 6・3 パラレルな場の利用　105
  - 6・3・1 パラレルな場の構造　105
  - 6・3・2 作業の機能　108
  - 6・3・3 スタッフの役割　108
  - 6・3・4 適応対象と適正人数　110
    - 1) 適応対象／2) 適性人数
  - 6・3・5 導入時期と方法　114
  - 6・3・6 場の成熟と期間　115

7 作業をもちいる療法と集団・場　117

- 7・1 なぜ作業をもちいる療法で集団をもちいるのか　118
  - 7・1・1 作業をもちいる療法の治療構造と集団　119
  - 7・1・2 作業をもちいる療法の効果と集団　121
- 7・2 作業をもちいる集団の特性　121
  - 7・2・1 作業の特性　121
  - 7・2・2 作業をもちいる集団　123
- 7・3 作業をもちいる集団の効果　128
- 7・4 作業をもちいる療法における集団と場の利用　128
  - 7・4・1 プロセスの利用　130
  - 7・4・2 マスの利用　132
  - 7・4・3 場（トポス）の利用　133
- 7・5 集団で作業をもちいる療法の種類　134
  - 7・5・1 課題志向集団―気づく，かかわる，まなぶ　135
    - 1) 課題志向集団の目的／2) 課題志向集団の利用
  - 7・5・2 集団志向集団―かかわる，癒える，やすらぐ　141
  - 7・5・3 力動的集団―癒える，気づく，変わる　142

8 集団プログラムの計画と評価　145

- 8・1 システムという視点　146
- 8・2 集団プログラムの構成　148
  - 8・2・1 単独プログラム　148
  - 8・2・2 週間プログラム　149
  - 8・2・3 月間プログラム　151
  - 8・2・4 年間プログラム　151
- 8・3 プログラムの計画　151
  - 1) 目標の決定／2) 対象（人数，性別・年齢構成など等質性）の選定／
  - 3) 構造（表現・交流手段，期間・頻度・時間，開放度，場所，スタッフ）の決定／
  - 4) 運営予定（タイムスケジュール）／5) 評価基準の設定
- 8・4 集団プログラムの評価　154
  - 8・4・1 評価項目と方法―何をどのように評価するか　154
    - 1) 観察／2) 参加者の感想／3) 検査
  - 8・4・2 評価の種類―質的評価と量的評価　156
  - 8・4・3 集団の評価　156
    - 1) 質的評価―集団の特性を知る／2) 量的評価―集団の変化を知る
  - 8・4・4 集団内における個人の評価　158
    - 1) 質的評価―個人の特性を知る／2) 量的評価―個人の変化を知る
  - 8・4・5 グループセラピストの自己評価　160
- 8・5 集団プログラムの記録　161

9 さまざまな集団療法と作業療法　163

- 9・1 集団精神療法　164
- 9・2 主な集団精神療法と基本技法　164
  - 9・2・1 集団精神療法の種類（分類）　165
  - 9・2・2 主な集団精神療法　165
    - ・アイデンティティ・グループ／・精神分析的集団精神療法／・コンバインドセラピー／・プレイセラピー／・サイコセラピー（心理劇）／・生活技能訓練／・ダンス・セラピー／・ミュージックセラピー（音楽療法）／・絵画療法／・詩歌療法／・アロマセラピー（芳香療法）／・園芸療法／・乗馬療法／・ペット療法／・動物介在療法／・レクリエーション療法

10 事例検討　181

- 10・1 精神科医療の改革に対する作業療法プログラムの整備状況と課題　183
  - 10・1・1 調査の方法　183
  - 10・1・2 分析方法　184
  - 10・1・3 調査結果　186
    - 1) 施設概要と作業療法プログラムの実施状況／2) 作業療法士の認識／
    - 3) プログラム構成の傾向と施設特性および作業療法士の認識
  - 10・1・4 精神科作業療法プログラムの現状と課題　192
  - 10・1・5 プログラム整備が困難な要因と今後の課題　193
  - 10・1・6 調査結果　195

10・2　精神科病棟の機能分化に即した作業療法プログラムの改変における
　　　　課題　　195
　　10・2・1　対象施設と方法　　195
　　10・2・2　経過と結果　　196
　　1）プログラム改変作業の経過
　　10・2・3　インタビュー調査の結果　　204
　　1）プログラム改変作業を通して改善された点／2）プログラム改変作業で困難だった点
　　10・2・4　プログラム改変作業を通して明らかになった問題と課題　　207
　　10・2・5　作業療法プログラム改変にむけた今後の課題と対策　　208
　　10・2・6　改変の試みの結果　　210
　　10・2・7　調査，改変の試行の後　　210

10・3　10数年前は何が問題で何がおきたのか？　　212
　　10・3・1　グループの構造について　　219
　　10・3・2　グループの経過について　　223
　　10・3・3　グループの運営について　　224
　　10・3・4　作業療法部門の総合プログラムについて　　225
　　10・3・5　職種・部署間の集団力動について　　226
　　10・3・6　施設のシステムについて　　227

　　終章　　自己認識と自己変容　　　　　　　　　　　　　　　　　　　231

付表
1　発達，発達課題と集団　　242
2　集団のレベルに応じた課題志向集団のもちい方　　244
3　集団プログラム計画表　　246
4　集団評価表A（記述形式）　　247
5　集団評価表B（チェック形式）　　248
6　集団内個人評価表A（記述形式）　　249
7　集団内個人評価表B（チェック形式）　　250
8　集団内個人評価表C（個別目標評価）　　251
9　集団プログラム記録表　　252

新版エピローグ　　253

索引　　254

序章 場(トポス)と集団

序章―場（トポス）と集団

町の中の小さな畑

「ひとと集団・場」新版のはじまりに，2000年4月出版された「ひとと集団・場」初版で紹介したKさんと畑の関係（山根他，1994；山根，2000）を振り返り，場（トポス）[*1]とひとの集まり（集団）について考えてみよう．町の中に作られた小さな畑とそこで見られた現象には，ひとが集まり，ひとを集める，ひとのくらしにおける，ひととひとのかかわりの原点がある．

あのとき町の中に作られた小さな畑，そこにはいろいろな病いや障害を生きる人たちが性別，年齢を超えて集まるようになり，いつしかその畑が場（トポス）になった．町の中の小さな畑では何がおきたのだろう．その畑はそこに集まる人たちにとってどのような意味があったのだろう．

【精神科病院開放化の中で】

1980年代，治療のための隔離とは異なり，職員数の不足などで安全管理が十分できないために施錠している病棟（閉鎖病棟[*2]）に，社会的入院[*3]で退院できない人や任意入院で許可があれば自由に外出できる患者を入院させていることに対して，精神科病院の開放化が大きな課題となった1980年代半ばのことである．

その長年にわたる閉鎖的な長期保護収容という隔離への反省から，閉鎖病棟，ひいては精神科病院の解放へと繋がる運動のはじまりの時代に，ある町の大きな病院で，作業療法のプログラムの一つとして小さな畑を作った．その町の中の小さな畑に，一人暮らしの精神分裂病（DSM-5の統合失調症スペクトラム）の老人や居場所のない者が集まるようになった．小さな畑はいつのまにか，ともすると忘れられるように取り残されてしまいがちな人達のよりどころとなり，誰を拒むことなく，ふれあいながらも侵襲しない場（トポス）になった（山根，1994）．

私たちは日々の生活，その一生を，さまざまな「ひとの集まり」や「場」を通して生きている．ひとはひととのかかわりにおいて，傷つくこともあれば，勇気づけられ，癒されることもある．思いもかけぬこころやからだの病いにより，ひとは生きがいやひととのかかわりを，あ

[*1] 場（トポス）：ある文化が成熟し，そこにある状況や現象を生み，その場を利用する者に，なんらかの心理的な作用をもつ開かれた空間

[*2] 閉鎖病棟：精神科病院で，病棟の出入り口が常時施錠され，入院患者や面会者が自由に出入りできないという構造の病棟をいう．完全に開放された病棟ではないという意味では，病棟の出入り口が施錠されない時間がおおむね8時間未満，または自由に出入りできない病棟も閉鎖病棟とされることがある．

[*3] 社会的入院：1950年制定の『精神衛生法』により保護収容が進み，長期入院者が急増した．そのなかで，積極的な症状が消失し社会生活に復帰が可能な状態にあるにもかかわらず，家族の受けいれなど社会的な理由で退院ができずに入院生活を余儀なくされている状態をいう．そうした入院生活が長期化し，生活機能の低下により二次的に退院が困難になっている長期入院者に対する処遇が大きな課題となっている．

きらめかけたり，失ったり，ときには奪われることがある．そのあきらめ，失い，奪われた生きがいやかかわりを，もう一度取りもどす手助け，治療や援助，支援の手段の一つとして，ひとの集まりである集団や場の力が利用される．

　ひとの集まり（集団）は，さまざまな治療，援助，支援や教育において大きな役割をはたしているが，ひとはなぜ集まり，なぜひとを集めるのだろう．私たちが治療や援助，支援[*4]の手段としてもちいる集団の構造や機能は，動物のむれ（集団）や家族，社会的集団が生まれる要因とその形成過程にみられるさまざまな相互作用を背景として生まれたものである．

　「ひとと集団・場　新版」のはじまりの章として，療法集団の基盤にある「ひと」と集団の関係を，日々の生活におけるひとの集まりに観られる現象，そして，ヒトの進化と社会の成り立ちといった視点から概観してみることにしよう．

ひとと集団

ひとは　ひとの中に生まれ
　　　　ひとの中でそだち
ひとは　ひととのかかわりに傷つき
　　　　ひととのかかわりで癒される

【小さな畑に集まった人たち】

　75歳のKさん（当時の診断で精神分裂病，DSM-5の統合失調症スペクトラム）は，今日も町の中の小さな畑にやってくる．Kさんは戦争（第二次世界大戦）中に軍隊で発病し，入退院を繰り返していた．退院支援を目的に作業療法の指示が出され，園芸に参加するようになった．作業療法への参加が安定し，ハーフウェイハウス[*5]に退院して，それから10年，一度も再発することなく，一人暮らしが続いた．

　最初は何の作業も一つひとつ一緒に行動しないと，呆然と立ったままという状態であった．やっと畑の野菜に水を撒くのがKさんの日課になると，今度は雨の日も傘をさしてじょうろで畑に水を撒くようになった．常同的行動を現実的なものにするため，雨の日の仕事にと鉢植えの水やりをお願いした．今度は，天候にかかわらず毎日同じ量の水をまくため，何鉢もの観葉植物が根腐れするということが続いたが，1年余りして「今日雨ですから，水やるのやめときます」と状況（天候など）を判断して自分の活動を確認するかのように報告するようになった．

[*4] 治療や援助，支援：本書では，疾患や障害を治すという心身機能や身体構造の異常に対する専門職種による治療医学や医学的リハビリテーションの介入を「治療」，一般的に同義に使用される「援助」と「支援」については，「支援」は利用者主体の寄りそい，「援助」は援助者主体の代わりにおこなう介入をさして使う．

[*5] ハーフウェイハウス：現在でいえば『グループホーム』に近いもので，精神科病院から退院した患者が，社会復帰や自立的生活を目標として一時的に居住する家（治療的・訓練的な目標をもつ住居）のことである．

ハーフウェイハウスに移ってからの食生活は，朝は即席麺を炊いてスープをすべて捨て，ぱさぱさの麺だけを食べ，昼食をぬいて，夜に近所の食堂でおかずをとらず，ご飯と味噌汁，無料のお漬け物だけという毎日であった．園芸で収穫されたものにもほとんど手をつけない．即席麺のスープを捨てるのは，軍隊では排泄中に敵に襲われると身を守ることがむずかしいので，できるだけ余分な水分を取らないように指導されたから習慣になっていると話してくれた．軍隊生活がいろいろな意味で，日々の食事や行動にまで影響を残しているということがわかってからは，キュウリが採れればキュウリを，トウモロコシが採れればトウモロコシを皆で食べながら，食べ物を通した思い出話や時代の移り変わりなどを話題にした．みんなで育てた物も食べようとしないKさんに「戦争はもう終わったんやで」とだれかが言う日々が続いた．2,3年経った頃収穫祭で出された食事をKさんがすべて食べたときは，だれからともなく拍手がおきた．天候に応じて水を撒くようになり，育てた野菜を調理した食事を食べることができるようになり，皆が引き上げた後のテーブルを拭くことがKさんの仕事として加わった．

　40歳と比較的若いTさん（統合失調症）は，アパートで一人暮らしをしていたが，部屋に引きこもって食事も十分にとらなくなった．このままでは入院するしかない，何とかならないかとケースワーカーにつれられて来た．寡黙，やっとのことで肩や腰が痛いのでこまると言う．だれ一人話し相手がなく，詐欺まがいの事件に巻き込まれたことなどから，次第に外出も億劫になり引きこもりはじめたようであった．作業療法プログラムへの断続的な参加が1,2年続き，少し慣れてきた頃，園芸に誘ってみた．細かなことは苦手と言い，額から玉のような汗を流しながらスコップで土を掘り起こす．身体を動かすと気持ちがいいと言う．今では話友達もでき，片道40分あまりかけて，健康のためにと一人住まいのアパートから自転車で通うようにもなった．最近はナイトケアにも通いはじめている．

　70歳代半ばから比較的若い30歳前後まで，親子以上に歳の離れた人たちが集まる．特に干渉することもなく，それでいて姿が見えなければ心配し，だれかが入院すれば見舞いにいき，新しい参加者にも以前からいた仲間のように声をかけ，収穫したばかりの西瓜を勧めている．

（町の中の小さな畑から：山根他，1994）

【小さな畑に生まれた場（トポス）】

　1990年代初頭，家はあっても帰る家がない，社会で暮らせるほど病状の改善した社会的入院[*1]と称される人たちが全国の精神科病院にいた．その多くは，病室の片隅に忘れられるように取り残されてしまう．退院しても一人暮らしに疲れてすぐに再入院してくるような人であった．そんな人たちへのはたらきかけとして始めた作業療法プログラムの一つが「町の中の小さな畑」である．小さな畑は，隣近所の畑と同じ普通の畑であるが，その小さな畑を利用する人たちにとっては，隣近所の畑とはまったく違う意味をもっていた．そこに来れば，自分を受けいれてくれる仲間がいる．自分があてにされる役割がある．人と同じことをしなくてもよい，できなくてよい．自分の状態や目的に応じて参加でき，好奇や差別，排除，何かを強いるよう

なまなざしのない，お茶と四方山話と少しばかりの仕事，緑と土の香りがする小さな畑．一人暮らしの統合失調症の老人や居場所のない者が集まるようになり，いつのまにか，ともすると忘れられるように取り残されてしまいがちな人たちのよりどころとなった．そうして小さな畑という一つの場所は，だれを拒むことなく，ふれあいながらも侵襲しない場（トポス）[*6]になった．

ヒトの進化と集団

　命あるものは，自身の意志によるものであろうと本能によるものであろうと，個体を維持し種を存続させる．動物は交配の時を除けば単独で生活するもの，少数の群れで生活するもの，大集団で生活するもの，いずれも個体の維持と種の存続ために同種のものが集まったり集めたりして，そこに社会を形成して生きている．

　そうした中で，人間は，Homo sapiens sapiens（ホモ・サピエンス・サピエンス）とよばれるように，他の動物とは異なる秀でた学習能力を身につけ，個体の維持と種の存続に必要な食物を自ら生産するようになった．そのため，集まって，集めて，集団で協同作業をするには継続的な意思疎通と共同作業が必要であり，必然的にそこにはアリストテレスが人間は本性上zoon politikon（社会的動物）であると言ったように，社会という集団が形成された．

【社会の形成と力動（ダイナミックス）】

　社会が形成されれば，そこには，相互協力，協同作業に必要なものだけではないさまざまな力動（ダイナミックス）が，集団に所属する個々に，そして関連する集団相互に生じる．それは社会的動物とよばれる人間の特性からくるもので，それぞれ個人力動，集団力動（グループ・ダイナミックス）とよばれる．

【集団療法の誕生】

　原因がどうであれ，精神認知機能や感覚運動機能の障害により日々の生活や社会生活に支障をきたしている人たちが，社会の一員として再び参加できるようにするための治療や援助，支援において，個人の一者関係における力動，個と個の間の力動，個と所属する集団の間の力動，集団間力動などが検討されるようになった．集団療法という治療や援助，支援の技術が発展した．

　集団療法は，ボストンの内科医 Pratt, J の結核患者学級（1905）にはじまり，モレノのサイコドラマから，米国の東海岸で生まれた T-グループと西海岸で生まれたエンカウンターグ

[*6] 場（トポス）：ある文化が成熟し，そこにある状況や現象を生み，その場を利用する者に，なんらかの心理的な作用をもつ開かれた空間

ループなど，第二次大戦後にカウンセラーの養成のためのワークショップ技術として発展した．そうした集団療法で発展した集団力動（グループ・ダイナミックス）の知識や技術が社会現象の理解や対処に応用されるようになった．

【あらたなダイナミックスの検討】

従来の治療でもちいられていた集団療法では，治療のために形成された集団内の成員間のダイナミックスをどう扱うかに主眼が置かれていた．しかし，治療や援助，支援の場が病院のような専門施設からひとが暮らす生活の場が中心になり，個人の一者関係におけるダイナミックス，個と個の間，個と所属する集団の間，集団と集団の間のダイナミックスなど，あらたなダイナミックスの検討が問われている．

人間は一人では生きられない社会的動物であることは周知のことであるにもかかわらず，他の動物とは違い，まるで一人で生きられるかのように，自他の隔てを設けて平然と暮らしているのが人間である．ひとがよりよく社会的動物として生きる，この地球という生命系のホメオスターシスを考えるために，治療や援助，支援だけでなく，よりよい社会生活のためにも，あらたなダイナミックスの検討が求められるようになった．

場（トポス）と集団の原理—動的平衡

病いに対する社会の見方や治療という視点や技術は変わろうと，「ひとが日々のくらしにおいてなんらかの目的と意味をもっておこなっている具体的な作業（生活行為）をもちいて，生活機能を評価し生活を支援する」という，作業療法哲学に相当する作業療法の機能と役割の基軸となるものは変わることはない．

町の中の小さな畑に観られた現象のように，ひとは集まり，集め，社会を作り，協同することで，その場や集団にはさまざまなダイナミックスが生まれる．そのひとの集まりの場がある意味をもつ場（トポス）になる．そうしたひとの社会におきる変わることのないダイナミックスを生かすために，治療や援助にもちいる集団療法も，時代の移り変わり，社会文化の変化，集団療法の対象の変化に応じて変わらなければならない．それは，生物のダイナミズムの動的平衡とおなじ概念により集約される．

【生物のダイナミズムと動的平衡】

受精卵が46回もの細胞分裂を繰り返し，総数60兆個といわれる200種類以上のそれぞれの役割をもつ細胞へと分化し，ひとのからだが形成される．そして成体として成熟した一定の機能をもった構造が形成された後は，傷ついたり寿命が尽きた細胞は死にいたり，細胞分裂により新しい細胞が生まれ組織は再生される．その入れ換わる細胞の数は1秒間に500万個，1日

に5,000億個というが，それだけの細胞が新しく入れ換わることで，ひとはその構造と機能の一貫性が維持される．それは細胞の新陳代謝によるものであるが，胃腸の細胞で約5日，心臓は約22日，皮膚は約28日，筋肉や肝臓などは約2か月，骨は約3か月の周期で細胞は入れ換わる．すなわち細胞の新陳代謝が正常であれば，ひとを構成する組織の細胞は3か月で入れ換わり，1年も経てばひとの身体を構成する細胞はすべて入れ換わり，元のものはなくなっていることになる．それは一貫した機能と構造を保つために，すなわち「変わらないために変わり続けている」のである．もちろん若い時期は新陳代謝は活発で，年齢が高くなるにつれ新陳代謝の周期は長くなり，古い細胞の置き換わりは遅くなる．それが老化である．

　この生物のダイナミズムから，ユダヤ人科学者ルドルフ・シェーンハイマー（Rudolph Schoenheimer）（1898〜1941）は，「生命の動的状態（dynamic state）」を提唱した．そして，分子生物学者の福岡はこの「生命の動的状態（dynamic state）」という概念をさらに拡張し，動的平衡（dynamic equilibrium）（福岡；2009；2011）という概念を提示した．

【場（トポス）・集団と動的平衡】

　少し長いイントロになったが，この生物のダイナミズムに見られる動的平衡のように，ひとが日々のくらしだけでなく，治療や援助に集団の力動をもちいて，ひとの現実認識や自己変容をより効果的に支えるために，時代の情勢，対象の変化に応じて場（トポス）や集団の利用のしかた，集団療法の技法を変えていく必要がある．場（トポス）や集団作業をもちいるかかわりの効用，それは医学モデルにおける客観的エビデンスでは説明しきれない，自分の具体的な体験を通した，「ああそうか」「これでいいのだ」「こうしてもいいのか」「まだ大丈夫」という確かな感覚がある．対象の治療援助に携わる者は，客観的に表現することができなかったとしても，ひとが集まり，ひとを集めることにともなっておきる，戸惑い，不安，揺らぎ，気づき，変容，安心，自信‥‥そうしたことが場や集団をもちいるかかわりに重要であることに気づいている．場や集団をもちいる治療援助には，直接対象者とふれあい関わり，自分の体験を介して感じとる「確からしさ」というしかないものがある．そこには単なる経験論や感覚論ではない．自然の数学化による近代科学の客観性では表しきれない「確からしさ」という感性的なエビデンスがある．それこそが治療援助に場や集団をもちいる哲学といえるものである．

　わたしたち，ひとの生活を支援するセラピストは，場や集団に生じることやその影響としての現象を福岡が指摘する（福岡, 2014）ように，なぜそうなるのかという「Why（なぜ）」と，どうしてそうするのか，どうしてそうなるのかという「How（どうして）」という二つの視点から観察し，観察してわかったことを表現することが求められる．わたしたちの治療援助のかかわりは，物事の現象を客観的に分析する科学的論理性とそうした要素還元的な見方では見えない感性的性質を表現し伝える文系の表現力を併せもつことで始めて成りたつ．

◆引用文献◆

福岡伸一（2009）．動的平衡―生命はなぜそこに宿るのか．木楽舎．
福岡伸一（2011）．動的平衡2―生命は自由になれるのか．木楽舎．
福岡伸一（2014）．動的平衡ダイアローグ―世界観のパラダイムシフト．木楽舎．
山根　寛，梶原香里，徳永修宗（1994）．町の中の小さな畑から―慢性老人分裂病者を支える．作業療法13．224-233．
山根　寛（2000）．場（トポス）と場所の違い．鎌倉矩子・他編「ひとと集団・場　初版」pp64-66．三輪書店．

1 ひとと集団

10	**1・1**	集まり，集める	1・1・1	ひとはなぜ集まるのか？
			1・1・2	ひとはなぜ集めるのか？
13	**1・2**	集団		
14	**1・3**	場（トポス）	1・3・1	場とは
			1・3・2	場に生まれる力
			1・3・3	場の構造

1 ひとと集団

1・1 集まり，集める

　ひとは生活のすべてを単独で対処して生きるということはむずかしいため，自分に関係が深いもしくは所属する集団からは受けいれられたい，認められたいという集団帰属意識と，それと相反するような自分は自分でありたいという集団の中における強い個の意識という矛盾する2つの意識をもつ．

　ひとには，動物としての群れ集まる習性だけでなく，ヒト化の過程に，集まり，集めなければならない必然性がある．ひとはなぜ集まり，なぜ集めるのか，そこには，ひとが互いに衝突し争う原因と治療や援助，支援の手段としてもちいる集団の効果をもたらす要素のすべてが含まれている．

1・1・1　ひとはなぜ集まるのか？

　「ひとはポリス的な動物である」と，アリストテレスはいう．なぜひとは人を求めて集まる（群れる）のだろう？　ひとが集まる理由は，もともと個体で自分を守る力をもたない草食動物などが，自らの命と自らの種を守る習性としてもっているものと原理的には同じものであろう．それは，ある環境や条件に対する同一化反応や群れて身を守る習性などである．人間の場合，ネオテニー化による未成熟なままの誕生と引き換えに，学習という発達の可能性をもつようになり，集まることにも，集めることにも，より高次で複雑な意味が加わった．なぜひとは集まるのか，集めるのか，そのひとが集まる主な理由をまとめてみると**表1-1-1**のようになる．

[社会をつくる動物の習性]

　ひとにも他の動物と同じように，意識された目的や機能を超えた，集まりあおうとする「群

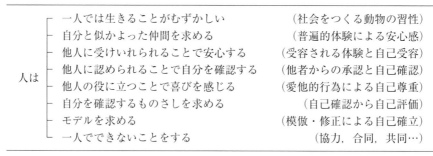

■表 1-1-1　なぜひとは集まる？

人は	一人では生きることがむずかしい	（社会をつくる動物の習性）
	自分と似かよった仲間を求める	（普遍的体験による安心感）
	他人に受けいれられることで安心する	（受容される体験と自己受容）
	他人に認められることで自分を確認する	（他者からの承認と自己確認）
	他人の役に立つことで喜びを感じる	（愛他的行為による自己尊重）
	自分を確認するものさしを求める	（自己確認から自己評価）
	モデルを求める	（模倣・修正による自己確立）
	一人でできないことをする	（協力，合同，共同…）

れ本能（instinct of gregariousness）」（2・1・1「むれ―集団のはじまり」参照）がある．群れ本能は，生きるために社会を形成する，個体では自立して生きることがむずかしい動物がもっている原初的な習性である．集まり集めることでさまざまな葛藤も生まれるが，それでも一人で生きることができない社会的動物としての特性をもつ人間は，他者を求めて集まり，集める．集まり，集めることで得られるメリットのほうが，集まり，集めることにより生じる葛藤を超える引力をもっているからであろう．

[普遍的体験による安心感]

　そうした集まり，集める人間の特性とも関係があるが，ひとは少しでも自分と似かよったものに近づき（群れ，集まり），自分だけが特別変わった存在ではないことを確かめることで（普遍的体験）安心を得ようとする．このように人間は，集まり，集めることにより，一人ではない，自分だけではないという普遍的体験によって得られる安心感を求める．予期せぬ病いや障害にみまわれたときにも，この「自分だけじゃなかった」という普遍的体験が安心感をもたらす．

[受容される体験と自己受容]

　普遍的体験とともに，あるがままの自分が他者に受けいれられること（他者から受容される体験）によって，ひとは安らぎ，癒され，自分自身を受けいれる（自己受容）ようになる．他者から受容される体験なしに，あるがままの自己を受容できるのは，客観的に自己をみる自我が確立しているか，反対に強い自己愛のために自分を客観的にとらえることをしないかのいずれかであろう．ひとが自分を受容するには，通常は，他者から受容される体験が不可欠である（Winnicott, 1962）．他者から自分の存在をそのまま受けいれてもらえるような体験は，小児科医で精神分析家であるウィニコット Winnicott がホールディング（holding）[*1]（Winnicott, 1986）と称したものと同じで，発達の初期だけでなく，病いからの回復過程においても大きな力となる．こうした対象関係のあり方はフロイトの精神分析理論に始まり，ニュートン力学から量子力学，そして相対性理論への発展的飛躍にたとえられるように，Winnicott のホールディングやビオン Bion のコンテイニング（containing）[*1]という概念を生んだ．

[他者からの承認と自己確認]

　自我が確立しているか，自己愛の強さゆえに自分がみえない者でないかぎり，ひとは自分一人で「これで大丈夫」という自信をもつことはむずかしい．無理な努力をしなくても，今あるがままの自分を他者に受けいれられることにより，ひとは自分自身を受けいれることができる．そして，自分の存在やおこなっていることが他者に認められる（他者からの承認）ことで，

[*1] holding, containing：Winnicott の holding は「抱えること」「抱っこ」「ホールディング」，Bion の containing も「コンテイニング」「抱擁」と，いずれも定訳はなく，その類似と相違については論議がなされているが，いずれも転移解釈と患者の洞察という重要な治療機序を含んだ概念である．

ひとは自分を確認するようになる（自己確認）．自己確認は，他者からの承認によって確立される．

[愛他的行為による自己尊重]

　自分が受けいれられ認められることから生まれるゆとり，これでいいのだという自己確認による安定は，他者への配慮，他者の役に立つ行為（利他，愛他）へとつながり，他者の役に立つことをして喜ばれるという体験になる．そして，他者に喜ばれ自分があてにされるという体験により，自分自身を大切にする気持ち（自己尊重），自分の存在が有用なものであるという思い（自己有用感）が生まれる．

[自己確認から自己評価]

　ひとは基本的欲求の充足から成長欲求にむけて，自分という存在を確かめる（自己確認）ために，自分と比較する他者という「ものさし」が必要になる．自分一人で自己を評価し，自信がもてるほどの客観的な強い自我をもつ者はまれである．自己確認は，他者との比較によってなされる相対的なものである．身体の特性，年齢，知的機能の優劣，ときには所有する物品まで，すべてにわたって，他者をものさしとして比べて自分を確認する（自己確認）ことで，ひとは初めて自分を知る（自己認知）．20代の青年は年齢差1～2歳，ときには数か月程度の差に一喜一憂するが，特定の目的がないかぎり，年齢差の開いている5歳や60歳の他者と自分を比べることはない．自分と比較するものさしとなる他者は，限りなく自分に近しい対象が選ばれる．そして，自分のほうが優位にあると自覚する場合に，その安堵の気持ちが劣位にある者への優しさとなって表れる．このわずかな差へのこだわりは，成長欲求の表れの一面に他ならない．

[模倣・修正による自己確立]

　そしてひとは自分を知ると，さらなる自己実現，自己確立にむけて，モデル（同一化の対象）を求める．モデルが見つかれば，その対象を模倣し，修正を繰り返しながら自分を確立（模倣・修正と自己確立）することで，自分を認め（自己肯定感），確かな自己同一性が育っていく．自己確認の場合のものさしとなる対象が自分に近しい者が選ばれることが多いのに対し，モデルとなる対象は，自分が理想とする自己像を実現している者が選ばれる．

　このように，普遍的体験による安全・安心の確認という基本的欲求と自己実現にむけた成長欲求により，ひとはひとを求めて集まる．そして，他の人の協力を得て，自分一人ではできないことをおこなう．

1・1・2　ひとはなぜ集めるのか？

　ひとはなぜひとを集めるのだろう？　ひとがひとを集める理由は，表1-1-2に示すように，集まる理由より明確である．まず，集まるときと同様に，一人ではできないことを協力してす

■ 表 1-1-2　なぜひとはひとを集める？

一人でできないことをする	（協力，合同，共同…）
相互に生まれるものの利用	（集団力動の効果）
一人より大勢に	（数の効果，効率）

■ 表 1-1-3　個に作用する集団の力

肯定的作用	否定的作用
・個人をサポートする 　自己確認の機会を与える 　自己尊重感を高める ・所属欲求を充足する 　不安，緊張，ストレスを和らげる 　安心感を再保障する	・斉一性，同調性の圧力がはたらく 　個人の主体性，独自性をそこなう 　自己喪失不安を引きおこす ・退行，行動化を促進する

(Kissen, 1993) より要約

るためにひとはひとを集める．会社などの機能集団は，主としてこの理由でひとを集める．そして，お互いのもてる力の集積だけでなく，集まることによって生まれる相互作用（**表1-1-3**）を利用する．さまざまな集団療法は，ひとを集めたときに生じるこの相互作用の力（集団力動）[*2]を利用するものである．

また，同じことを教えたり伝えたりするのであれば，一人より大勢のほうが無駄がないという数の効果のように，効率を求めて集める場合がある．何かの説明会や学校のクラスなどの集まりには，こうした数の効果が含まれている．

1・2　集団

一般には，集団とはひとまたはモノの集まりやまとまりをさし，集団には，不特定多数の一時的な集まりから規則的・持続的な相互関係をもった集まり，共通の目的をもった集まりまで，さまざまな形態・構造がある．集団の定義も，動物学，文化人類学，社会学など，それぞれの学術的な立場によっても異なる．

集団が機能するには，その集団に所属する成員が集団に求めるものが（個人の目標），集団により満たされ，社会的にも目標が達成されることが必要である．こうした要件が満たされないと，集団はしだいに効力を失い，分裂するか消滅する．分裂，消滅を避け集団が機能するかどうかは，集団の構造のありようで決まる．会社組織などの社会的集団なのか，なんらかの治療

[*2] **集団力動**　group dynamics：集団の形成や成長，消滅のプロセスにおいて，集団を構成する成員は相互に関係し，個は集団から影響を受けて変化し，集団もまた個の影響を受けて変化する．その相互の影響や変化を，集団の場になんらかの力がはたらいているという考え方からもちいられた用語．グループ・ダイナミックスともいう．

を目的とした療法集団なのかによっても，また集団の規模によっても集団の構造は異なる．

　通常，集団の規模が大きくなると，国家や会社組織にみられるように分業による単位集団（サブグループ）を組織し，階層的に全体集団を構成する．集団の構造は，管理上の問題や技術だけでなく，市町村や都道府県，国，それぞれの関係にみられるように，その集団が含まれる母集団や他の集団との関係など，その集団を取りまく環境の影響を大きく受ける．

　療法集団の場合は，構造のありようが治療効果を大きく左右するため，その構造に関しては，5・4「集団の構造」で詳述する．

1・3　場（トポス）

　場（トポス）と場所は何が違うのだろうか．序章で紹介した，作業療法のプログラムの一つとして生まれた町の中の小さな畑，町の中の小さな畑に集まった人たち，その畑に生まれた場と場所の違いについて考えることにしよう．

　病室の片隅に忘れられるように取り残されてしまう．退院しても一人暮らしに疲れてすぐに再入院してくる．そんな人たちへのはたらきかけとして始められた町の中の小さな畑．その小さな畑は，隣近所の畑と同じ一つの畑であるが，その小さな畑を利用する人たちにとっては，隣近所の畑とはまったく違う意味をもっている．そこに来れば，自分を受けいれてくれる仲間がいる．自分があてにされる役割がある．人と同じことをしなくてもよい，できなくてよい．自分の状態や目的に応じて参加でき，好奇や差別，排除，何かを強いるまなざしのない，お茶と四方山話と少しばかりの仕事，緑と土の香りがする小さな畑．一人暮らしの統合失調症の老人や居場所のない者が集まるようになり，いつのまにか，ともすると忘れられるように取り残されてしまいがちな人たちのよりどころとなった．そうして小さな畑という一つの場所は，だれを拒むことなく，ふれあいながらも侵襲しない場（トポス）になった（山根ら，1994）．

　このように場所が物理的な空間をさしてもちいられるのに対して，その空間や空間に生まれる環境，条件，状況などに対しては，「場」という概念がもちいられる．物理的な場所が場として意味をもつようになると，**表1-3-1**のパトス的な場（トポス）が生まれる．物理的な場所としての意味に加え，その場の利用のされ方，そこに集まる人たちの特性，そこがだれによってどのように維持されているのかといったことなどが相互に作用し，その「場」がそこに集まる人に影響するようになる．

1・3・1　場とは

　「場」という言葉のおおもとは，「土」と「昜（日が昇り明るい）」，すなわち太陽の光があたる平らな地面を意味する．そして「には（庭）」から転じて，物事がおこなわれる場所，時期，局面，場面を表し，さらにその雰囲気や状況，ひとの行動や反応を規定する環境や条件，磁場のように物理的な力の作用する空間などを表すようになった．

　トポス（topos）はギリシア語で場所を意味し，アリストテレスらが問題を考察するための場

■ 表 1-3-1 集団と場（トポス）の類似・相違

	集団	場（トポス）
発生	意図してつくる要素が大きい	自然にうまれる要素が大きい
操作	操作が可能，意図しておこなう	操作が困難，意図してしない
構造	構造が把握しやすい	構造がとらえにくい
相互の関係	場のない集団はない	集団のない場はある
作用因子	個々の相互作用（力動性）	場の要素の醸し出す雰囲気
人との関係	人が存在しないと存在しない	人が存在しなくても存在する
	ロゴス的	パトス的

（論点，観点）の意味で使ったことから生まれた概念で明確な定義はなされていないが，場（トポス）という用語は，本来物理学を出発点として，自然哲学の場所論に始まり，地理学的な現象を超えて，単なる物理的な場所（place）ではなく，自分の存在，思考，感受性を支えるよりどころとして意味づけられた場，その場特有の文化が成熟し，その場を利用する者になんらかの心理的な作用をもつ開かれた空間をさして使われるようになった（Relph, 1976；中村，1991；上田，1992；中山，2006）．

> **場（トポス）**
>
> ある文化が成熟し，そこにある状況や現象を生み，その場を利用する者に，なんらかの心理的な作用をもつ開かれた空間

1・3・2　場に生まれる力

　場の力とは，集団にみられる力動的な意味の力も含まれるが，場所の物理的・機能的特性や意味，場の意味，およびそのときの場の空気（集団力動により生じた雰囲気）などから生まれる．Lewin（1890-1947）が位相心理学で，ひとの行動の起因は，そのときの生活空間にあると述べているように，「あの場では‥‥」「場違いなことをして‥‥」「場に支えられて‥‥」などといったように，「場の力」は個々の責任を超えた力として，その場に居合わせた人にさまざまに作用する．ときには時代という場にはたらいて，歴史を変えてしまうような大きな力になることもある．影響は受ける人のパーソナリティにもよるが，そこに居合わせた人に対して支持的に作用することもあれば，圧力となることもある（**図 1-3-1**）．

　場の力がひとに支持的に作用するときには，後で述べるように（6・2「パラレルな場の効用」参照），ひとに安心とゆとりをあたえ，共にその場を過ごす者同士の自然な交流も生まれ，自閉されていた活動性が適度に刺激され，主体的な行動が回復する機会となる．圧力として作用す

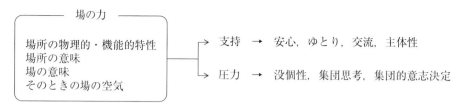

■ 図 1-3-1　場の力と作用

るときには，集団の否定的な力（5・2・2「個に作用する集団の力」参照）がはたらく．大きな声につられたり，場の雰囲気から個の意見が控えられ偏った決定がなされる（集団思考，集団的意志決定）など，その場の「空気」（山本，1977）が個人の主体性を殺してしまう．

　　癒しの場　憩いの場　くらしの場　磁場　地場　足の踏み場
　　場が白ける　場の雰囲気　そんな場じゃない　その場をごまかす
　　公の場　場違い　場慣れする　場数を踏む　この場に及んで
　　この場かぎり　場当たり　逃げ場　見せ場
　　field　scene　place　space　spot
　　　　　　　　　　↓↓↓

> 場所・空間
> 時期・局面
> 行動の場面
> 雰囲気・状況・場合（はめ，おり，とき）
> 環境・条件
> 力の作用する場

1・3・3　場の構造

　療法集団のように，集団は通常ある意図（治療目的）のもとに構成され，操作が可能で，構造が把握しやすい．それに対して場（トポス）は，意図してつくるというより環境や状況，雰囲気のように意図を超えて自然に生まれる要素が大きい．そのためその機能や構造をある意図に添って操作するということはむずかしい．また，構造もとらえにくい．

　場のない集団はなく，ひとが存在しないと集団も存在しないが，一度生まれた場は集団がなくても，ひとがいなくても存在し，そこに集う者に影響をあたえる．そして，治療的集団の主な作用因子が，個と個の，また個と集団の相互作用（力動性）であるのに対し，場（トポス）の作用因子は，そこでおこなわれていること，集まる人，治療や援助，支援として関わる者とそのかかわり方，常識的な社会的約束事，自他が抱くその場の見方など，さまざまな場の要素が混じりあって生まれる「場の力」のようなものである．集団がロゴス的であるのに対し，場（トポス）はパトス的といえる（**表 1-3-1**）．

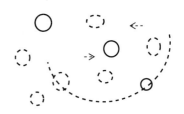

■ 図 1-3-2　治療・援助，支援関係のイメージの違い

　治療や援助，支援だけではないが，そうした相互の関係を構造としてとらえる場合，それが二者間の関係であるのか，集団やなんらかの場における関係なのかにより，そのありようが異なる．治療や援助，支援の関係を例にとれば，治療・援助，支援にあたる者とその対象者の関係（二者間）は，一次元的（線形）であるのに対し，集団における場合は，対象者同士の力動がはたらき二次元的（平面）な広がりをもつ．さらに場（トポス）の影響を考慮すると，対象者同士の力動に場の作用も影響する三次元的（空間）な関係，さらには時空間的な影響から四次元的な広がりをもつともいえる（**図1-3-2**）．それは，その場では直接みえない，その場に意味をもたらしているものの影響によるものである．
　この集団と場の違いは，治療・援助，支援構造において重要な視点を提起するものであり，本書の主題に関するものである．その特性と利用については，あらためて4章と5章において詳述する．

◆引用文献◆

Kissen M (1993). Essential Connections between the Individual and the Group (井上直子・訳, 1993.「個人と集団の本質的なつながり」集団精神療法 9. 16-24).

中村雄二郎 (1991). 場所 (トポス). 弘文堂.

中山 元 (2006). 思考のトポス―現代哲学のアポリアから. 新曜社.

Relph E (1976). *Place and Placelessness*. Pion Limited, Toronto (高野岳彦・他訳, 1991.「場所の現象学」筑摩書房).

上田閑照 (1992). 場所 (二重世界内存在). 弘文堂.

Winnicott DW (1962). *Ego Integration In Child Development. In The Maturational Process and the Facilitating Environment*. Hogarth Press, London. pp56-63 (牛島定信・訳, 1977.「子どもの情緒発達における自我の統合 情緒発達の精神分析理論」pp57-66. 岩崎学術出版社).

Winnicott DW (1986). *Holding and Interpretation : Fragment of an Analysis*. Hogarth Press, London (北山 修・監訳, 1989.「抱えることと解釈：精神分析治療の記録」岩崎学術出版社)

山本七平 (1977).「空気」の研究. 文藝春秋.

山根 寛, 梶原香里, 徳永修宗 (1994). 町の中の小さな畑から―慢性老人分裂病者を支える. 作業療法 13. 224-233.

2 ひとの集まりと社会

20	2・1 群れ・家族・社会	2・1・1	群れ―集団のはじまり
		2・1・2	家族―集団の基本単位
		2・1・3	社会―集団の集合体
29	2・2 ライフサイクルと集団	2・2・1	家族集団―ひととのかかわりの基盤
		2・2・2	遊び集団―他者との距離や自発性の基礎
		2・2・3	学習集団―社会的な役割やルールを学ぶ
		2・2・4	仲間集団―自立への一歩
		2・2・5	準拠集団―自立のよりどころ
		2・2・6	社会集団―個人を位置づける機能集団
38	2・3 病い・老いと集団	2・3・1	病いと集団―よりどころの喪失
		2・3・2	老いと集団―老いも発達

2　ひとの集まりと社会

　治療や援助，支援の手段としてもちいる集団には通常のひとの集まりとは異なる構造や機能がある．その構造や機能も，動物の群れ（集団）や人間の家族や社会的集団が生まれる過程にみられるさまざまな要素の相互作用を背景として生まれたものである．本書のはじまりの章では，集団の利用の基本とひとにとって集団や場とは何か，「ひとの集まりや場」の一般的な意味について振りかえってみた．

　この章では，集団や場を治療や援助，支援の手段としてもちいる本書の中心課題へと進むために，療法集団の基盤にある「ひと」と集団の関係を，動物の群れにはじまり，系統発生的にみたヒトの進化と家族や社会といった，「ひとの集まり」の成りたちから概観してみることにしよう．

ひとと集団

ひとは　ひとの中に生まれ
　　　　ひとの中でそだち
ひとは　ひととのかかわりに傷つき
　　　　ひととのかかわりで癒される

2・1　群れ・家族・社会

　私たち人間は，動物学上では脊椎動物門哺乳綱霊長目真猿亜目ヒト上科ヒト科に属し，学名をホモ・サピエンス・サピエンス（Homo sapiens sapiens）という．1951年にエベレスト（チョモランマ）遠征隊長のShiptonが足跡を写真に収めて世界的な関心を集めた雪男，カナダのサスカッチ（Sasquatch），アメリカのビッグフット（Bigfoot）など，原人の存在が私たちの夢をかきたてるが，現在ヒト科に属し生存している種は私たち一種だけである．

　その一種しか現存していないヒトも，形態や遺伝による特性から，いくつかの人種に分けられたり，同じ文化的伝統や歴史を共有し，似かよった生活様態をもつ民族に分けられる．そして民族はその下位構造として，地縁や共通の言語・宗教などをもつ部族や共通の祖先をもつ血族集団である氏族をもち，氏族は家族を単位として成りたっている．さらにそうした基礎社会[*1]としての集団に対し，近代以降は企業体やさまざまな団体などのような，機能や目的に応じた集団が急激に増加し，現在社会を形成している．

このように，ヒト科として一つの種（集団）に属する私たちも，家族を基礎集団[*2]としていくつもの集団に属し，さまざまな集団内における他の成員との相互作用，自分と集団との相互作用，自分が所属する集団と他の集団との相互作用のなかで生きている．「ひと」と「ひと」のかかわり，「ひと」と「ひとの集まり」のかかわりを，私たちが本来動物として群れをつくり，家族を形成し，社会を形成していった進化（系統発生）の過程における集団の意味，集団形成の原点から振りかえってみることにしよう．

2・1・1　群れ―集団のはじまり

群れは，特定の生物が同一種で集まっている状態で，動物に限らず植物でも特定の場所に密集している群生というものがあるが，動物はしばしば群れで行動し，役割分担など社会性がみられることがある．群れは種が淘汰されないよう数で対抗する生存戦略の一つと考えられる．そして，群れをつくり，群れで行動することは，草食動物などでは数多く生むことで種が生き残る戦略をとっているため，生殖の面でも有利にはたらくと考えられている．

ひとは集まり，集め，さまざまな集団を形成するが，ひとが集団を形成する背景には，決して意識された目的だけでなく，動物としての群れをつくる本能的なものがはたらいている．動物はなぜ，どのような群れをつくるのか，群れとは何か．階層構造をもつ脳の皮質下の機能のように，この動物が群れをつくる本能的な動機が，私たち人間がひとを集めたり集まろうとすること，そしてその集まりに生じる力動の奥深くで作用している．

1) 群れの形

群れの形には移動するものとしないものがある．移動する群れの多くは群れが飢餓状態にならないように食べ物を求めることが主な理由と考えられる．また，群れを構成する成員が始終入れ替わる群れと入れ替わらない群れがあり，入れ替わらない群れには一定の組織としての構造がみられ，それを社会性という．

2) 群れの分類

動物の群れにはどのような種類があるのだろう．群れは動物の集まりをさす一般的な用語であり，同じ年齢層の個体が集まってつくる年齢群（age group）や鳥の渡りに見られる季節的な群れ（seazonal flock，または seazonal herd），繁殖のために集まる群れ（breeding flock，または breeding colony），アリやミツバチのような社会性昆虫[*3]や霊長類に見られる個体が相

[*1] **基礎社会**　basic society：基礎集団と，町とか村のような地域社会とを合わせたもの．
[*2] **基礎集団**　basic group：血縁および婚姻関係によってつくられる家族および親族．
[*3] **社会性昆虫**　social insect：アリや一部のハチは，集団（コロニー）がカースト制によって維持されている．コロニーは主に繁殖を担当する女王と，それ以外の育仔，はたらきアリ（ハチ）によって相補的に運営され，分化した高い統合性をもつ．この統合性は，動物体内での各種器官の統合性に比すもので，群体動物と違い体が一つでない別々の個体の集まりによる統合性を示す．そのため，超個体とよばれる．

■ 表 2-1-1 「群れ」の種類

年齢群 age group
季節的な群れ seazonal flock（herd）
繁殖のための群れ breeding flock（colony）
永続的な群れ permanent flock

互に認知することで分封や分裂をしながらも，群れを持続させる永続的な群れ（permanent flock）がある（**表 2-1-1**）．また群れは通常同じ種類の個体の集まりをさすが，異なる種が集まって群れをつくる場合もある．

3）群れの成立―自然な群れを失いつつある人間

　霊長類など一部の動物を除き，大半の動物は，生まれて数時間もすれば自分の足で体重を支えて立ち，歩く．授乳期間も人間に比べるとそのほかの動物ははるかに短く，早期から自立した生活を始める．また単独で生活が可能な動物が数多く集まって棲んでいても，それはただ個体が住みやすい環境や条件のもとに偶然に集まったにすぎない．

　社会性昆虫の中には，同じ種の昆虫で女王の分泌物を共有することによって相互に認知しあっている群れがある．哺乳類以外の脊椎動物と無脊椎動物には個体相互が認知していない群れもある．これらは「無名の群れ（anonymous group）」とよばれるが，この無名の群れにも，私たちひとが集まる集団の背景となる要素が含まれている．そうした「無名の群れ」として同じ環境や条件の下に集まっていたものが，進化とともに，しだいに繁殖や相互の延命などを目的に，お互いを識別しながら目的をもった集団や機能的な集団を構成するようになったと考えられる．そして群れの成立に関して今西との討論で伊谷が述べた（今西，1966）ように，動物には食欲や性欲のように意識された目的や機能を超えた，本能的に集まりあおうとする「群れ本能（instinct of gregariousness）」もあるように思う．

群れが生まれる理由

- ある環境条件に対する種個体の同一の反応としての集まり（渡り，集団移住）
- 個体の防衛のために集まる
- 繁殖など種の存続のために集まる
- 群れ本能（群れることによる安心など）

　霊長類は永続的な群れをつくるが，群れは雄と雌によって形成され，社会的に統合された繁殖単位として種社会を構成する社会的基本単位（基礎的単位集団）である（伊谷，1972）．そして河合は伊谷の定義を修正し，群れは，

- 種社会を構成する社会的基本単位
- 雄と雌によって構成された繁殖単位
- 社会的基本単位を形成する母体は雌で，雌が一生を生まれた社会的基本単位で過ごし，雄は社会的基本単位間を移出入する
- 単層社会

という4条件を満たし，さらに

- 社会構造は順位制，血縁制，リーダー制という基本的秩序によって構成されている
- 群れはなわばりをもつ
- 群れの増殖は群れの分裂によって起こる場合が多い

という固有の属性をもつ集団を群れと定義している（河合，1992）．

このような動物の群れの構成や群れる理由，群れの条件や属性は，私たち人間社会を形成する集団のそれらと相通じるものが多く，動物の群れに人間の集団の起源をみることができる．しかし人間の子どもたちは，現在のように管理された教育の場の中においては，自然な発達過程のなかでふつうにみられるはずの「群れ戯れる」という本能的欲求を抑えられている．その自然に群れ戯れることを失ったことの歪みが，子どもの自然な発達を妨げているのではないだろうか．近年問題となっている陰湿ないじめ，児童の自殺，犯罪の低年齢化などの問題と無関係とは思われない．

2・1・2　家族―集団の基本単位

ひとはみなだれでも家族の一員として生まれ，両親をもち，その多くは同胞をもつ．家族はひとが最初に出会う集団（家族集団）であり，発達過程における基本となる集団である．そして，すべての人間社会は家族を基本的単位集団として成りたっている．今その基本的な単位集団（基礎集団）である家族が大きく変化し，その形態の多様化とともに本来の機能を失い始めている．集団の基盤であった家族の変容は，治療や援助，支援における集団にも影響を及ぼしている．

家族が変容し始めているからこそ，家族という幻想にとらわれることのないよう，集団の基本単位を理解するために，家族がなぜ生まれたのか，家族の起源と家族の機能をあらためて見なおしてみる必要がある．治療や援助，支援の視点からは，対象となる人が育つ環境としての家族の特性，そしてその人が生活するうえでもっとも影響の大きい環境である現在の日本の家族がどのような形態になっているかということが重要である．

1) 家族の起源―どのようにして生まれたのか

家族はどのようにして生まれたのだろう．動物生態学におけるヒト化の問題で，初めて家族の重要性を述べた今西は，家族が人類社会の特徴であるといい，

- 配偶者間に経済的分業が存在する

- インセスト（近親相姦）タブーが存在する
- 外婚性（エクソガミー）が存在する
- コミュニティが存在する

ことを，サル社会から家族が生まれる条件としてあげている（今西，1961）．そして，河合は，

- 特定の雄―雌間の持続的な親和関係が社会的に承認されている

ことを加えている（河合，1992）．これらは，進化の過程で生まれた原初人類の家族の条件である．

産業・経済・社会文化構造の変化により，この原初人類の家族が成立する条件をそのまま現在にあてはめることはできないが，雌が出産し子育てをする，その安全を守り食べ物を手に入れる役割を雄が担うという分業と経済的協同，そして性を媒介とした雌雄の密度の高い親和性があることが家族の起源と考えられる．

2）家族の機能―契約を超えた関係より生まれる機能

現代社会においては，すでに原初家族の成立条件をあてはめることができないほど，社会文化構造が複雑に変化し，家族の形態が多様化している．また文化の違いも家族形態の多様化に大きく影響している．人間の家族は，ある社会において，その社会で暮らす個人の欲求を満たし，社会を維持し機能させるのに必要な約束によってつくられた一つの社会制度と考えることもできる．しかしどのように定義するにせよ，家族は多様化するすべての形態を含み，人間社会を構成する基礎集団として重要な位置にあるということにかわりはない．婚姻や家族の多様なありようを認めたうえで，ひとが最初に出会い，育つ基盤となる家族には，

- 個と種族を維持する
- 性的な欲求を満たし，社会的な秩序を維持する
- 子どもを産んで育てる本能的な欲求を満たし，協力する
- 個の生物的情緒的な安定と全体社会の安定を保つ
- 個の生活と社会の経済的な安定を保つ

といった基本的な機能がある．子どもが自立するまで育て，病気やけがをしたり，歳をとって十分働くことができない状態になった者を保護し，経済的に協力し，性的欲求を満たす．家族とは，お互いの情緒的な結びつきにより，社会的契約とは異なる機能をもつ一方，単なる契約的結びつきではないがゆえに，そこにはさまざまな葛藤も生まれる．

3）家族の形態―多様化する家族の形

家族社会学の定義（中根，1970；山室，1973；森岡，1972）を要約すれば，ひとの家族は配偶関係や親子，同胞などの血縁によって結ばれた親族を基礎に構成される小集団で，社会を構成する基本単位である．家族の形態は，Murdockの構成による分類（青井，1974）に現在の日本の家族の分類を加えると**図2-1-1**のようになる．人種，民族，文化により家族の形態は異なり，社会的分業の進んだ地域においては，一組の夫婦と未婚の子どもたちを単位とする核家族

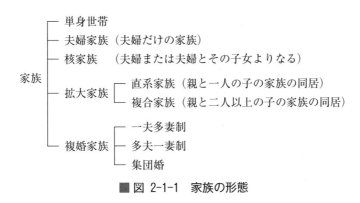

■ 図 2-1-1　家族の形態

(nuclear family) が中心となっている．家長を中心として定住して労働組織をつくる農村などでは複合家族や直系家族が，労働力の地域移動が大きい社会では夫婦家族がみられる．

4）変容する日本の家族―なぜ？　どこへ？

　儒教の影響を大きく受け，長男が家を継ぐ家父長によって統率されていた昔の日本の大家族制は，敗戦により現行憲法の施行とともに急激な変化をした．日本の戦後の家族をみると，複合家族や直系家族が大きく減少し，小家族化，核家族化が急激に進み，結婚にいたる様式も見合いから恋愛へと変化した．内閣府が発表した2015年版の「少子化社会対策白書（旧「子ども・子育て白書」「少子化社会白書」）のHTML版は，主に結婚関係や子どもの要因の観点から各種統計を収録しまとめた施策策定のための白書であるが，昨今の子育て問題などが数多く盛り込まれている．「未婚率」に該当する者「未婚者」には，有配偶者はもちろん，死別者（結婚相手が亡くなって一人身の人）・離別者（結婚相手と離婚して一人身の人）は含まれていない，一度も結婚していない人の割合である．それによると，男性の未婚率は，20～24歳95.0％，25～29歳72.7％，30～34歳47.1％，35～39歳35.0％で，女性の未婚率は，20～24歳91.4％，25～29歳61.3％，30～34歳34.6％，35～39歳23.9％である．男性若年層の未婚率は元々高かったが，近年中堅層以降，特に1970年代あたりから上昇傾向にある．そして，生涯未婚率男性25％，女性18％と推定されている．

　また，家族の範疇に入るかどうかわからないが，同棲，別居結婚，必要なときに出会う通い婚に近いものもみられるようになった．男女の家庭内における役割の偏りは依然として残ってはいるものの，家族の形態や家族が生まれる様式の変化とともに，夫婦がそれぞれ別な職業に就く共働きが増えた．子どもを産み育てるといったような前述した家族の機能も縮小し，社会的に分業され，経済的分業や個と種の存続といった機能より，夫婦の愛情や性的関係が，さらには夫婦や親子という関係すら希薄になり，個別性が優先されるようになった．

　欧米諸国との比較文化的差異という視点からみれば，世代による文化の共有という点では，若い世代ほど国というバウンダリーによる差は少なくなってきている．そして，勉強・修業期間は双方とも延びており，そうした意味でのモラトリアム期間は長くなっている．しかし世代

間の文化格差が少なくなっている反面，個としての自立を比較的早くから迫られる欧米に比べ日本の場合，子どものモラトリアム期間を親が丸抱えするというケースが多い．昔よりも親の経済事情がよくなったことも影響しているものと思われるが，日本の家族は親離れ子離れの動きがおそく，見えにくくなっていることが指摘されている（福島，1999）．

そうした家族の変容は，膠着したタテ社会の古い体質を壊し，女性を解放し，個々の平等，個人の自由や主体性の尊重という価値観の変容をもたらした．しかし一方で，確固とした個人主義を支えるキリスト教のような宗教的基盤をもたない日本人にとっては，権利と義務や，自由と規範，親権と親の役割などといったことに対する心理的基盤まで失い，混乱をきたしているようにも思われる．

そうした影響を直接受けるのは子どもたちである．どのような形態であれ，子どもは自らが選ぶことのできない家族の中に生まれ，その家族を基盤として育つ．ひとがひとと交わり，関わるときの基本的な対人技能や，自己形成に必要な基本的信頼，自己肯定，自己同一性などに対する感覚の基礎は，初期の家族関係のなかで形成される．したがって家族の変容は私たちすべてに影響する．成員個々の相互作用により生まれる集団力動をもちいる治療や援助，支援においても，家族の変容がどのように影響するのか，その影響に対する理解と対処が必要になってきた．

5）家族と群れ

動物の群れには，完全に他人同士の群れと家族の群れの二つのタイプがあるが，人間社会はいずれにもあてはまらず非血縁者と家族が入り交じっている．これは，社会の利益と家族の利益が一致したり相反したりすることによるものである．本来動物社会においては群れより家族が優先されるが，人間は社会の維持を優先することが多いため，「仕事と家庭のどちらが大切なのか？」と問われて葛藤するようなことが生まれる．そのため集団療法のような介入が必要となる．

2・1・3　社会―集団の集合体

すべての生物の種は一つひとつの個体ではなく，それら個体を含む生物の社会（種の個体の分布地域の全体を覆うもの）であるという，広義な社会のとらえ方（今西，1966）にみられるように，ある環境や条件下に集まること，そしてそれらの結びつきを社会といってよい．私たち人間も，そうした社会の一員として存在し，社会を構成し社会からさまざまな影響を受けている．基本的な単位集団（基礎集団）としての家族内の関係が情緒的関係を主な結びつきとしているのに対し，社会における関係は情緒的彩りがまったくないとはいえないが，多くは約束など契約的な関係が中心になっている．

また療法集団であっても，集団の中で生じる成員間の相互作用は，その人が生活している社会の習慣や文化の影響を大きく受けたものである．したがって治療や援助，支援の手段として

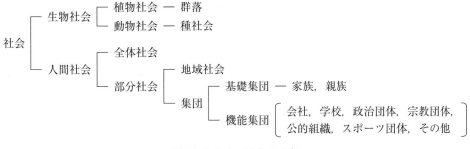

■ 図 2-1-2　社会の分類

集団をもちいる場合に，人間社会の成りたちや特性とともに，治療や援助，支援の対象となる人自身の生活環境，文化背景としての社会構造や社会的価値基準などに目を向けることが必要になる．

1) 社会の分類

　擬人的な意味合いとしてではなく，広義な社会のとらえ方（今西，1966）から人間の社会と人間以外の社会を含んで，社会を分類すると**図 2-1-2**のようになる．全体社会とは，農村に見られるように，構成員の生活がその中ですべてまかなえる社会をいう．社会的分業が進むほど範囲は大きくなり，現在では国家単位を中心にして，世界規模になりつつある．社会はさまざまな集団が階層構造に組み込まれたり，重なり合ったりして全体社会を構成している．部分社会は，大きくは地縁により形成される地域社会と場所の影響を受けない集団とに分けられる．

　部分社会における集団は，さらに家族や親族など血縁や婚姻関係によって成りたつ基礎集団と機能や目的によって組織された機能集団に分けられる．機能集団は学校や会社，公的な組織，さまざまな団体などをさし，近代から現代にかけての産業構造，社会構造の変化にともなう機能分化とともに急増している．こうした集団は，私たちの準拠集団[*4]（2・2・5「準拠集団—自立のよりどころ」参照）としても重要な位置を占めている．

2) 社会の成りたち—群れから社会へ

　機能理論（functional theory）や構造—機能理論（structural-functional theory）の観点からみれば，限りなく広がる人間の欲求を単独で満たすことがむずかしいため，社会システムが生まれると考えられる．動物の群れの成りたちやサル社会から家族が生まれる過程から示唆されるように，子どもが単独生活できるようになるまで親の協力が必要なため家族が形成されるが，人間の場合はその期間が他の動物では考えられないほど長い．そのことが永続的な家族が生まれた理由の一つでもある．そして他の動物に比べ単独生活能力が低いことや，文化程度が高くなればなるほど欲求が複雑で大きくなることから，さらに分業の進展を必要とするように

[*4] 準拠集団　reference group：ひとが自分を位置づけたり，他者を評価する場合のよりどころとなる集団．実際に所属している場合と野球ファンにとっての球団のように所属していない集団がある．

なった．人間の欲求と充足という機能的観点からみた社会の成りたちの説明が，現代の社会学説である．

人間は出産と子育てのために家族をつくり，地縁や血縁などの関係を基盤とした家族間の分業により地域共同体が生まれる．そうして狩猟や採取という自然の恵みに依存する生活から，牧畜，さらに農耕のように，ひとが自ら食料を生産する，自然を利用しながら絶対的な依存をしない人間の手による生態系の構築が，他の動物とは大きく異なる社会化をもたらしたといえる．食料生産や食料生産による余剰食糧の発生とその備蓄は，さまざまな分業を生み，また個々が食料を生産しないでよくなったことから異なる生活様式が出現し，しだいに人間社会は複雑な重層構造をなすようになったとみられている（今西，1966）．

3) 日本人と社会・集団－世間という社会

単一に近い民族で地続きの国境をもたず長く農業を中心産業としてきた日本には，西洋でいうところの社会という概念は存在しなかった．したがって江戸時代まで，私たちが今使用している「社会」という用語はなく，それに近い意味としては「世間」という用語が使われていた．「社会」はsocialの訳語として19世紀の終わり頃から使われ始めたもので，それまでは「社会」という用語も概念もなかった．

「渡る世間に鬼はなし」「世間知らず」「世間に申し訳ない」といった使われ方にみられるように，日本人にとって「世間」は，自分と相手との間の関係が「社会」より身近な意味合いで使われている．以心伝心，暗黙の了解などを背景とする関係とすべてを言葉に表し契約を交わす関係との違いといえばよいだろうか．ひとはみななんらかの縁があると考える，結びつきによるひととの交わりやかかわりが「世間」とすれば，「社会」は結びつきのない個がそれぞれの権利を，規則や契約などにより守るための人為的な組織ということができる．

この用語の有無や意味の違いは，日本人の集団に対する文化特性を表しており，「社会」という言葉が浸透してきた現在でも，集団をもちいた治療や援助，地域ケアや生活支援などにおける個人と社会の関係に，精神的背景として大きく影響している．

日本人は，日常的に顔を合わせ仕事や生活を共にする人々からなる小規模集団への帰属意識が強い（中根，1978）．そのため職場などの機能的集団においても，仲間意識をもった小規模集団が強く影響しセクショナリズムがはたらきやすい．また個人の主体性より集団の和が前提となり，場における対立を避けようとする力動がはたらく．個人の言動の責任をその場の「空気」（山本，1977）のせいにするのも，同様な特性によるものであろう．そうした特性が「甘え」（土井，1971）と表現される日本人特有の対人関係を形成している．

そのほかにも同様な日本的文化特性を表しているものに，「恥の文化」「タテ社会」などがある．集団を治療や援助，支援にもちいる場合にも，そうした日本の国民性といえる社会文化的心理特性が，治療や援助，支援にあたる者と治療や援助，支援を受ける者双方に影響する．

■ 表 2-2-1 ライフサイクルと集団

発達段階	対象集団	個人に対する集団の機能
誕生からしばらく	母との二者関係	基本的な信頼感を育てる （母子分離が課題）
	↓	
3, 4歳頃まで	家族集団	ひとにとって基礎となる集団 他者とのかかわり（対人関係）の基盤
	↓	
5, 6歳まで	遊び集団	ひとの中にいて遊ぶ 他者との距離や自発性の基礎
	↓	
学童期前期	学習集団	年長者から教わる 社会的な役割や社会生活のルール
	↓	
青年期に向けて	仲間集団	同性，同年代，身内のきまり 二者関係，権威関係（親，先生）から自立 （仲間はずれの不安）
	↓	
自立に向けて	準拠集団	自立（自己同一性）へのよりどころ
社会の中で	学校，職場，地域，他	個人の社会的位置づけ
病いや老い	集団の喪失	人生の物語を完成させる場

2・2　ライフサイクルと集団

　ひとは家族の一員として生まれ，母親に育まれ（二者関係），家族（基礎集団）の中で育つ．そして「こころ」や「からだ」が発達するにつれ，家族をよりどころとしながらよその子どもたちと遊ぶようになる（遊び集団）．小学校に入学すると，先生から教わるという関係（学習集団）のなかで，社会的な役割や社会生活の基礎となるルールを学び，しだいに身内のきまりに枠づけされた仲間（仲間集団）との体験を通し，自立へと向かう．成人するにつれ，社会の役割に応じたいくつもの集団（社会集団）に所属したり，自分を支える集団（準拠集団）も増えてくる．「私という存在」は，このように他者（集団）とのかかわりによりつくられる．

　ひとのライフサイクルにおいて「私という存在」に集団がどのように関係しているのか，治療や援助，支援における集団機能の背景として，エリクソン Erikson の心理社会的発達理論（Erikson, 1959, 1963, Erikson ら；1986）が参考になる．ライフサイクル（life cycle）からみた自我の生涯発達に個と集団の関係における個の課題を8段階で「対」にして取り上げている（表2-2-1）．肯定的側面と否定的側面を「対」の概念で示しているもので，この肯定的側面と否定的側面の課題が拮抗しながらバランスをとっている状態が7対3くらいが望ましいと考えた．

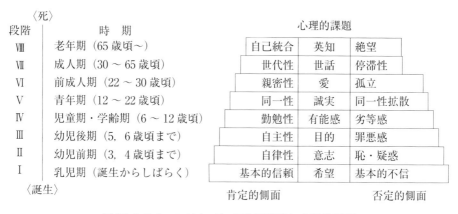

■ 図 2-2-1　エリクソンの発達段階と心理的課題

ひとは誕生し，母の愛により人間にもっとも必要な"信頼関係"を築き，自分とは異なる他者を通して自己の考え方や価値観に触れ，興味や関心をもったことを試みながら，自分なりにキャリアプランをもち，"自己"を確立していく．そして，社会に出て他者に教わり，仲間をつくり，異性と出会い，結婚して家族をつくり，親として子を育て，職場の部下を指導したり，仕事のマネジメントに関与しそれらを統合し，人生における"英知"を獲得していく，というのがエリクソン Erikson のライフサイクル（life cycle）論である（**図 2-2-1**）．

1）乳児期—基本的信頼対基本的不信（basic trust vs. basic mistrust）

乳児期は誕生からしばらくの時期で，赤ん坊が母親との二者関係の中で，一体感や信頼感（基本的信頼）を経験する時期で，基本的信頼と対になる否定的側面が基本的不信である．基本的信頼とは，他人から自分のありのままを受けいれてもらえる安心感と，他人に受けいれてもらえる自分を価値のある人間だと思える自分への信頼感のことで，他人と情緒的で深い人間関係を築くための基礎になるものである．

自分では何もできず絶対依存状態にある乳児期に，自分を養育する両親からおっぱいをもらい，おむつを交換してもらい，あやされ寝かしつけられ，世話してもらうことで，何か不快なことが起きても放置されることはなく，必ず対処してもらえるという体験から基本的信頼感が育まれる．母子分離が課題となる．

乳児期に基本的信頼が十分に育まれないと，何事に対しても安心感や自信がもてず，つねに疑いをもち直接確かめないではおれず，自分や他人に対する不信感が募り，この乳児期の不信感は取り除くことがむずかしく，その後の人生を通して他者や社会との関係に影響しがちなものである．

2）幼児前期—自律性対恥・疑惑（autonomy vs. shame, doubt）

幼児前期は3，4歳頃までの時期で，家族集団を中心とした生活の中で，筋・骨格系，脳・神経系の構造と機能が発達し，自分の意思で行動できるようになる．また，親や養育にあたる者

から「しつけ」を受ける時期でもあり，排泄や食事などADLの自立が問われ，乳児期のようにすべてをありのままに受けいれてもらえなくなる．対象集団である家族集団はひとにとっての基礎となる集団であり，他者とのかかわり（対人関係）の基盤になる．

　この時期の対立概念は自律性対恥・疑惑とされる．排泄や食事など基本的なADLに成功すれば褒められ，失敗すると恥ずかしい思いをする経験が積み重なることで，自律性が身につく．

　一方，親や養育にあたる者から過剰に干渉されたり，頭ごなしに叱られたりすると，自分の行動を恥じて自信がもてず，疑惑をもつようになる．

　「三つ子の魂百まで」と言われるように，ひとの基本的な性格が育まれるのがこの時期である．

3) 幼児後期—自主性対罪悪感（initiative vs. guilty）

　幼児後期は5，6歳までの時期で，自分の意思で自発的に行動することで自制心が養われ，親や養育にあたる者，家族以外の他者と折り合いをつけることを学ぶ．公園でよその子と遊んだり，幼稚園や保育園に通園すれば，対象集団は遊び集団が中心となり，家族集団とは異なり自分勝手にはならず自分のコントロール（自律性）が問われる．そのことを通して他者との適切な距離のとり方や自発性の基礎を身につける．

　乳児後期の発達課題は，積極性（自発性）対罪悪感で，何事にも自発的に取り組んでいく一方で，失敗して叱られたり失望されたりするのではないかという恐れ（罪悪感）を抱くようになる．この時期に親や養育にあたる者，幼稚園や保育園で怒られてばかりで，いつも他の子と比べられてばかりの子どもは，罪悪感に苛まれて周囲の目を気にしたり，自発的に行動できなくなったりする．

4) 児童期・学齢期—勤勉性対劣等感（industry vs. inferiority）

　児童期・学齢期は小学校低学年の学童期と称される時期で6〜12歳頃をいう．子どもが学校に入り，それまでとは比較にならない知識や技術を学んだり，ともだちとの集団生活に適応する時期である．対象集団は学習集団で発達課題は勤勉性対劣等感とされている．

　学童期は，知識や技術の獲得に関心がむくようになり，親や養育にあたる者，学校の教師から社会規範を取りいれることで自我理想（ego-ideal）[*5]を形成する．ここでいう勤勉性とは，社会に関心を示して自発的に加わろうとしたり，宿題などきちんとすることで周囲から認められたりすることで，大人に代表される社会的な枠にとらわれない，自己の確立へと飛び立つ準備のためである．ちなみに16〜17世紀までは，学童期の子どもたちは，大人の仲間 little adult としての生産的な役割を担わされていた．わが国においても，学童という時期が，ライフサイクルにおける一つの段階として明確になったのは明治になってからではなかろうか．

　乳児期から学童期におけるすべての作業は，心身の基本的な機能の発達を支え，ひとが個体

[*5] **自我理想　ego-ideal**：Freudが精神構造論でもちいた概念．理想化された模範としての両親などとの同一化によりつくられた，あるべき自己の姿やあり方をいう．

として自立するトレーニング的役割を果たしている．そこに大人の干渉が入りすぎると，「遊びと発達」という自然な学びの流れを阻害することになる．

いくら頑張ってもうまくいかず，周囲に認められない経験が積み重なると，自信を無くして劣等感を募らせてしまう．劣等感が強まると，ともだち関係や学力などさまざまなところに影響を及ぼし，学校不適応に陥る可能性も高まる．

5）青年期―同一性対同一性拡散（identity vs. identity confusion）

青年期は12～22歳の頃で，身体的・性的成熟による心理的攪乱の時期である．その初期（思春期のはじまり）は性に目覚める反乱と反抗の時期である．身体の性的変化（第二次性徴）にとまどいながら，外界との相互的な関係から自己を見つめるようになる．自分とは何か（自己同一性）を問い，自己性の受けいれ（性的同一性）に大きく揺れる．

これまで，取りいれ，つくられた，自分の土台（両親からの取りいれによる価値基準）や自分を支えてきたもの（取りいれられた大人社会の規範），それらのすべてに対して，抗い，否定することで，自分とは何かを模索し始める（同一性の揺らぎ）．

そうして青年期の半ばになり，性的特性もほぼ落ちついてくると（性的同一性の獲得のはじまり），青年前期のエネルギーは，ときにあふれる身体的衝動を引きおこしながらも，自己の内面にむけられるようになる．青年期の後半は，親と子の分離というひとつの通過儀礼（initiation）を終え，成人社会へ参入する時期にあたる．未熟な自己愛を満たし青年期の自己同一性（Erikson, 1959）の苦悩の時期を支えた創造的エネルギーは，現実世界における生活の基盤となる生産的活動の選択と獲得にむけられるようになる．

第二次性徴や性的欲求の高まりなどによって男らしさや女らしさを意識するようになると同時に，「自分とはどんな人間か．何になりたいのか」に関心がむくようになる．この時期の発達課題は同一性対同一性の拡散で，「自分は自分である」という自信をもつためにもがき苦しみ，自分なりの価値観や仕事などを見出して，社会生活を送るようになる．しかし，心も身体も揺れ動く不安定な時期なので，自分のことがわからなくなって混乱し，うまく同一性を確立できないままになると，人格や情緒が安定せず，社会にもうまく適応できなくなってしまう．

以前は22歳頃（大学卒業前後）までとされていた青年期が，最近では30歳前後までがこの青年期にあてはまると指摘する人もいる．エリクソン Erikson のライフサイクル（life cycle）論の課題は変わらないが，大学への進学率が大きく変わり，大学や大学院も増え，入学定員の総数が受験可能人数を超え，進学を希望すれば，必ずどこかに入学できるようになったことによる．学力は別にして（というか，底辺の学力は確実に低下しているが），高学歴で卒業する者が増えていることの影響が大きい．

6）前成人期―親密性対孤立（intimacy vs. isolation）

前成人期は，就職して結婚するまでの時期で，発達課題は親密性対孤立である．親密性とは，自分の関わる物事に親密さを感じることであり，自己同一性を確立した者は，他者と真の親密

な相互関係をもつことができる．異性と仲良くなることを意味し，異性を通じて，心身ともに一体感を抱くような，親密さを体験することである．体験される親密さは，自分と異なる性別，肉体をもつ他者との相互性という点に意味をもつ．年齢相応に親密性をもつことで，就職や恋愛・結婚といった人生の節目をうまく乗り切ることができるようになる．親密性の獲得に失敗すると，情緒的で安定した人間関係が維持できず，表面的で形式的な人間関係しか築けないため，以後の心理的成長を抑制する．

7）成人期—世代性対停滞性（generativity vs. stagnation）

成人期は，結婚して子どもを育てる世代性の時期である．世代性とは，次の世代を育てていくことに関心をもつことを意味する．またこの時期は，結婚して子どもをつくり育てることだけでなく，所属する集団の後進を教育したり，地域の伝統を継承したりするなど，自分を犠牲にしても自分以外の何かに関わり，社会的な業績や知的，芸術的な創造も含み，そこから自分一人では得難いものを得られるようになる．

しかし，自分自身にしか関心がもてず，人格の停滞を示し，世代性がうまく乗りこえられないと，「自分が第一」という感覚が抜けず，人間関係は停滞し，しだいに疎遠になっていくことも少なくない．

8）老年期—自己統合対絶望（integrity vs. despair）

老年期は，子育てが終わり，退職して余生を過ごし人間の生涯を完結する重要な時期である．それまでの自分のライフワークや生活を総合的に評価し直すことを通して，自分の人生を受けいれて，肯定的に自己統合できるかどうかが重要である．自己統合とは，老年期までの各発達段階で獲得してきたものを振りかえってみて，自分の人生を受けいれて，ポジティブに統合することである．自己統合が成功すれば，心理面の安定が得られ，人間的な円熟や平安の境地が達成される．自己統合を獲得することで気持ちや情緒が安定し，円滑な人間関係を維持したり，趣味・ライフワークを心の底から楽しんだりすることができる．

しかし，この時期は身体の老化と直面し，死と向き合うことになる時期で，自己統合に失敗して，自分の人生を受けいれられないままだと，人生を振りかえって絶望を感じ新たな自分を探し求め，身体の老化や時間のなさに不安や焦りが募って後悔や挫折感を経験することも多くなる．

エリクソン Erikson は，ライフサイクル（life cycle）論を提示し，同時にそれぞれの課題を達成しようとしまいと，ひとは心理的発達とともにすべての発達段階を通過し，発達課題の成功や失敗が次の段階の達成に大きく影響をあたえるという．また，それぞれの課題は，成功と失敗の対概念として提示されているが，必ずしも成功だけを体験することがいいというわけではなく，より多くの成功体験をもつことが発達にとって重要という．

> 成功体験
>
> 成功体験とは　単に　失敗しないことではない
> 失敗しないことより　失敗に終わらせない工夫
> 問題が起きないように　取り仕切るのではなく
> 普通におこなえば出合う問題　その問題を共に
> どのように乗りこえていくか　その過程が大切

2・2・1　家族集団―ひととのかかわりの基盤

　母と子の関係は，母がわが子を身ごもったときから始まる．そして子どもが生まれると，母親には母性愛がはたらき始める．それはサルの世界にも見られる内なる自然である（河合，1990）．誕生して間もない新生児期（0〜6か月）における人にとっての最初の対象関係は，母との二者関係である．この絶対依存（absolute dependence）をしなければ生きることのできない乳児と母性愛がはたらくようになった母との関係は，母子が一体化（mother-infant coupling）した共生的な関係である．生まれたばかりの子どもにとって，母はまだ個別の対象として認知されず，乳房との関係という部分対象（part object）（Klein, 1975；Segal, 1973）でしかない．暖かい乳房も少し自分を待たせる乳房も，同じ対象として認知できるようになるのは，6〜8か月たってからとみられている．そして母と自分の区別がつくようになると，自分が母という対象に依存しているという感覚（a sense of dependence）を抱くようになる（Winnicott, 1965）．依存を意識できるようになることが，見捨てられるという対象喪失不安を感じるようになる（8か月不安）条件でもある．分離不安の出現は，対象に対する永続性の芽生えと同時に，自立にむけた欲求のはじまりの証といえよう．

　3歳を過ぎると母と二人の世界に父親が現れ，さらに同胞が加わる．同胞は親子のタテの関係に対して，「ななめの関係」（依田，1967）と言われるように，身近な遊び相手であり，競争相手であり，さまざまな葛藤を引きおこす対象でもある．家族全体が生活の場となる時期である（Erikson, 1963）．そうして，家族を基盤に近隣社会へと生活の場は拡大する．保育園や幼稚園に入り，初めて家族集団以外の非血縁関係の集団とのかかわりが始まる．

　学校に行くようになると一段と生活の場は広がる．乳幼児期における「ほどよい母親（good enough mother）」との関係が世界に対する基本的信頼感を育て，二者関係から三者関係へと他者との関係性を広げるように，家族が「ほどよい環境（good enough environment）」としてはたらくとき，家族はひとの自立を支える基盤となる（Winnicott, 1965）．安定した家族をもつことができない場合，ひとは自分の理想の家（家族）を求めて家を出たり，疑似家族を求めてさまよう（河合，1987）．家族集団や社会集団からはずれ，強い絆を求めて暴力団に入ったり，新興宗教にすがったりするのも，疑似家族を求めた結果とみることができるものが多い．

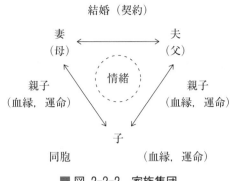

■ 図 2-2-2　家族集団

　自立し成人してからは，今度は自分が家族としての一員でありながら，新しく自分の家族をつくり親となり子どもをつくり育てる．このように家族は，結婚という意志による選択に基づいた契約を軸とした情緒的結びつきである夫婦と，意志による選択の不可能な血のつながりを軸とした情緒的結びつきである親子と同胞によって成りたつ（河合，1980），ひとの生活の基本となる集団である（**図 2-2-2**）．家族集団における力動は，両親相互，親子，同胞の間に生まれるもので，それらが絡み合って家族全体の力動となる．

2・2・2　遊び集団―他者との距離や自発性の基礎

　母を離れて一人遊びができるようになると，ほかの子どもと遊ぶようになる．最初は保育園の年少組の遊びに見られるように，並行遊びである．並行遊びは，ほかの子どもと共に遊んでいるわけではなく，場を共有しているがそれぞれ思い思いに遊んでいる（並行遊び，並行集団）．そのなかで，おもちゃの取り合いが見られたりするが，これが他者との適切な距離の学びのはじまりである．そしてしだいに，ほかの子どもに対する関心が生まれ，並行遊びから集団遊び，集団としてのごっこ遊び（4歳頃に始まる課題集団）（Rubinら，1983）が始まる．この遊び集団を通して，ひとはその自発性が育っていく．集団でのごっこ遊びは，自他の比較をして自分の思考活動をモニタリングしコントロールするメタ認知[*6]機能の成立と関連が深い（高橋・他，1993；稲垣，1982）．

　家の中でおもちゃやテレビなどの物や大人と遊んで育った子どもは，自発性や適度な対人的距離を身につける経験をもたないまま大きくなり，以後の発達過程のさまざまな段階で支障をきたすことになる．ひとは他者との遊びを通して，自己中心的な自己愛を少しずつ修正し，自尊心を調節しながら他者とのほどよい関係を身につけていく．幼いときの自然な仲間との遊びの欠如は，成長過程の欠如といってもよい．傷つきやすい自己愛と不遜な自尊心は，そのまま未熟な対人関係につながる．進化した動物ほど発達過程やくらしにおいて，「遊び」の期間が長

[*6] メタ認知　metacognition：自分の思考や活動の是非，他者との違いをモニタリングし，矛盾や誤りに気づき，自発的に修正制御すること．幼児期の後期から機能し始める．

いことにはそれなりの意味があるものと思われる．

2・2・3　学習集団―社会的な役割やルールを学ぶ

　学童期は発達的には潜伏期*7（潜在期）にあたる．学童期までにふつうの発達過程を歩んできた子どもは，知識や技術の獲得に関心がむくようになる．エリクソン Erikson はこの期の課題を勤勉性対劣等感（industry vs. inferiority）としている（Erikson, 1963）．学校や近隣社会とひととのかかわりが広がり，社会の基本的なルールや知識・技術を知りたいという気持ちが強くなる．そのため，理想化された両親や集団，社会との同一化により，自我理想や超自我が形成される．特に学童期前期（小学校低学年）には，「先生が言ってたよ」と子どもがよく口にするように，教師に教わるという形で，社会生活の基本的なルールを身につける時期である．そうしたみんながそろって教わるという集まり（学習集団）がつくりやすい時期である．

　前段階の遊び集団の経験が少ないと，この時期にいたっても，課題集団もしくは自己中心的ではあっても協同で何かをおこなうことが必要な集団の中で，一人遊びや並行遊びのレベルにとどまって過ごすようになる．善悪の判断なく規則が守れない子どもに，そうした遊び集団の経験の少ない子どもが多い．

2・2・4　仲間集団―自立への一歩

　学童期も半ばを過ぎると，教師など権威あるものとの関係からともだちや仲間との関係に関心が移り，同性同年代で構成されるグループ（仲間集団）ができる．仲間集団はひとの発達過程で自然に生まれる群れの一種で，動物の初歩的な群れと同じ構造をもっている（今西, 1966）．今西によれば，群れはお互い顔見知りの間柄にあって，一緒に暮らすことをお互いに許しあった，単独生活ができる個体が，同一性を基準とした横のつながりにより結びついたものだという．

　発達的視点からみれば，仲間集団は自己同一性にむけた相互自己確認の現れである．それまでに身につけた社会のルールより，仲間との間で生まれたルールが重視され，自分が所属する小集団から仲間はずれにされないために，社会規範を犯すこともある．子どもにとって仲間はずれは，自分の居場所を失うほどの大きな不安を引きおこす．個より集団の和を重んじる日本人にとっては，大人になっても仲間はずれに弱い．ふつうの発達過程で見られる仲間集団には**表2-2-2**のような機能がある．仲間集団に入ることができない子どもに，親や教師との上下関係を安定して経過していない子どもが多い．また，現在の受験教育にあっては，相互自己確認のための仲間集団が形成されにくい状態がある．成長のプロセスに必要な仲間集団の形成の疎外が，学校集団から抜け落ちる形で形成される非行グループやいじめ，校内暴力という現象

---

*7 **潜伏期　latency period**：小児性欲の衰退期から青年期が始まるまでの期間．性欲の発達が停止し，優しさや恥じらい，嫌悪といった感情が生まれ，道徳的な関心が高まる．超自我が形成される時期．Freud が発達理論でもちいた．

■ 表 2-2-2　仲間集団の機能

・体験と時間の共有	共に何かをしたり，一緒に過ごす
・支持と承認	互いに支え励まし，認める
・親愛と友愛	親しみと友愛によって結ばれている
・情報の提供と共有	楽しいことや珍しいことなどを提供し共に楽しむ
・援助と分与	助け合ったり物品を分け合ったりする
・秘密の共有	個人的悩みや秘密を打ち明け共有する
・相互比較	互いに比べあい，モデルとなる

の要因の一つになっていると考えられる．

　仲間集団は青年期前半まで続き，しだいに消滅したり形を変えて同好の集まりなどの社会集団へと移行する．

2・2・5　準拠集団―自立のよりどころ

　青年期の半ばになり性的特性もほぼ落ちついてくると，第二反抗期も終わり，青年前期のエネルギーは自己の内面にむけられるようになる．青年期の後半は親と子の分離という一つの通過儀礼（initiation）を終え，成人社会へ参入する時期にあたる．この時期の課題は同一性（アイデンティティ）の確立（Erikson, 1959）で，「私」を確立し「私という存在」を支える役割をさまざまな集団が果たすようになる．

　そのようなひとの態度や行動，価値観などの基準となるような集団を準拠集団（reference group）といい，直接自分が所属している集団（所属集団）もあれば，所属はしていないがこころの支えとして気持ちを寄せる集団もある．また所属集団（membership group）は自分を社会的に位置づける集団であるが，必ずしも所属集団がすべて準拠集団であるとは限らない．

　そうした自分が準拠したり所属する集団が少ない場合や，なんらかの理由でそのような集団を失ったり，集団からはずれたりすると，ひとは不安になり，不適切な行動をとったり，仮の準拠集団を見つけようとする．精神的な病いゆえに病いの苦しみ以上に，さまざまな偏見や差別というひとのこころの壁に社会参加を妨げられる．そんな人たちにとって，肩肘張らないですむ場や仲間の存在が，医学の治療行為より大きな役割を果たす．ひとにとって，自分を受けいれてくれる集団，自分の存在を当てにしてくれる集団がどのくらいあるかが，生活の安定に大きく影響する．

2・2・6　社会集団―個人を位置づける機能集団

　準拠集団や所属集団としての役割をもつ内集団（in-group）だけでなく，自分や自分たち以外の集団である外集団（out-group）も含めて，社会を構成する多くの集団（社会集団）が存在する．社会集団とは，学校，職場，各種団体や地域のグループなどの機能集団である．ある

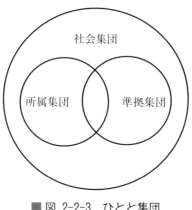
■ 図 2-2-3　ひとと集団

　個人がどのような集団に属しているかにより，その個人の社会的な位置づけが決まる．ひとは自ら選択して準拠するしないにかかわらず，自分の意志を超えて，いくつもの社会集団によって位置づけられる（**図 2-2-3**）．子どもが自分の生みの親を選べないように，必然的に自分が所属する集団もある．それらは自分にとってプラスになることもあれば，大きなハンディとしてのしかかってくることもある．

2・3　病い・老いと集団

　ひとは生まれたときから，さまざまな集団とかかわりをもち，集団に支えられて育つ．集団を離れて生きることが困難な社会的存在である．生老病死はだれも避けることのできない実存的現象であるが，個と集団の関係からすれば，病いや老いは，自分を支えていた多くの集団と離れ，集団から見捨てられ，集団における役割が減少するなど，さまざまな喪失体験にあたる．

　　　　　　　生老病死のくるしみは　人をきらはぬ事なれば
　　　　　　　貴賤高下の隔なく　貧富共にのがれなし
　　　　　　　　　　　　　　　　　（一遍上人語録）

2・3・1　病いと集団―よりどころの喪失

　一時的な病気，風邪のようにだれもが経験する一般的な病気であれば，病気になったことを理由に，集団内における役割や準拠集団を失うことはない．しかし，闘病生活が続き社会と離れた生活を長年にわたって余儀なくされたり，原因不明の難病や精神的疾患のように社会の理解や受けいれが不十分な疾患の場合には，病むということは，集団内における役割を失い，準拠する社会集団を大きく減少させ，自分が望んでいない集団に所属させられることを意味する．

「私，人間じゃないんですか？　この病気になりたくてなったわけじゃないけど，この病気になってから，人間以下に扱われます．そのことが病気の苦しみよりも大きいです」と，精神病と診断され長く苦しんだ人の言葉が，今も耳から離れない．ひとにとって通常疑うことのない人間という集団の一員として扱われないような気がするという絶望感とは，どれほどのものだろう．

2・3・2　老いと集団―老いも発達

　老いはだれも避けることのできない実存的な現象である．平均寿命が60歳に満たない時代においては，古稀（杜甫の「曲江」の中の「人生七十古来稀」に由来し，70歳を意味する）という言葉のように，長く生きることがまれ（稀）で，長く生きるだけで存在価値があり尊敬を得ていた．また核家族化する以前の大家族においては，家事の中に老人の手が大いに助かる仕事があった．事実，私の母方の祖母や祖父は，子ども夫婦が労働の中心になっているとき，家で孫の守りをし，家の周辺の菜園で野菜や草花を育て，繕い物をしたり，掃除や洗濯をしたり，食事をつくったりとずいぶん家庭内の役割がたくさんあった．また，地域のさまざまな行事においても，老人の知識や経験が当てにされた．

　今，社会の「進歩」は老人が生きていくのに必要な位置をつぎつぎと奪った（河合，1980）．親子が同居しなくなり，家族が家業をもたなくなり，老人人口が増え，外に職をもって生活している者は定年により生活が激変する．今の時代の老いは病いと同様に，自分を支えていた多くの準拠集団を失うことを意味する．

　しかし，生得的要素の大きい流動性知能が20～30歳代でピークになり，以後衰退するのに対し，学習・経験が蓄積される結晶性知能は40～50歳代まで発達する．さらに個人の生活のありようや環境との関連によっては，結晶性知能は60歳代を過ぎても発達する（柄澤，1981；1985）．言語の理解や言語で表現する能力，一般的な常識や物事の内面や本質を判断したり洞察する力，さまざまなことを統合して推理し客観的に判断する力などである．これらは単なる知識の量ではなく，歳を経てその個人の経験のなかで体得され，開かれた英知にあたる．

　また情意・性格も，社会的な役割からの退き・身体の衰え・近づく死といった実存的状況に対しながら，うまく適応し統合されると，角がとれ，寛容で社会にも積極的に参加したり（円熟調和），現実を受けいれ，明るく周囲を頼り安定したり（現実肯定受容），思慮深く周りへの優しさにあふれ（諦観愛他），多少頑固ではあるものの自分のプライドを保つ枠を崩さないことで安定する（適応的防衛）（山根，1994）．それが人間的な成熟や発達であり，Eriksonの言う包括的な英知の感覚へ統合された老年期の姿である（Eriksonら，1986）．加齢にともなう情意・性格の変化は，個人の基本的な傾向とその環境との相対的な関係より生まれる．自己の存在を自他ともに認め受けいれられる環境が，精神機能の低下を防ぎ成熟を促す．

　「みずからの落度などとは思うなよ　わが細胞は刻々死するを」（斎藤茂吉），何十年も生きてきたそのことを自他ともに楽しみ大切にする．社会の成熟とは，それぞれのライフサイクルを，

綻びも綻びのあるがまま繕い，その人の物語として仕上げる手助けができることではないだろうか．老いを逆手にとり愉しむ"老人力"（赤瀬川，1998）という言葉が，多くのひとのこころをひきつけている．「物忘れ，繰り言，ため息など，従来，ボケ，ヨイヨイ，耄碌として忌避されてきた現象に潜むとされる未知の力」だという．"老人力"は，遊びごころで路上観察学会というサークルをつくった赤瀬川が，自らの老いに対してそのプラス思考からふと思いついた言葉のようだ．いい響きがある．

> **ライフサイクルと集団**
>
> ひとの　人生の前半は
> 　　　　さまざまなひとの集まりに加わり
> 　　　　支えられ，自分を作り上げていく
> ひとの　人生の後半は
> 　　　　自分を作り，支えてきた集団が
> 　　　　齢を重ねるにつれ減っていく
> ひとは　病いや障害により
> 　　　　より所である集団を失う

◆引用文献◆

赤瀬川原平（1998）．老人力．筑摩書房．

青井和夫（1974）．家族とは何か．講談社．

土居健郎（1971）．甘えの構造．弘文堂．

Erikson EH (1959). Psychological Issues Identity and the Life Cycle. International Universities Press, New York（小此木啓吾訳・編，1973．「自我同一性」誠信書房）．

Erikson EH (1963). Childhood and society (2nd ed.). WW Norton & Company Inc., New York（仁科弥生・訳，1977．「幼児期と社会1」みすず書房）．

Erikson EH, et al (1986). Vital Involvement in Old Age. WW Norton & Company Inc.,（朝長正徳他・訳，1990．「老年期」みすず書房）．

福島　章（1999）．日本人のアイデンティティ．鑪幹八郎，山下　格・編「アイデンティティ」pp1-11．日本評論社．

今西錦司（1961）．人間家族の起源—プライマトロジーの立場から．民族学研究25, 119-138.

今西錦司（1966）．人間社会の形成．日本放送出版協会．

稲垣佳世子（1982）．認知への動機づけ．波多野誼余夫・編「認知心理学講座：学習と発達」pp95-132．東京大学出版会．

伊谷純一郎（1972）．霊長類の社会構造．共立出版．

柄澤昭秀（1985）．健常老人の知的機能衰退について．神経進歩 29, 536-543.

柄澤昭秀（1999）．新老人のぼけの臨床．医学書院．

河合隼雄（1980）．家族関係を考える．講談社．

河合隼雄（1987）．子どもの宇宙．岩波書店．

河合雅雄（1990）．子どもと自然．岩波書店．

河合雅雄（1992）．人間の由来（上）．小学館．

Klein M (1975). The Writings of Melanie Klein I-IV. Hogarth, London（小此木啓吾，西園昌久，岩崎徹也，牛島定信・編訳，1983〜1988．「メラニー・クライン著作集1-7」誠信書房）．

森岡清美・編（1972）．「家族社会学　社会学講座3」東京大学出版会．

中根千枝（1970）．家族の構造．東京大学出版会．

中根千枝（1978）．タテ社会の力学．講談社．

Rubin KH, Fein G & Vandenberg B (1983). Play. Hetherington E Ed., Handbook of Child Psychology, vol. 4 of Socialization, Personality, and Social Development. pp693-774. John Wiley & Sons, New York.

Segal H (1973). Introduction to the work of Melanie Klein. Hogarth, London（岩崎徹也・訳，1977．「メラニー・クライン入門」岩崎学術出版社）．

高橋道子・他（1993）．子どもの発達心理学．新曜社．

Winnicott DW (1965). The Family and Individual Development. Tavistock Publications Ltd., London（牛島定信監・訳，1984．「子どもと家庭」誠信書房）．

山本七平（1977）．「空気」の研究．文藝春秋．

山室周平（1973）．家族とは何か—作業仮説としての概念規定の試み．青井和夫，増田光吉・編「家族変動の社会学」pp34．培風館．

山根　寛（1994）．精神機能と老化．OTジャーナル 28, 255-259.

依田　明（1967）．ひとりっ子・すえっ子．大日本図書．

3 集団の利用

44	3・1　集団と療法	3・1・1	集団の利用
		3・1・2	集団療法とは
		3・1・3	集団療法の変遷
		3・1・4	日本における集団療法

3　集団の利用

　ひとに受けいれられ，ひとを受けいれ，モヤモヤとしていた気持ちを表すことができ，胸のつかえが少し取れる（カタルシス）．心や身体の呪縛に気づき（洞察），他人を思いやる気持ちのゆとりが生まれ（利他，愛他），自分が少し変わったような気がする（自己変容）．「ああそうか」「こうしてもいいのか」（学習，修正），ひとのすることを見てこれまでとは違う見方が自分に生まれてくる（模倣，現実検討）．何かを他者と共におこなうことが励みになり（共有体験，希望），自分一人ではないという気持ちに支えられる（普遍的体験）．

　洞察や自己変容を意図した操作的なものを，狭義に集団精神療法（group psychotherapy）といい，ひとと交わり，ともに課題に取り組み，心身の機能回復や生活技能を習得するかかわりを，広く集団療法（group therapy）とよんでいる．いずれもひとの集まりにより生まれるさまざまな相互作用をもちいたものである．

　アリストテレス Aristoteles（BC384-322）は『政治学』の国家論（山本，1961）で，ひとは善く生きることをめざし社会（「2・1・3　社会─集団の集合体」参照）という共同体をつくり生活する「zoon politikon（ポリス的な動物）」であると述べた．それは，ひとは集団によって位置づけられ，集団は一人ひとりのひとの集まりによって形成されるというヒトの動物としての本質を述べたものである．ひとがだれの援助も受けることなく一人で存在しているかのようにふるまっても，孤高を保つ人であっても，引きこもりの生活をしていても，その背景には，さまざまなひとの集まり（集団）や社会がある．その社会とひととの繋がりがある．

　心身の機能の障害とそれにともなう活動の制限や参加に制約がある人，他者や生活との関係の回復にむけて生活技能を学んだり身につけようとする人，一人では不可能なことを他者と共に成し遂げようとする人，そうした人たちに対する治療や援助，支援に集団の力が利用される．

　この章では，広く療法（therapy）として集団をもちいる立場から，ひとの集まり（集団）がいつから療法としてもちいられ，作業療法ではどのように集団を利用してきたのか，集団の利用のされ方を振り返り，治療や生活支援においてどのように利用できるのか，利用すればよいのかを，新たな気持ちで考えてみることにする．

3・1　集団と療法

　一般には，ひとまたはモノの集まりやまとまりを集団といい，不特定多数の一時的な集まりから規則的・持続的な相互関係をもった集まり，共通の目的をもった集まりまで，集団にはさまざまな形態・構造がある．集団の定義も，動物学，文化人類学，社会学など，それぞれ学術的な立場によっても異なる．療法としてもちいる場合にも，単なる集まりとは区別されている

ものの,集団力動*¹に関係する論文やテキストでも,幅広い意味合いで集団という用語が使われている（Lewin, 1951；Brown, 1988）.

本書では,ひとが集まることによる相互のかかわりやそのかかわりにおいて生まれるさまざまな現象を,個人の治療援助にもちいる,すなわち療法（therapy）を目的とした集団を「療法集団（therapeutic group）」とよび,療法集団とは,
- ある目標やなんらかの共有される規範がある（目標・規範の共有）
- 集まった人たちの間にコミュニケーションや相互作用が見られる（相互作用）
- 集まった人たちがお互いにその集まりに属していると認識している（相互認識）

といった特性をもつ複数の人の集まりと定義しておく.

もちろん,厳密に定義するものではない.たとえば治療を目的とする集団であっても,子どもや認知症症状のある高齢者のように,お互いにその集まりに属しているという自覚や認識が十分ない場合もある.

複数ということについては,2人以上とする見方（Shaw, 1976）もあれば,3人以上という考え方（井上ら,1994）もある.しかし,二者関係,三者関係といった対象関係の違いを考えれば,一般には3人以上の集まりといってよいだろう.

療法集団とは

目標や規範を共有（目標・規範の共有）し,相互にコミュニケーションやかかわり合いがあり（相互作用）,お互いがその集まりに属していると認識（相互認識）している複数の人の集まり

3・1・1 集団の利用

ひとが集まったり,ひとを集めれば,そこにはなんらかの相互作用が見られる.ひとが集まり,ひとを集めることにより生まれる,集まった者や集められた者相互にはたらく力をグループ・ダイナミックス（集団力動）という.集団の利用とは,グループ・ダイナミックスの利用にほかならない.グループ・ダイナミックスとその利用は,ヒト化という人間の進化（系統発生）の過程とも深く関係があり,人類の歴史とともにあるといってもよい.

そうしたグループ・ダイナミックスが治療的に利用されるようになったのは20世紀の初頭とされている（加藤,1987）.

---

*¹ **集団力動** group dynamics：第1章「1・1 ひとと集団」の注2を参照.

1）結核患者学級に始まった集団の治療的利用

治療・支援の手段として集団が利用されるようになったのは，ボストンの内科医 Pratt, JH の結核患者学級（Pratt, 1907）がはじまりと言われている．Pratt は治療を十分受けることができない貧しい結核患者に週1, 2回講話や話し合いの機会をもったがその集まりが闘病意欲を高めることに有用であったため，他の疾患の患者にも適用するようになった．集団教育による経済的な面と効率（時間の節約）のよさもあったようであるが，その場に生まれた交流，普遍的体験が育てた仲間意識など，療法集団（therapeutic group）と同様なことが見られたと報告されている．ひとの集まりの力が自然にはたらいたものと思われる．

2）サイコドラマから集団精神療法へ

医療領域以外では，サイコドラマを創設したモレノ Moreno, JL が1910年に，売春婦や非行少年を対象に集団精神療法[*2]を開始し，1942年に「米国心理劇および集団精神療法学会」を設立した．また同時代第一次大戦後に，精神分析的な集団精神療法が始まり，Slavson らが児童や思春期の子どもたちを対象に活動集団（activity group）や遊戯集団精神療法などを試み，1943年に米国集団精神療法学会を創設した．集団精神療法は，第二次大戦中の戦争神経症に対する治療をきっかけに，米国を中心として普及した（Scheidlinger, 1997）．

心理劇を考案したモレノの流れを汲んだものには，米国の東海岸で生まれた T-グループと西海岸で生まれたエンカウンターグループがある．T-グループはグループ・ダイナミックスという社会心理学の研究から発展していったものである（Rogers, 1970）．シュロス Schloss によれば，彼の1914年の著作で，エンカウンターという言葉を「ふたりの人間がしばらくの間お互いに相手の眼を通して世界を眺め，そして相互理解を通して，本当の意味での関係をもとうとしているときの，人間と人間の対決であり，出会いである」という意味で使っていた．また感受性訓練（T-グループ）の第一人者は，モレノの弟子かモレノの心理劇の見学者だったという（Siroka ら，1971）．

一方西海岸のエンカウンターグループは第二次大戦後のカウンセラーの養成プログラムが発展してできたもので，カール・ロジャーズ Rogers, CR（1902-1987）が開発したカウンセリングの手法である．彼は1946〜1947年に復員軍人のためのカウンセラー養成で集中的グループ体験を試みてみたら，受講者に有意義な経験をあたえることができたことから，継続的に使用するようになった．

3）多様な広がり

その後企業や学校などで訓練や教育の手段として，精神障害者だけでなく一般の人たちにももちいられるようになった．わが国では1957年に厚生科学研究として集団療法の研究がおこなわれ（池田，1974），現在では，治療，治療的教育，学習，自助，相互扶助などを目的に広く治

[*2] 精神療法（心理療法）　Psychotherapy：ともに psychotherapy をさすが，精神科医は精神療法と言い，心理学者は心理療法と言う．

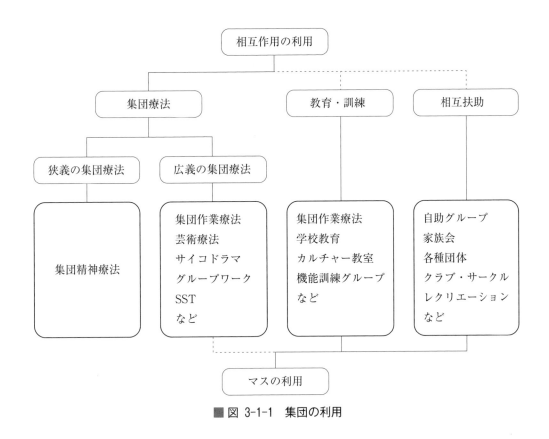

■ 図 3-1-1　集団の利用

療や援助，支援の手段として利用されている．

　集団をもちいたかかわりは，集団療法（group therapy），集団精神療法（group psychotherapy），小集団，グループ，グループワーク（集団活動，group work），グループ活動，活動集団（work group）などと，さまざまな領域で多様な呼称と使われ方がされている（水島ら，1969；Scheidlinger，1982；前田，1985；近藤，1994）．それぞれニュアンスの違いで使い分けられてはいるが，同じものをさしていることもあり，その含まれる範囲も多様である．大きくは相互作用と数の効率が治療や援助，支援，教育，交流などそれぞれの目的に応じて使い分けられている．

4）広義の集団療法

　通常，狭義に集団療法という場合は，言語をかかわりの手段とする個人精神療法に集団の心理的相互作用を取り入れた集団精神療法をさしていう．それに対し広義の集団療法は，言語以外にさまざまな作業や非言語的活動をもちいる集団療法を総称したもので，多くの技法が開発されている．また治療構造，治療的操作という視点で自由度が高い自助・相互扶助を目的としたもの，相互の作用も利用するが人数や時間などの量的効果をねらった教育・訓練を目的におこなうものなども，広義の集団療法に含む場合もあるが，本書では療法（therapy）という視点から，集団療法の範疇には入れなかった（**図 3-1-1**）．単に分類の枠の問題である．

3・1　集団と療法　47

■ 表 3-1-1　Corsini による集団精神療法の定義

集団精神療法とは集団成員一人ひとりの人格と行動を比較的速やかに改善することを主な目的として，フォーマルに組織され，保護された集団において，統制された集団内相互作用を通じて起こる過程である．

(Corsini, 1957) より要約

■ 表 3-1-2　日本集団精神療法学会による集団精神療法の定義

集団精神療法とは，3人以上のメンバーが一定期間，決まった時間・場所に集まり，患者個々の治療的変化を目的として行われるフォーマルな集団活動である．その集団活動は，集団の心理的相互作用が治療的責任を負った治療者によって組織され，保護され，統制されたものを指し，結果として治療的となるものではなく，当初より治療的となることが意図され，展開されるものである．したがって自助グループとは，明確に区別されるものである．

(井上ら, 1994) より

集団療法の種類や作業をもちいる療法との関係など詳しくは第9章「さまざまな集団療法と作業療法」で紹介する．

3・1・2　集団療法とは

　明確な治療構造の下におこなわれる集団精神療法（狭義の集団療法）の定義は，流派もしくは学派によっても異なるが，多くの研究の基になっている Corsini の定義は**表 3-1-1**のようになっており（Corsini, 1957），日本集団精神療法学会は**表 3-1-2**のように定義している（井上ら, 1994）．

　一方広義の集団療法は，狭義の集団療法に対して，その構造と統制が緩やかであること，そして目的が人格の成長などの治療的要素より，生活技能の改善・習得，他者との交流・趣味の拡大など生活の質の向上といった広い意味でのリハビリテーションに主眼がおかれることが特徴である．

　本書ではこうした狭義，広義のそれぞれの意味を含めて，次の基本条件を満たすものを集団療法とする．

- 単なる偶然の集まりではなく，目的をもって構成された集まり，提供された場におけるかかわりである．
- 参加者の相互作用，集団と参加者の関係，集団がおこなわれている場もしくは集団が生み出した場の環境や状況と影響を理解し，必要なら適度に調整が可能な者がいる．
- 参加者個々の目的にそって，参加者間の相互作用や場の力を利用したはたらきかけをする．
- 場や集団をもちいたはたらきかけは，参加者の主体的な参加と同意を原則とする．
- 場や集団の機能と効果が把握（評価）されている．

> **集団療法の定義**
>
> 集団療法とは，目的をもって構成された集まり，提供された場で，参加者個々の目的にそっておこなわれる集団と場の力を利用したはたらきかけである．そのはたらきかけの集団と場は，参加者間の関係，集団と参加者の関係，集団がおこなわれている場もしくは集団がもたらした場の環境や状況と影響を理解し，必要な調整が可能な者によって維持されるものである．

3・1・3　集団療法の変遷

　上述したように，集団療法は Pratt, JH の結核患者学級（Pratt, 1907）から始まった．それは，言ってみれば時間の効率的利用のための集団教育の場に自然に生まれたひとの集まりの力動の利用であった．そうした偶発的な経験が積み重ねられながら，1940年代に集団が療法として試行されるようになった．Moreno の心理劇をもちいた集団精神療法や Slavson らの精神分析的な集団精神療法が相前後して試みられ，第二次大戦中の戦争神経症に対する治療をきっかけに，集団精神療法は米国を中心として普及した．

1）普及の遅れ

　しかし，個人精神療法に比べると，集団精神療法の普及は遅かった．少ないスタッフで多数の患者を扱う経済的効率が強調されたため，個人精神療法の補助的扱いを受け，研究や専門家の育成が進まなかったことが理由の1つである．また Reichmann の集団精神療法有害説（池田，1966）や Slavson の統合失調症は精神分析の適応外であるという主張なども影響したものと思われる．

　さらに，心理劇を軸とした Moreno 派と精神分析を軸とした Slavson らの対立は，理論的対立のみならず，医師対非医師の対立とも重なって，その普及の遅れの原因になったとも言われている（加藤，1987）．新しい理論や技法の草創期に見られる集団間葛藤，本家争いであろうか．

　そうした対立は，言語を手段とするものとさまざまな活動や行為を含めたかかわりを手段にするものという手段の違い，そして，自我の強化を主目的とするものと生活技能の習得など生活の広がりを目的とするものという治療的機能の違いに関する対立であった．それは，それぞれの流派の内部においても違いを生みだした．しかし，それらは，いずれが適切かという問題ではない．いずれも，ひとが集まり交わることで生じるできごとのある一面を強調したにすぎない．

2）多様な広がり

　臨床的には手段や機能の違いは集団の利用の広がりとなり，対象も精神障害者だけでなく一般の人たちに広がり，治療的な利用から企業や学校などでは訓練や教育での適用へと，広く利用されるようになった．効用は，大きく集団力動の利用と経済的効率に分けることができる．前者は，治療者との1対1の関係では得ることができない相互作用を治療的にもちいるものであり，後者は，少ないスタッフで複数の対象に関わる経済的理由による集団の利用である．

3）「場」という概念

　集団療法の治療的利用は，対象や経済的背景，施設基準など作業をもちいる療法がおかれている状況により規定される要素も多く，あまりにもそうした状況因に左右され，本来の集団機能を失い，数の論理と集団管理に振り回されてきた．そうした経緯のなかで，国内外を問わず，治療構造としての集団というとらえ方から，集団療法の研究においても「場」という概念から場に生まれるダイナミックス（力動）について考えられるようになった．

　ひとの集まり（集団）において，その場に生まれるダイナミックス（力動）が集まった人だけでなく，その集団そのものにも，関連する他の集団にも影響をあたえ，場は集団を構成する人や関連する他の集団，さらには時代や文化など社会的要因の影響を受けて変化する．

　こうした「場」の力については，「あの場ではそうした空気だったじゃないか．場の空気を読めよ」などと使われるように，二者間における「関係の空気」（冷泉，2006a）に対し，3人以上のひとが集まった「場の空気」の問題として研究されてきた（山本，1983；冷泉，2006b）．

4）集団療法の変化

　地続きの大陸文化と違って，厳密には単一民族国家ではないが，隣国との間が海という境界により交流に限界がある日本社会は「空気」に支配されやすい．そうした地理的背景もあり，「空気」の研究が生まれたが，インターネットの普及や航空機によるひとの移動により，治療的な集団構造から日々の生活，政治などあらゆるひとのかかわりにおいて，「空気」の影響が無視できなくなってきた．

　Prattの結核患者学級（Pratt，1907）に始まった学級集団精神療法に端を発し，結核治療や統合失調症の治療へと展開された集団精神療法は，神経症を対象とする精神分析と並行し，1970年代にベトナム戦争からの帰還兵や個人精神療法では対応できなかった境界例に対する療法として展開し，1980年代から20世紀末にかけて米国を中心にピークを迎えた（MacKenzie，1992；Kaplanら，1993；Scheidlinger，1997；小谷，2014）

　そうしたピークの後，医療の場ではエビデンス・ベイスドが声高に述べられるようになり，科学性，客観性とは何かが問われ，個人療法，集団療法，さらに，虐待や引きこもり，うつによる就労への影響，さまざまなハラスメント，震災時の緊急支援やそれにともなって生じる精神的問題など地域コミュニティに関するものを統合した療法や関与のしかたの研究が必要になってきた．『国際精神分析誌 International Journal of Psychoanalysis』『米国精神分析誌 Journal of American Psychoanalytic Association』などにおいても同様な議論がなされている．集団療法の処方の対象患者や出され方も大きく変化してきた．

3・1・4　日本における集団療法

　わが国でも，治療，治療的教育，学習，自助，相互扶助など広く治療・援助や支援の手段として利用されているが，そのはじまりは，1957 年に厚生科学研究として集団療法の研究（池田，1974）にみられるように，比較的新しい．

　現在では，集団をもちいたかかわりは，集団療法，集団精神療法，小集団，グループ，グループセラピー，グループワーク，グループ活動，集団活動などと，さまざまな領域で多様な呼称と使われ方がされている（水島ら，1969；Scheidlinger, 1982；前田，1985；近藤，1994）．なかには，同じ内容のものを別な呼び方をしていることもあり，その含まれる範囲も多様である．

　グループか集団かという言葉の使い分けも，集団という言葉がもたらす多数決や全体性などネガティブなイメージを避けるためであったり，職種間の慣習的な用語の使い方の違いであったり，理由はさまざまである．微妙なニュアンスの違いから，明確な定義がないまま使い分けられている．

◆引用文献◆

Bion WR（1961）．Experiences in Groups. Tavistock Publications Ltd. London（対馬忠・訳著，1973．「グループ・アプローチ」サイマル出版会）．

Brown RJ（1988）．Group Processes：Dynamics within and between Groups. Basil Blackwell（黒川正流・他訳，1993．「グループ・プロセス」北大路書房）．

Corsini RJ（1957）．Methods of Group Psychotherapy. McGraw Hill, New York.

池田由子（1966）．集団精神療法の発展と現況．精神医学 8．91-104．

池田由子（1974）．「集団精神療法の理論と実際　第2版」医学書院．

井上直子・他（1994）．集団精神療法の定義．集団精神療法 10．156-161．

Kaplan HI, Sadock BJ（1993）：Comprehensive group psychotherapy 3rd Edition. Baltimoe, Williams & Wilkins, Baltimore.

加藤正明（1987）．集団精神療法の歴史．山口　隆・他編「やさしい集団精神療法入門」pp3-17．星和書店．

小谷英文（2014）．集団精神療法の現在．「集団精神療法の進歩　引きこもりからトップリーダーまで」pp23-38．金剛出版．

近藤喬一（1994）．日常実践としての集団精神療法．集団精神療法 10．10-17．

Lewin K（1951）．Field Theory in Social Science. Harper, New York（猪股佐登留・訳，1954．「社会科学における場の理論」誠信書房）．

MacKenzie KR（1992）．Classics in Group Psychotherapy. The Guilford Press, New York.

前田ケイ（1985）．ソーシャルワークにおける集団の治療的活用―その理論と実際．集団精神療法．17-21．

水島恵一，岡堂哲雄（1969）．集団療法の基礎．「集団心理療法」pp3-28．金子書房．

Pratt JH（1907）．The class method of treating consumption in the homes of the poor. Journal of the American Medical Association 49．755-759．

冷泉彰彦（2006a）．関係の空気．「『関係の空気』『場の空気』」pp19-53．講談社現代新書．

冷泉彰彦（2006b）．場の空気～『「空気」の研究』から三十年．「『関係の空気』『場の空気』」pp119-150．講談社現代新書．

Rogers C（1970）．Carl Rogers on Encounter Groups. Harper & Row（畠瀬稔・畠瀬直子・訳，1982．「ロジャーズ：エンカウンター・グループ」創元社）．

Scheidlinger S（1982）．Focus on Group Psychotherapy：Clinical Essays. International Universities Press, Madison.

Scheidlinger S（1997）．Group dynamics and group psychotherapy revisited：Four decades later. International Journal of Group Psychotherapy 47．141-159．

Siroka RW, Siroka EK, Schloss GA（1971）．Sensitivity Training and Group Encounter. Grosset & Dunlap, New York（伊藤　博，中野良賢・訳，1976．「グループ・エンカウンター入門」pp1-14．誠信書房．

Shaw ME（1976）．Groupe Dynamics：The Psychology of Small Groupe Behavior（2nd ed.）．McGraw-Hill（原岡一馬・訳，1981．「小集団行動の心理」誠信書房）．

山本光雄・訳（1961）．政治学．pp604-605．岩波書店．

山本七平（1983）．「空気」の研究．『「空気」の研究』pp9-88．文春文庫．

4 ひとの発達と集団

54	4・1	生活技能	4・1・1	生活機能と生活技能
			4・1・2	生活技能の発達と集団
57	4・2	対人関係技能の発達と集団	4・2・1	一者関係の成熟
			4・2・2	二者関係の発達
			4・2・3	三者関係とその広がり
66	4・3	集団参加技能と集団レベル		
67	4・4	発達課題と集団		

4 ひとの発達と集団

　ひとはヒトとして生まれ，その生得的な生物学的制約（biological constraint）[*1]に支えられながら，多くの経験や学習を通して「ひと」になる．ヒトが「ひと」として社会で生活することができるようになるために必要な，他者とのかかわり方（対人関係技能）や日々のくらしにおける技術（生活技能），ひとの集まりへのかかわり方（集団参加技能）などは，下位機能である精神機能や身体機能の発達にともなって日々のくらしの中で身につく．精神や身体の機能は，多少の個人差はあるものの，一定の発達過程にそった身体（筋・骨格系，脳を含む神経系など）の成長にともなって発達する．そして，社会生活に必要な生活技能の多くは，そうした精神や身体の機能の発達を基盤として，「ひとの集まり（集団）」における「ひととひとのかかわり（対人交流）」を通して学ばれる．

　この章では，ひとの社会生活に必要な生活技能のうち，特に社会参加に重要な対人関係技能の発達と集団がどのように関係しているか考えてみることにしよう．

　　　　　　　　ヒトは　経験と学びを通して「ひと」になる
　　　　　　　　ヒトは　「ひとの集まり（集団）」を通して
　　　　　　　　　　　　ひとと関わり　暮らす　生活の技や
　　　　　　　　　　　　ひとの集まりに加わる　技能を学ぶ

4・1　生活技能

　生活技能は，日常生活や社会生活に必要な個人的な技能をいい，基本的な日常生活を維持するために必要な身辺処理 ADL や生活管理 IADL に関する諸技能，仕事など生活に必要な課題を遂行する作業遂行技能，ひととのかかわりに関する対人関係技能，集団参加技能，意思の伝達や意志表示に関するコミュニケーション技能などがある．「国際生活機能分類 International Classification of Functioning, Disability and Health：ICF」[*2]の生活機能と生活技能の関係，そして生活技能と集団の関係について考える．

[*1] **生物学的制約 biological constraint**：ある動物は環境に適応するために，その動物に必要な学習をする．その動物に必要な学習は，環境の中から特定の刺激を意味あるものとして取り出すその動物特有の生得的な反応様式による．

[*2] **国際生活機能分類　International Classification of Functioning, Disability and Health（ICF）**：1980年に WHO（世界保健機関）が試案として発行した国際障害分類 ICIDH の改定版．約5年間にわたる系統的なフィールドトライアルと国際的な議論をへて開発され，2001年5月22日に第54回世界保健会議（WHO 総会）によって承認された．ひとの健康と障害に関して共通言語と概念的枠組みを提供したもの．

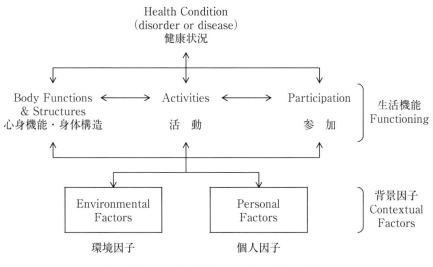

■ 図 4-1-1　ICF の構成要素間の相互作用

4・1・1　生活機能と生活技能

　ひとの生活に必要なさまざまな技能を包括して生活技能というが，本書では邦訳で「生活機能」とされている「国際生活機能分類 International Classification of Functioning, Disability and Health：ICF」[*2]の functioning（WHO, 2001）に関連する必要な技能を生活技能という．ICF の構成は，「functioning（生活機能）」と「contextual factors（背景因子）」の 2 分野からなり，「functioning（生活機能）」はひとが生きていくための心身の機能全体をさし，「body functions and structures（心身機能・身体構造）」「activities（活動）」「participation（参加）」の 3 次元からなる．「contextual factors（背景因子）」は「environmental factors（環境因子）」と「personal factors（個人因子）」の 2 因子からなる．

　わが国では，厚生労働省が日本語訳「国際生活機能分類―国際障害分類改定版」（WHO, 2001）を作成し，ICF の考え方の普及および多方面での活用を勧めている．これら，「functioning（生活機能）」の 3 次元，「contextual factors（背景因子）」の 2 因子の関係は図 4-1-1 のように示されているが，疾患や障害を含む人間の健康状態（health condition）が個人固有のものではなく，環境など背景因子との相互性により変化するもので，また，似たような心身機能や環境にあっても個人因子によって異なる．そして心身機能，活動，参加やそれらの障害も相互に影響しあう．さらにそれぞれが促進因子にも阻害因子にもなりうるという基本的な概念を表したものである．

　この ICF の共通概念をマザーモデルとし，臨床的応用という視点から，生活機能の構成要素と背景因子を整理すると表 4-1-1 のように，それらの関係は図 4-1-2 のように示される（山根，2015）．生活機能は，心身の機能，活動機能，参加機能に分けられ，活動機能は，ひとが日々の生活を営むうえで必要な，生活維持機能，作業遂行機能，対人機能，コミュニケーション機能，

■ 表 4-1-1　生活機能の構成要素と背景因子

分類				基本的な内容
生活機能	心身機能（構造を含む）		生理的 精神的	感覚運動機能・身体構造 精神認知機能
	社会機能	活動機能	生活維持機能　身辺処理 　　　　　　　生活管理	食事，排泄，睡眠，整容，更衣，入浴，基本的起居移動 身辺処理関連器具の操作 金銭，時間，物品，安全・健康などの管理
			作業遂行機能　仕事機能 　　　　　　　学習機能 　　　　　　　家事機能 　　　　　　　育児機能	ワークパーソナリティに関する基本機能 学習の基本となる読み，書き，計算など 掃除，洗濯，整理整頓，調理，買い物など 子どもの成長に必要な栄養，養護，養育活動など
			対人機能　　　二者関係 　　　　　　　集団関係 　　　　　　　基本交流	対象の違いに応じた親愛関係や社会的な関係をもつ 場の規範や他者の欲求を理解した相互交流 近隣や職場などにおける挨拶や日常的な受け答え
			コミュニケーション機能	意志表示，相手の話を理解した応答機能
			移動機能	交通機関などを活用した必要な場所への移動
			その他	公共サービス，法や制度を必要に応じて利用する 楽しみや趣味など余暇をうまく利用する
		参加機能		個人が日常生活や社会生活に関与する意志・意欲
背景因子	環境因子			交通機関，公共機関，住居など生活環境，家族，友人，知人などの人的環境，生活に関連するサービス，法律，社会制度など社会的・文化的環境
	個人因子			性別，人種，年齢，生育歴，教育歴，職歴，経験，ライフスタイル，行動様式，性格，使用言語，習慣，役割，趣味，特技などその個人の特徴

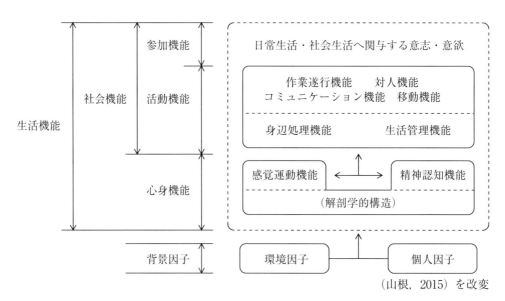

（山根，2015）を改変

■ 図 4-1-2　生活機能の構成要素・背景因子の関係

移動機能，その他からなる．

　生活技能は，そうしたひとが生活するうえで必要なさまざまな機能のうち，日常生活や社会生活に必要な活動機能に関する個人的な技能をいい，前述したように，基本的な日常生活を維持するために必要な身辺処理 ADL や生活管理 IADL に関する諸技能，仕事や役割遂行などに必要な作業遂行技能，ひととのかかわりに関する対人関係技能，集団参加技能，意思の伝達や意志表示に関するコミュニケーション技能などがある．

4・1・2　生活技能の発達と集団

　生活技能は個人で学習したり練習できるものもあるが，その多くは日々のくらしを通して，他者とのかかわりにおいて模倣学習をしたり情報を得たり，助け合うなど，ひとの集まりの特性（1・1「集まる，集める」参照）とその効果（5・3「集団の効果」参照）を生かして身につくものである．生活技能訓練（social skills training；SST）などのように構造化された治療や援助，支援においても，他者からの評価や支持などが学習効果に大きく影響する．そのため，たとえば生活技能訓練などでも，個々におこなうより小グループにおける相互作用を利用しておこなわれることが多い．

　また，ひとが自分の生まれた社会で適応して生活するためには，ひととして基本的に習得することが必要な生活技能がある．さらにそうした発達上の課題ともいうべき基本的なものとは別に，その土地の風土や文化があり，そこで暮らそうとする者に求められる生活技能や習慣というものもある．それら生活に必要な技能は，家族という集団，地域コミュニティ[*3]，世間という大きな第三者の集団，そのほか発達の過程で出会うさまざまな集団を通して学習される（2・2「ライフサイクルと集団」参照）．

4・2　対人関係技能の発達と集団

　他者とのかかわりは，養育する者に絶対依存することでしか生きることができない乳児期から，すでに始まっている．ひとはどのようにして他の人や自分自身と「ほどよい距離」が保てるようになるのだろう．対人関係技能の発達過程は，見方を変えれば自分以外の世界（非自我 non-ego）とのかかわりを通した自己形成の歩みである．自分自身との関係である一者関係，対峙する他者との二者関係，複数の他者との三者関係という見方から，ひとの対人関係技能の発達と集団の関係を見なおしてみることにする．

[*3] 地域コミュニティ：地域住民が生活している場所をさし，そこに住む者が消費，生産，労働，教育，衛生・医療，遊び，行事などに関わり合いながら，相互に交流がおこなわれている地域社会の住民が集団の構成要素であるものを，特に地域コミュニティと定義する．日本の共同体は，伝統的，歴史的な地域コミュニティといえる．ただ，共同体は，構成員を拘束する規範が強いため，合意や契約を基盤とするコミュニティとは異なるという見解もある．

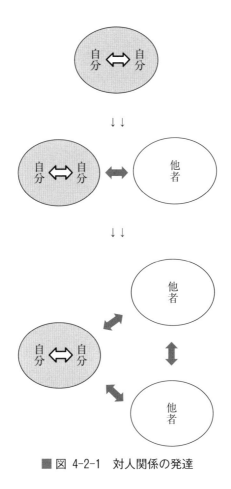

■ 図 4-2-1　対人関係の発達

対人関係技能の発達　⇒　自己形成の歩み

4・2・1　一者関係の成熟

「ひと」と「ひと」との関係である対人関係と，自分と自分自身との関係である一者関係は，一見関係がなさそうに思われるかもしれない．しかしあなたの中にも私の中にも，自分とさらにその自分を少し客観的な目で見ているもう一人の自分がいる．「自分がいやになりました」と言っている自分と愛想をつかされた自分の，どちらが本当の自分なのだろう．

ひとは自他の区別がつくようになり，自我（ego）の発達とともに自分自身との対峙が始まる．いわゆる一者関係のはじまりである．そうして自分以外の自我（非自我 non-ego）との関係（二者関係）や社会，すなわち複数の他者との関係（三者関係）へと広がりながら，自分との関係（一者関係）の技能を成熟させる（**図 4-2-1**）．

[自我の構造：一者関係]

フロイト Freud は，このようなひとの心の構造を表すために，現実原則に則して外界と交流

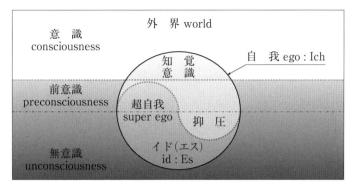

■ 図 4-2-2　自我の構造

する自分を自我（ego：Ich），内なる自分をさらに二つに分けて，無意識的な良心のように自我を監視し理想を求める自分を超自我（super-ego：Über-ich），快感原則が支配しわがままなエネルギーのような自分をイド：エス（id：Es）と名づけた（**図 4-2-2**）．超自我は両親の超自我や社会の規範など他者を取り込んで形成されるもので，自分を監視する．この内なる監視の目は他者のまなざしに投影された自分に対する自分のまなざしである．

　こころの病いの悩みの多くは，この自分の自分に対するまなざしが他者のまなざしとして投影され，その他者に投影された自分のまなざし（超自我）に自分が見られる（過剰な自己評価）ことに対する葛藤である．「バカにされている」「役立たずと声がする」と訴える被害妄想や幻聴も，その背景には世間という他者に投影された超自我がある．このような自分と自分のなかのもう一人（自我もしくは超自我），もしくは二人の自分（自我と超自我）との関係を一者関係という．

[青年期前期：心理的撹乱]

　自分と自分との関係（一者関係）は発達の初期から始まり，自他の区別が明確になる青年期前期（思春期）になると，いよいよその関係が問われるようになる．青年期は身体的・性的成熟により始まる心理的撹乱の時期である．その初期（思春期のはじまり）には，せまりくる身体の性的変化（第二次性徴）とそのエネルギーにとまどいながら，ひとは外界（他者や社会）との関係から自己を見つめるようになる．自分とは何かをみずからに問い，急激に変化する自己性の受けいれに大きく揺れる．穏やかであった乳児期や学童期とは一変し，青年期前期になると，身体と精神，外界と精神内界（自己），ひたむきな向上心と劣等感，自己有能感と自己嫌悪，純粋さと邪悪な衝動など，相反する両極を大きく揺れ始める．

　両親から取り入れた価値や社会の規範，そのすべてに対して抗ってみたり，否定することで，自分とは何かをみずからに問いかける葛藤と模索が始まる．奇抜な服装，乱暴なことば，社会規範をわざと破るような言動は，傷つきやすく未熟で粗野な自我の防衛と，より理想的な自我の成長へとむかう創造的行為でもある．

[青年期：自己同一性]

　そのような波瀾万丈な青年期も半ばになると，性的特性もほぼ落ち着き，自分の外の世界に向けられていたエネルギーは自己の内面に向けられるようになる．青年期の後半には，親と子の分離という一つの通過儀礼（initiation）を終え，成人社会へ参入する．未熟な自己愛を満たし，青年期の自己同一性（Erikson, 1959）の苦悩の時期を支えた創造的エネルギーは，現実世界における生活の基盤となる生産的活動の選択と獲得にむけられるようになる．

　この時期に自分と自分の関係の未分化が，さまざまなこころの迷いや「こころの病い」を生む原因となる．ひとは他者とのかかわりのなかで，いくつもの自分を統合し「自分は自分である」という同一性（identity）を確立する．このように自分と自分との関係は，つねに他者との関係，ひとの集まり（集団）との関係を通して発達する．そうした意味において，一者関係，すなわち自分とどのように関係をもつことができるかということは，自己同一性の形成プロセスにおける課題であり，同時に対人関係技能と深い関係がある．

　一者関係の発達は「私という個人」を確立する自我の発達，自己同一性の確立のプロセスである．物質的に豊かになった日本の社会の家族の形態の変容で生まれた，働いてはいるが，生計を独立させずに親の家（実家）で生活するパラサイト・シングルという生活形態が，ひとの自立のプロセスをあいまいにし，一者関係の発達に大きく影響し始めている．ひとは自分と向き合い自分と出会うことなしに他者とのかかわりは成長しない．

　　　　　　　　「他人が知ってくれぬ」って
　　　　　　　　ああ
　　　　　　　　だれか　未だかつて
　　　　　　　　「自分」をすら
　　　　　　　　知った者が　あったであろうか
　　　　　　　　　　　　（盲点照射，八木重吉）

4・2・2　二者関係の発達

　ひとがこの世に生まれてきて初めて出会うもっともかかわりの多い他者は，よほどのことがない限り自分を生んだ母であろう．母と子は胎内ではへその緒でつながった身体的な一体関係にある（**図 4-2-3** の①）．その身体的つながりが，出産によって物理的に分断される．分断された身体的つながりを，母性の力により心理的につなぎとめた母子一体の関係が，この世における最初の二者関係（**図 4-2-3** の②）である．

　この母と子の宿命的な二者関係は，お互いがお互いのためにあるという原初的な安心感（一体感）をもたらす．子は，その母との心理的つながりを「心の絆」として成熟し，成長するにつれ分離し，自律性を身につけ自立していく．この原初的な母子一体感が母子共に十分満たされなければ，分離不安により母子の分離個体化が滞り，対等な個と個の関係へとむかうはずの自立を妨げることになる．

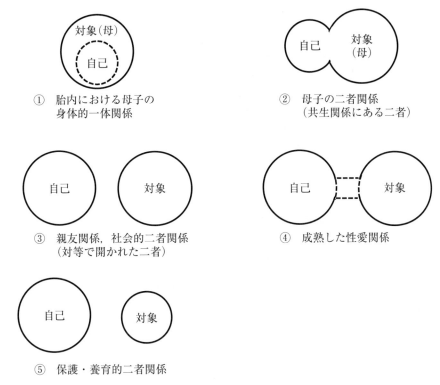

■ 図 4-2-3　二者関係の発達過程

　保護する者とされる者という母と子の宿命的な二者関係は，母子一体感が満たされ基本的信頼*4が獲得されるにつれ，父や同胞を含む三者関係を通過して，親友関係や社会的な二者関係という新たな二者関係（**図 4-2-3** の③）へと発展する．親友関係や社会的二者関係は，宿命的な母子の二者関係とは異なり，ひとがみずから選択するお互いが個として対等で開かれた二者関係である．この対等な二者関係のなかで，ひとは自分と違う他者を認め受けいれることで，自分自身も成熟し統合される．さらにこの二者関係をもとにして，三者関係が広がることで，所属集団も増えていく．

　そして，青年期後半から成人期において，自己の確立や二者関係の発達にともない，親友関係や社会的二者関係とは別に，成熟した性愛関係としての二者関係（**図 4-2-3** の④）をもち，家族を形成するようになる．さらに自分の子どももしくは保護や援助が必要な対象との間で保護・養育的二者関係（**図 4-2-3** の⑤）をもてるようになる．

　二者関係の発達に必要な技能の発達という点からみると，Mosey はその発達理論のなかで，6つの適応技能*5の一つとして，二者関係技能（dydic interaction skill）の発達を**表 4-2-1** のようにあげている（Mosey, 1986）．

---

*4 **基本的信頼**　basic trust：ひとが他の人や現実生活と関係をもとうとするとき，また損なわれた関係を取り戻そうとするときにその根底に必要な要素である．発達の初期において自分の存在を丸ごと受けいれられるという体験によって形成される．

■ 表 4-2-1　Mosey の二者関係技能とその発達期

1．基本的な信頼感に基づき他者を受けいれる能力	8〜9 か月
2．偶発的な出会いにおいて共同する関係をもつ能力	3〜5 歳
3．権威ある者を安定して受けいれる能力	5〜7 歳
4．仲間として対等で親しい関係をもつ能力	10〜14 歳
5．お互いの役割を理解した関係をもつ能力	15〜17 歳
6．成熟し安定した親密な関係をもつ能力	18〜25 歳
7．養育・保護する関係をもつ能力	20〜30 歳

（Mosey, 1986）より筆者要約

[基本的な信頼感に基づき他者を受けいれる能力]

　ひとを弁別できるようになり，日頃の生活でよく関わってくれる人（母や主な養育者）に対してほほえんだり，喜びを示すなどの愛着[*6]を示し，心理的な絆を形成する能力，基本的な信頼感に基づき他者を受けいれる能力をいう．通常誕生後8〜9か月でみられ，日常的には人見知りという現象で現れる．基本的信頼感が得られていないと形成はむずかしい．この能力が育つと養育者の存在を確認すれば一人遊びや，養育者以外の他者がいても並行遊びが可能になる．

[偶発的な出会いにおいて共同する関係をもつ能力]

　偶発的な出会いとは，たまたま公園の砂場で一緒になった場合などで，そのような偶然の出会いにおいて，幼児同士がある程度お互いを意識し，並行遊びやごっこ遊びなどその場で起きた遊びに必要な共同する関係をもつ能力をいう．この偶発的な出会いにおいて共同する関係をもつ能力は3〜5歳頃に身につく．初期のうちは時間の概念がないため，その場限りの共同関係になるが，しだいに「あしたも遊ぼうね」と短期課題における共同関係が可能になる．集団療法のオープンプログラムの参加に必要な能力にあたる．

[権威ある者を安定して受けいれる能力]

　権威ある者とは，親や学校の先生などをさし，小学校の低学年の子どもたちが教師に教わるという形で社会生活の基本的なルールを身につけるような，権威のある者からの教示や指示をすすんで受けいれることができる能力をいう（2・2・3「学習集団—社会的な役割やルールを学ぶ」参照）．この能力は社会的な自我の芽生えから脳の社会化が始まる5〜7歳頃に習得される．

[仲間として対等で親しい関係をもつ能力]

　小学校低学年から高学年に移る時期は，仲間集団（2・2・4「仲間集団—自立への一歩」参照）にみられるように，子どもが親や学校の先生より友達を大切にし始める時期である．継続

[*5] 適応技能　adaptive skill：学習によって身につける，ひとが自分に必要なことを満たしながら環境に適応していく能力．
[*6] 愛着　attachment：乳児と養育者の間にみられるような，双方を互いに接近させるようにはたらく愛情に基づいた心理的結びつきをいう（Bowlby, 1958；1969）．

的な関係をつくれるようになるのを背景に，親や先生から自立するために仲間だけで行動するようになる．一人での行動はまだむずかしいため，同等同質な間柄で集団になり仲間はずれにならないようにする．「仲間として対等で親しい関係をもつ能力」とはこうした時期に必要な自分と他者双方の欲求を同様に大切なものとみなし，お互いの間で約束ごとを守るような親しい関係をもつことができる能力をいう．通常，機能上の性的な差が明確になる小学校半ば9歳くらいから中学校初めにかけての年頃に学ばれる能力である．自己同一性のはじまりにあたる．

[お互いの役割を理解した関係をもつ能力]

「お互いの役割を理解した関係をもつ能力」とは，発達が進み，クラブ活動やグループなどでリーダーとしての役割をとったり，一メンバーとしての役割をとるなど，役割として上位，下位いずれに位置しても，適切な関係がもてる能力のことで，中学校の終わりから高校にかけての年頃に身につく．

[成熟し安定した親密な関係をもつ能力]

相互の欲求を満たすなかで利他的な行為をとったり，安定した信頼関係を維持する開かれた関係をもつ能力のことで，社会に出て他者に教わり，仲間をつくり，異性と出会い，結婚して家族をつくっていくために必要な能力である．

[養育・保護する関係をもつ能力]

さらにそうした同等な関係から，相手から見返りを期待することなく，相手の欲求を満たすことができる能力のことで，親として子を育てる，職場の部下を指導したり，仕事のマネジメントに関与しそれらを統合するために必要な能力である．

4・2・3　三者関係とその広がり

通常の家族関係においては，母と子のあのハネムーンのような一体関係のなかに参入する最初の第三者が父である（図4-2-4の①）．もっとも，夫婦である親の立場からすれば，生まれた子どもは，性愛により結ばれた二者関係に最初に割り入ってくる第三者になる．ともあれ，ひとにとって二者関係が三者関係になると，対象とのかかわり方は大きく変わる．

まだ物心つかない子どもにとって，母と子の一体的二者関係に父が加わる三者関係は，父母という自分を養育・保護する立場にある対象との保護的な関係である（図4-2-4の②）が，集団における関係，集団との関係のはじまりにあたる．母に対する基本的信頼感と父母の安定した関係に基づいて，子どもは母以外の他者である父を受けいれた関係をもつことができるようになる．

この三者関係が自分の同胞や家族の親族などを含む形で広がり，二者関係の発達でもみられるような仲間関係や社会的な三者関係という新たな三者関係（図4-2-4の③）へと広がってい

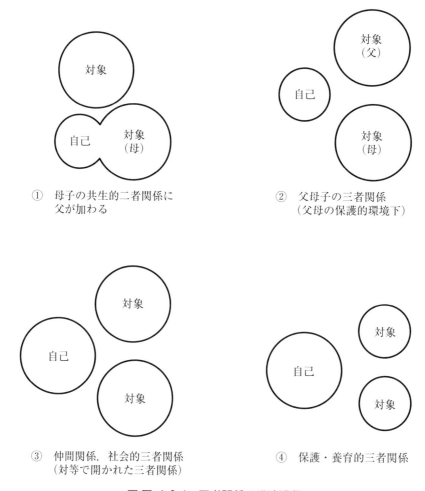

① 母子の共生的二者関係に父が加わる
② 父母子の三者関係（父母の保護的環境下）
③ 仲間関係，社会的三者関係（対等で開かれた三者関係）
④ 保護・養育的三者関係

■ 図 4-2-4　三者関係の発達過程

く．それは宿命的で保護的な父母や同胞との三者関係，血縁的な親族との三者関係とは異なり，ひとがみずから選択することが可能な，お互いが個として対等で開かれた三者関係である．この対等で開かれた三者関係の広がりがさまざまな社会集団を形成する（2・2・6「社会集団―個人を位置づける機能集団」参照）．ひとは自分の両親や同胞を選ぶことはできないが，自分の友達や自分がつくる家族を選ぶことはできる．

　三者関係の発達に必要な技能の発達という点からみると，Moseyが二者関係技能と同様に適応技能の一つとして，集団関係技能（group interaction skill）の発達を**表4-2-2**のようにあげている（Mosey, 1986）．

[他者と場を共有して過ごすことができる]
　場を共有しながら，人と同じことをしなくてもよい，集団としての課題や制約を受けず，自分の状態や目的に応じた利用ができ，断続的な参加であっても，わけへだてなく受けいれられ

■表 4-2-2　Mosey の集団関係技能とその発達期

1．他者と場を共有して過ごすことができる	18か月～2歳
2．短期の共通な課題に取り組むことができる	2～4歳
3．自己の興味により比較的長期の課題に取り組むことができる	5～7歳
4．相互の欲求を満たし同質の集団に参加する	9～12歳
5．適応的に役割をとりながら集団に参加する	15～18歳

(Mosey, 1986) より筆者要約

るパラレルな場（6・1「パラレルな場とは」参照）で，他者がいることを認識しながら自分のしたいことをして過ごす，他の人がいる場で大きな不安なく過ごすことができる集団関係技能の一つをいう．発達上の問題を抱えている子どもや精神科領域のリハビリテーションにおいては，最初に課題となる重要な集団関係技能にあたる．通常の発達では，1歳半～2歳くらいに習得される．

[短期の共通な課題に取り組むことができる]
　短期の課題であってその課題が自分にとって興味があれば加わり，必要な援助を求めたり，求められた援助に応じたりして，その場そのときだけの共通の課題に取り組むことができることをいう．二者関係技能における「偶発的な出会いにおいて共同する関係をもつ能力」を基盤とする集団関係技能の一つで，オープングループの参加に必要な能力である．2～4歳で習得される．

[自己の興味により比較的長期の課題に取り組むことができる]
　自分にとって興味や関心がある内容であれば，比較的長期にわたって，集団の規範や目標を認識して取り組むことができる集団関係技能をいう．他者の権利や認められたいという気持ちを理解し応じることができ，同じような自分の欲求も他者から満たしてもらえる関係をもつことができる技能で，一般的に就学期にあたる5～7歳頃に習得される．

[相互の欲求を満たし同質の集団に参加する]
　比較的同質の成員からなる集団においてなら，共通の課題に関して複数の他者と相互に交流をもちながら，自分の欲求と同時に他者の欲求をも満たすことができる集団関係技能をいう．二者関係の仲間として対等で親しい関係をもつ能力が育つ時期と関連し，9～12歳頃に習得される集団関係技能である．

[適応的に役割をとりながら集団に参加する]
　お互いの違いを認め，集団全体の目的にそって課題を遂行し，リーダーの役割であれ一メンバーの役割であれ，自分の役割を分担して担うことができる集団関係技能のことをいう．二者

関係においてお互いの役割を理解した関係をもつ能力が育つ時期と関連し，15〜18歳頃に習得される集団関係技能である．

4・3　集団参加技能と集団レベル

　療法集団のようにある共通の目的や意図のもとに集まった（集められた）集団は，集まった（集められた）人の集団参加技能と参加のしかたにより集団全体のレベルが決まる．**表4-2-2**の集団関係技能の各段階に対応する集団は，Moseyの定義（Mosey，1986）を要約すると以下のようになる．

[並行集団（Parallel group）]
　表4-2-2の1のレベルに対応する集団で，場を共有するが他者との交流を必要としない個々の集まり．ひとの集まりに慣れる，集中力を改善する，自己や他者，環境への関心を高めることが目標となる．

[課題集団（Project group）]
　表4-2-2の2のレベルに対応する集団で，短期の課題に対して他者と交流をもつ個々の集まり．課題を利用し，短期間であれば，他者との交流がもてるようになることが目標となる．

[自己中心的協同集団（Egocentric cooperative group）]
　表4-2-2の3のレベルに対応する集団で，自分の興味が中心ではあるが，比較的長期にわたる課題に対して協力が可能な集団．課題を利用し，比較的長期にわたって他者と交流をもち，自分の役割を遂行できるようになることが目標となる．

[協同集団（Cooperative group）]
　表4-2-2の4のレベルに対応する集団で，比較的同質（同性，同世代）の集団で，他者を理解した課題に即した相互交流が可能な集団．否定的なものも含めて自分の気持ちを表現でき，他者のニーズを理解し，それに応じた行動ができるようになることが目標となる．

[成熟集団（Mature group）]
　表4-2-2の5のレベルに対応する集団で，お互いの違いを認めて集団全体の目的にそって課題を遂行できる集団．さまざまな役割を分担して担うなど，集団や相互の関係を配慮した行動ができるようになることが目標となる．

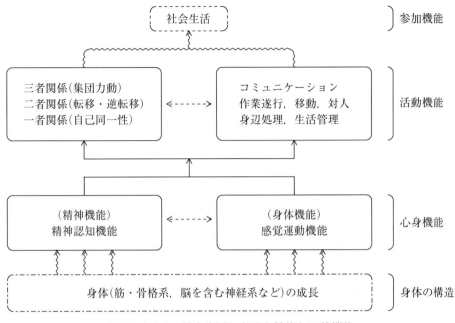

■ 図 4-4-1 社会生活に必要な技能と下位機能

4・4　発達課題と集団

　ひとの発達は，筋・骨格系，脳を含む神経系など身体の成長という生物学的発達を基盤に，感覚，知覚，認知，運動機能が発達する．そしてその心身の諸機能の発達に支えられながら，個々に対人交流や生活の技能をひととのかかわりを通して体験し，学び，社会における自分なりの生活のありようを身につける（**図 4-4-1**）．

　この発達の段階に応じて，比較的普遍的といえる発達課題とその時代や社会の文化が求める発達課題がある．専門諸家によりさまざまな切り口で発達課題が示されているが，それぞれに関しては成書を参照にすることにして，ここでは，Erikson (1959)，Havighurst (1972)，Sullivan，Piaget らの諸説を参照にしながら，乳幼児期，学童期，青年期，前成人期，成人期，老年期に分けて発達課題と集団の関係をまとめた（**付表 1**）．各時期の発達課題のうち，身体的な機能に基づくものや身辺処理などの生活技能，対人関係技能などは比較的普遍性があるが，性的役割や社会的役割などは時代やその社会の文化により異なる．

◆引用文献◆

Bowlby J（1958）. The nature of the child's tie to his mother. International Journal of Psycho-Analysis. 39, 350-373.

Bowlby J（1969）. Attachment and loss Vol. 1：Attachment. Basic Books, New York.

Erikson EH（1959）. Psychological Issues Identity and the Life Cycle. International Universities Press, New York（小此木啓吾訳・編，1973.「自我同一性」誠信書房）.

Havighurst RJ（1972）. Developmental tasks and education（3rd ed.）. David Mckay Co., New York.

Mosey AC（1986）. Psychosocial Components of Occupational Therapy. Raven Press, New York.

WHO（2001）. International Classification of Functioning, Disability and Health（ICF）. Geneva（障害者福祉研究会編，2002.「ICF 国際生活機能分類—国際障害分類改定版」中央法規）.

山根　寛（2015）. 作業と生活機能.「ひとと作業・作業活動新版」pp113-130. 三輪書店．

5 集団をもちいる

70	5・1	集団の治療的利用	5・1・1	集団の療法としての利用
			5・1・2	集団療法とは
73	5・2	個と集団のダイナミックス	5・2・1	参加者間の相互作用
			5・2・2	個に作用する集団の力
			5・2・3	集団に対する個の反応
			5・2・4	集団プロセス
77	5・3	集団の効果		
82	5・4	集団の構造	5・4・1	治療構造
			5・4・2	構造因子
88	5・5	セラピストの資質	5・5・1	基本的な資質
			5・5・2	メインセラピストの役割
			5・5・3	サブセラピストの役割
90	5・6	利用のコツ	5・6・1	セラピスト自身の集団体験
			5・6・2	集団を取りまく環境の影響
			5・6・3	失敗や問題は治療のきっかけ
			5・6・4	臨機応変は計画と構造から
			5・6・5	集団内でおきたことは集団で
			5・6・6	だれもが落ちる落とし穴

5 集団をもちいる

ひとがだれの支援も受けることなく一人で存在しているかのようにふるまっても，孤高を保つ人であっても，引きこもりの生活をしていても，その背景には，さまざまなひとの集まり（集団）や社会がある．ひとは集団によって位置づけられ，集団は一人ひとりのひとの集まりによって形成される．

心身の機能の障害とそれにともなう活動の制限，参加に制約がある人，他者や生活との関係の回復にむけて生活技能を学んだり身につけようとする人，一人では不可能なことを他者と共に成し遂げようとする人，そうした人たちに対する治療や援助，支援に集団の力が利用される．

この章では，広く療法（therapy）として集団をもちいる立場から，ひとの集まりである集団の力動がどのように個人に影響をあたえるのか，集団プロセスと個人プロセスの関係，集団の機能や構造，療法として集団をもちいる場合の基本的な留意点などについて述べる．

5・1 集団の治療的利用

「3・1 集団と療法」で述べたように，一般には，ひとまたはモノの集まりやまとまりを集団といい，不特定多数の一時的な集まりから規則的・持続的な相互関係をもった集まり，共通の目的をもった集まりまで，集団にはさまざまな形態がある．集団力動[*1]に関係する論文やテキストでも，集団という用語がそれぞれの定義がなされている（Lewin, 1951；Brown, 1988）．

本書では，同じ目標や規範（目標・規範の共有）をもつ人たちが集まり，その集まりに所属していると認識し（相互認識），相互の作用を生かす（相互作用）集まりを，「療法集団（therapeutic group）」における集団と定義する．

> **療法集団とは**
>
> 目標や規範を共有し，相互にコミュニケーションや関わり合いがあり，お互いがその集まりに属していると認識している複数の人たちの集まり

[*1] **集団力動** group dynamics：第1章「1・1 ひとと集団」の注2を参照．

5・1・1 集団の療法としての利用

1章の「ひとと集団」で述べたように，ひとが集まり，ひとを集めることにより生まれる力（グループ・ダイナミックス）の利用は，ヒト化という進化（系統発生）の過程とも深く関係があり，人類の歴史とともにあると言ってもよい．医療の領域においてグループダイナミックスの治療的な利用が始まったのは20世紀の初頭とされている（加藤，1987）．

1）結核患者学級から集団精神療法へ

ひとの集まりに見られた，療法集団（therapeutic group）と同様な力動に気づいたPrattの結核患者学級（1905）にはじまり，サイコドラマをもちいて売春婦や非行少年を対象に集団精神療法[*2]を開始したMorenoにより，1942年に「アメリカ心理劇および集団精神療法学会」が設立された．第一次大戦を機に精神分析的集団精神療法が始まり，Slavsonらが活動集団（activity group）や遊戯集団精神療法などを試み，1943年にアメリカ集団精神療法学会を創設した．集団精神療法は第二次世界大戦中の戦争神経症に対する治療をきっかけに，アメリカを中心として普及した（Scheidlinger, 1998）（詳しくは「3・1・1 集団の利用」参照）．

2）多様な広がり

現在は，企業や学校などで訓練や教育の手段としてももちいられるようになり，わが国では池田が紹介しているように（池田，1974），現在では，治療，療育，教育，学習，自助，相互扶助など治療や援助，支援の手段として広く利用され，集団療法（group therapy），集団精神療法（group psychotherapy），小集団，グループ，グループワーク（集団活動，group work），グループ活動，活動集団（work group）などと，それぞれニュアンスの違いはあるが，さまざまな領域で集団がもちいられている（水島ら，1969；Scheidlinger, 1982；前田，1985；近藤，1994）．

集団療法は，狭義には対話型の集団精神療法をさしていうが，広義には治療的操作の自由度が高い自助・相互扶助を目的としたもの，人数や時間などの量的効果をねらった教育・訓練を目的におこなうものなど，言語以外に作業など非言語的活動をもちいるものも総称したものをいう（図3-1-1）．

5・1・2 集団療法とは

明確な治療構造の下におこなわれる集団精神療法（狭義の集団療法）の定義は，流派もしくは学派によっても異なるが，多くの研究の基になっているCorsiniの定義は**表 5-1-1**のようになっており（Corsini, 1957），日本集団精神療法学会は**表 5-1-2**のように（井上ら，1994）定

[*2] 精神療法（心理療法） Psychotherapy：ともにpsychotherapyをさすが，精神科医は精神療法と言い，心理学者は心理療法と言う．

■ 表 5-1-1　Corsini による集団精神療法の定義

集団精神療法とは集団成員一人ひとりの人格と行動を比較的速やかに改善することを主な目的として，フォーマルに組織され，保護された集団において，統制された集団内相互作用を通じて起こる過程である．

(Corsini, 1957) より要約

■ 表 5-1-2　日本集団精神療法学会による集団精神療法の定義

集団精神療法とは，3 人以上のメンバーが一定期間，決まった時間・場所に集まり，患者個々の治療的変化を目的として行われるフォーマルな集団活動である．その集団活動は，集団の心理的相互作用が治療的責任を負った治療者によって組織され，保護され，統制されたものを指し，結果として治療的となるものではなく，当初より治療的となることが意図され，展開されるものである．したがって自助グループとは，明確に区別されるものである．

(井上ら，1994) より

■ 表 5-1-3　精神分析的集団精神療法の定義

集団精神療法とは，4 人から 12 人の患者及びクライエントが一人もしくは二人のセラピストが加わるグループにおいて，通常 90 分，構成によっては 45 分から 120 分のセッションをもって，ある一定の期間，定期的に会うことによって構成される精神療法的処方である．セラピストはそのセッション空間内において，メンバーの最大限自由な連想法発話を可能にする空間を醸成し，メンバー間相互作用を促進することによって，メンバーの自己理解を進め，メンバー及びグループのシステム変化を進める能力を向上させる．

(小谷，2014) より

義している．また精神分析的精神療法の定義は，MacKenzie (1990)，Truttman (1990)，Rutan (1993)，Alonso et al (1993) など多々あるが，参考までに，現在，米国集団精神療法学会があげている精神分析的集団精神療法の定義を紹介する（**表 5-1-3**）．

広義の集団療法は，狭義の集団療法に対して，その構造と統制が緩やかであること，そして目的が人格の成長といった治療的要素より，生活技能の改善・習得，他者との交流・趣味の拡大など生活の質の向上といった広い意味でのリハビリテーションに主眼がおかれることが特徴である．

本書ではこうした狭義，広義のそれぞれの意味を含めて，以下の基本条件を満たすものを集団療法とする．

・単なる偶然の集まりではなく，目的をもって構成された集まり，提供された場におけるかかわりである．
・参加者の相互作用，集団と参加者の関係，集団がおこなわれている場もしくは集団が生み出した場の環境や状況と影響を理解し，必要なら適度に調整が可能な者がいる．
・参加者個々の目的にそって，参加者間の相互作用や場の力を利用したはたらきかけをする．

- 場や集団をもちいたはたらきかけは，参加者の主体的な参加と同意を原則とする．
- 場や集団の機能と効果が把握（評価）されている．

> **集団療法の定義**
>
> 集団療法とは，目的をもって構成された集まり，提供された場で，参加者個々の目的にそっておこなわれる集団と場の力を利用したはたらきかけである．その働きかけの集団と場は，参加者間の関係，集団と参加者の関係，集団がおこなわれている場もしくは集団がもたらした場の環境や状況と影響を理解し，必要な調整が可能な者によって維持されるものである．

5・2　個と集団のダイナミックス

　ひとが集まり集団が生まれる．そしてそのひとの集まりから生まれた集団が，「個人の総和を超えた力」をもち，集団を構成する個々の人に影響をあたえる．集まった一人ひとりのこころのなかでは，集団の影響によるさまざまな力（生物・心理・社会的力）がはたらき，個人に変化をもたらす．さらに変化する個人の影響が集団に及び，集団も変化する．このように，個々の人と集団の相互の影響，さらには集団間の影響も加わって，相互作用が繰り返され，個人も集団もともに変化する．またその集団がその集団外の個人や他の集団の影響も受けている．このイメージを図示すると**図 5-2-1** のように示すことができる．

　この個々人のなかでさまざまな力がはたらいている状態を個人力動とよび，集団と個人の相互の作用により集団に生まれるさまざまな力関係を集団力動とよぶ．そして，個々の人が集団から影響を受けて変化していく過程を個人プロセスといい，ひとの集まりとしての集団が変化していく過程を集団プロセスという．集団を構成している個人の力動が集団力動を動かし，その集団力動が個人力動に作用し，個人プロセスと集団プロセスが相互に作用しながら集団は展開していく．

　個人力動や個人プロセス，集団力動や集団プロセスは，ひとやその集まりに共通してみられるものと，地域性とか民族性，国民性などにみられるように，文化的・社会的背景により特徴的なものがある．

5・2・1　参加者間の相互作用

　参加者間の相互作用とは図 5-2-1 の①に相当し，その集団内のスタッフ間，スタッフと参加者間，参加者同士の力動の影響をいう．そうした集団内の個人（参加者）の間には，支援，指

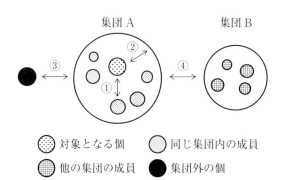

● 対象となる個　○ 同じ集団内の成員
⊞ 他の集団の成員　● 集団外の個

① 集団内における成員間の相互作用
② 個と所属集団との相互作用
③ 集団外の個と集団との相互作用
④ 集団間の相互作用

■ 図 5-2-1　個人と集団の相互作用

導，協力，共同，協調，模倣，依存，従属，拒絶，無視，反抗，攻撃，競争などさまざまな力動が生まれる．集団力動の影響による参加者間の相互の作用は，作業や作業活動を媒介にした集団のほうが，言語だけを媒介とした場合に比べて，より具体的な行動として現れやすい．

集団内で参加者個々にどのような相互作用がおきているのか，その関係をその場において観る，感じとる感受性がはたらいて初めて，集団をはたらきかけの手段として利用できるようになる．

5・2・2　個に作用する集団の力

個に作用する集団の力には，**図 5-2-1**の②や③，④のような構造がある．②の場合には，集団はその集団に所属する個人にプラスにはたらくこともあれば，マイナスにはたらくこともある（**表 5-2-1**）．肯定的な力がはたらく場合には，集団は個人を支え，自分を確かめ（自己確認），自分もまんざら捨てたもんじゃないという感じ（自己尊重感）を抱かせる．また準拠もしくは所属する集団としてひとの所属欲求を満たすことで，不安や緊張を和らげ安心安全を再保障する．このような集団の肯定的な力は，集団が安定し，成熟した状態で作用する．

反対に否定的な力がはたらく場合には，ひとは集団から他とかけ離れたことをしないほうがいいという集団の斉一性（uniformity），鈴木がいうところの「全員一致でなければならない圧力（鈴木，1976）」のような集団からの力を受けたり，集団に同調する（Brown, 1988）ことで，自分を失うような不安を抱いたり，主体性や独自性を発揮できなくなることがある．また退行現象や自分を受けいれてもらえない，自分の気持ちを表現できない不安などによる身体化[*3]・行動化[*4]を促進することもある．否定的な力は集団自体が不安定で集団防衛[*5]が強くはたらい

[*3] **身体化**　somatization：防衛機制の一つで，精神的ストレスや葛藤が身体症状として現れる．

■ 表 5-2-1　個人にはたらく集団の力

肯定的作用	否定的作用
・個人をサポートする 　　自己確認の機会をあたえる 　　自己尊重感を高める ・所属欲求を充足する 　　不安，緊張，ストレスを和らげる 　　安心感を再保障する	・斉一性，同調性の圧力がはたらく 　　個人の主体性，独自性をそこなう 　　自己喪失不安を引きおこす ・退行，行動化を促進する

〔Kissen（井上直子訳），1993〕より要約

ているときや集団が特定の強い集団基準（group norm）をもっている場合に作用しやすい．

　ただ，斉一性や同調性の圧力は，必ずしも否定的な側面ばかりとは言えず，集団の凝集性を高めたり，所属感を高め個人の安定に作用することもある．場の雰囲気や気分が重視される日本の社会や，一体感や共感的感受性の強い日本人にとって，集団は個人の言動を抑える力をもち（鈴木，1976；吉松，1987），一方でそれに合わせることでその集団の一員となり安定する人もいる．

　③の影響は，所属する集団がその集団外の個人の影響を受ける場合，集団の参加者が間接的に受ける影響をいい，④の影響は，所属する集団が，他部署（他集団）からどのように観られているかといった集団間の力動が，集団の参加者にあたえる影響をいう．

5・2・3　集団に対する個の反応

　集団の中での他の参加者との交流のありよう（集団内個人間相互作用）だけでなく，ひとは集団全体に対してもある特有の反応（集団内行動特性）をみせる．集団内の行動パターンとしてみられるもので，松井が分類したもの（松井，1978）に追加すると，集団内で見られる主な反応には次のようなものがある．

　集団適応：集団の標準，価値，目標などと自分の要求が一致する場合にはそれに合わせ，異なる場合には集団にはたらきかけるなど対等に関わる．もっとも安定した集団との距離を保った反応と言える．

　集団順応：集団に対し賛成や反対のいずれの気持ちも積極的に示さず，その集団の標準，価値，目標に合わせることで安定する．

　集団協調：集団の標準，価値，目標などに積極的に合わせ協力することで安定する．

　集団無視：集団そのものに関心を示さず，ただ形式的に所属する．本当に関心がむいていな

[*4] 行動化　acting out：自分の思いを言語によって直接表現する代わりに，行動によってもしくは別の言動によって表現をおこなうこと．
[*5] 集団防衛　group defense：集団が危機に面したとき，個人に観られる防衛機制と同様により低いレベルの集団心理がはたらき集団の安定を保とうとする．

い場合と，強い関心の裏返しである反動形成の場合がある．

集団回避：集団の標準，価値，目標が自分の要求と合わない場合，直接はたらきかけたり，集団に積極的に参加せず避けることで不安や葛藤を引きおこさないようにする．

集団批判：集団の標準，価値，目標などに批判的な言動をとることで自分を位置づけ，建設的な言動はない．集団に対する依存の一形態とみてよい．

集団支配：集団そのものを支配しようとする．集団に対する依存の一形態と考えられるが，支配できない場合は，集団を批判したり，反発したり，拒否に変わる．集団に受けいれられていることを自覚すると収まることが多い．

集団拒否：集団を意識するあまり，うまく集団に入ることができずにいたり，集団から離れようとする．その集団の内容に関係なくひとの集まりそのものに抵抗を示す集団アレルギーのような場合もある．

集団攻撃：集団批判よりもさらに積極的に集団そのものや参加者に対して非難したりなじる．依存したいがうまく入ることができないといった集団に対する依存の一形態としてみられることもある．

競争　：集団そのものというより参加者やグループセラピストに対する反応の現れとしてみられる．自己顕示性が強い場合や，依存したい気持ちの反動としてみられることがある．

茶化し：集団そのものや参加者，グループセラピストなどに対する反応．集団にうまく入れないときに見られ，集団に対する依存の一形態とみてよい．

孤立　：茶化しなどと同様に集団にうまく入れないときに観られる反応．茶化しなどがやや能動的な反応であるのに対し，孤立は受動的反応と言える．

反発　：集団そのものというより参加者に対する反応の現れとしてみられることが多い．集団にうまく所属できないことに対する抵抗としてみられたりもする．

個人依存：特定の個人といっしょなら集団の中で過ごすことができる状態．特定の個人が集団のリーダーである場合，権威者に依存もしくは同一化することで葛藤を避け集団に所属することになる．

作業依存：なんらかの作業をおこなうことで集団の中で過ごすことができる状態．

状況依存：集団順応に近いが，その場の状況に身をまかせることで葛藤を避ける．

個人依存や作業依存は，対人緊張が高い人や自閉傾向にある人を集団に導入するときにうまく生かして使うことがある．

5・2・4　集団プロセス

集団プロセスについては，さまざまな治療的集団，T-グループ（training group），エンカウンターグループなどにより研究されてきた（Bion, 1961；Bradford ら，1964；Tuckman, 1965；

```
①成　熟　←→　退　行
②凝　集　←→　解　体
③統　合　←→　分　裂
④変　化　←→　安定化
⑤組織化　←→　混沌化
⑥リーダーシップの分散　←→　集　中
```

■ 図 5-2-2　集団のホメオスタシス（松井，1991）より

Rogers, 1970；Grinberg ら，1977）．それらを概観すると，それぞれ集団をもちいる目的や集団の構造により多少の違いはあるが，本質的にはどの集団もほぼ似かよった経過をたどっている．

　ひとの行動も集団のプロセスも，すべては相反するようにみえる対局から成りたっている．個人でも集団でも，ある一つの方向に向かおうとする強い力がはたらいている場合，必ずその反対の力がはたらく．安定を求める力が強くはたらきすぎると，その安定を崩し変化を求めようとする逆方向の力動がはたらき始める．

　生体がつねに内部のバランスを保ちながら心身の機能を維持している現象（ホメオスタシス）と似ているため，集団ホメオスタシス（group homeostasis）とよばれる．集団も，図 5-2-2 に示すような双方向の揺れをともないながら，しだいに発達，成熟するプロセスを歩む（松井，1991）．このような揺れや揺れ戻しのような集団のプロセスは，すべての集団にみられるが，言語を中心とした小集団に比べ，作業や作業活動を媒介とする集団や課題集団のほうが揺れは少ない．

5・3　集団の効果

　集団をもちいる治療や援助，支援は，治療者との二者関係で成りたつ個人療法と比べ，治療因子に何か違いがあるのだろう．Corsini が約 300 の治療的集団の文献からまとめたもの（**表 5-3-1**）（水島ら，1969）や，Yalom があげているもの（**表 5-3-2**）（Vinogradov ら，1989）が集団療法の治療因子としてよく知られている．本書では，「1・1・1　ひとはなぜ集まるのか？」「1・1・2　ひとはなぜ集めるのか？」で述べたようなひとの集まりの原点に立ち戻り，言語だけでなく作業や共に作業することによる非言語的手段をもちいる集団療法に共通してみられる療法的因子[*6]をまとめた（**表 5-3-3**）．これらの効果はそれぞれの要素が単独に機能するのではなく，それぞれが相互に関連しながら作用する．

[*6] **療法的因子**　therapeutic factors：ヤーロム Yalom は，ひとの集まりに生じるダイナミックスに関連する要素を初期には治療因子と称していたが，改定版で療法的因子と言い換えている（Yalom, 1995）．

■ 表 5-3-1　Corsini による集団治療機制

①受容：集団・成員・治療者による受容，それらとの同一視・共存・友好・支持，など
②普遍化：他人との共通性の発見と安心など
③現実吟味：現実の体得・対人関係や家族関係の再検討など
④愛他性：成員による相互扶助など
⑤転移：集団・成員・治療者への転移など
⑥観察効果：他を見て気づく
⑦相互作用：人間関係・雰囲気など
⑧知性化：自己・人間関係・他者に関する理解など
⑨カタルシス：自己表現・行動・ストレスの解消など
⑩その他：昇華・代償・暗示・弛緩・安定のための感情支援・強化学習など

(水島ら，1969) より抜粋要約

■ 表 5-3-2　Yalom による集団の療法的因子

①希望をもたらす instillation of hope
②普遍性 universality
③情報の伝達 imparting of information
④愛他主義 altruism
⑤初期家族関係の修正的繰り返し corrective recapitulation of the primary family group
⑥社会適応技術（ソーシャルスキル）の発達 development of socializing techniques
⑦模倣行動 imitative behavior
⑧対人学習 interpersonal learning
⑨グループの凝集性 group cohesiveness
⑩カタルシス catharsis
⑪実存的因子 existential factors

(Vinogradov ら，1989) より抜粋

■ 表 5-3-3　活動をもちいる療法集団の治療因子

①希望をもたらす　instillation of hope
②普遍的体験　univaersal experience
③受容される体験　accepted experience
④愛他的体験　altruistic experience
⑤情報の伝達　imparting of information
⑥現実検討（自己確認，自己評価など）reality orientation
⑦模倣・学習・修正（生活技能，対人技能など）imitatation・learning・correction
⑧表現・カタルシス　expression & catharsis
⑨相互作用・凝集性　interaction・group cohesiveness
⑩共有体験　common experience
⑪実存的体験　existential experience

(鎌倉ら，2007) より抜粋

[希望をもたらすこと]

　障害の種類を問わず治療や援助，支援の対象となる人たちにとって，なんとかなりそうという思いがなによりも大きな力となる．「ここに来るとほっとする」「あきらめかけていたが少し元気がでた」「なんだかもう一度やれそう」，そんな感じをその場に集まる人にあたえることができる，それが治療や援助，支援における集団の基本原則と言ってもよい．同じ思いを抱いて集まる人たちやその集団を運営するセラピストによって生まれる雰囲気のようなものであるが，場がもたらすエンパワメントといえるような集団の効果である．それはなによりも，その場を提供するセラピストのひとに対する関心と信頼，ゆとりをもって待つ，あきらめない，といったポジティブな姿勢から生まれる．それは自分のことより赤ん坊に対し喜びをもって関心を向ける「母親の原初的没頭（primary maternal preoccupation）」（Winnicott, 1965）のような温かな関心をもって「包む（holding）」母性的機能といえる．

　この「希望をもたらす」ことは，治療や援助，支援としてひとの集まりをもちいる場合の，もっとも基本となる重要な効果である．

[普遍的体験]

　ある日突然手足が麻痺する，思わぬ事故で歩けなくなる，周りの人すべてが自分を避けているような思いにとらわれる．病いや障害がある者の多くは，「なぜ自分だけがこんな目に」と一人で悩み孤立感にさいなまれる．そのような思いにとらわれているとき，同じ障害や悩みを生きている人たちと出会い，「ああ，どうして自分にだけと思っていたけど，自分だけではない」と知って安堵する（普遍的体験）．他にも同じような苦しみや問題を生きている人がいると気づくことが，ひとにとって自分一人に起きたことではないという安心感を抱く体験となる．

　「普遍的体験」は，ひとが自分に生じた求めぬできごとから立ち直るために，まず必要な，「わたしだけではない」という安心感をもたらす大切な体験であり，重要な療法的因子の一つである．

[受容される体験]

　重篤な精神病理の一つに基本的信頼感の欠如が指摘されているように，基本的信頼感（basic trust）はひとが他の人や現実生活と関係をもとうとするとき，また病いや障害により損なわれた関係性を取りもどそうとするときに，その根底に必要な療法的因子[*6]である．基本的信頼感は，ひとの発達段階の初期，絶対依存するしか生きることができない乳幼児期において，親や養育する者から自分の存在を丸ごと受けいれられるという体験によって形成される．病いからの回復過程においても，自分の存在そのままが他者に受けいれられること（他者から受容される体験）により，ひとは安らぎ，癒され，自分自身を受けいれ（自己受容），他の人との関係や現実生活との関係を取りもどし，新たな生活にむけての歩みを始めることができる．脅かされることのない「安心して過ごすことのできる場」と，そのままの自分を包み（holding）「受けいれてくれる人の温かさ」が，病的世界に閉じこもり身を守る者の自閉のカラをとかす．

[愛他的行為に伴う自己尊重]

　自分の問題にだけ目がむいていたり，何もできないと自信を失っている人にとって，他の人の役に立ち喜ばれるという体験は，大きな喜びをもたらす．自己中心的な自己愛が強い場合にも，他の人に喜ばれるということで，より適切な自己愛へと変わっていく．

　「自分が役に立つ」，この他者に喜ばれ自分が必要とされるという「よい体験（愛他的行為にともなう喜び）」は，自分自身を大切にする気持ち（自己尊重）へとつながるものである．作業療法士の教育を通しての自分の体験であるが，自分が他人の役に立つ喜びというひととのかかわりの体験があまりにも少ない若者が年々増加している．支援する者がまずこうした体験をもっていないと，ひとの集まりの力を生かすことはできないだろう．

[同じ病いや障害を生きる人たちからの情報]

　いろいろな人が集まれば，スタッフや参加者から，生活や病気のことなど，多くの役に立つ助言や情報を得ることができる．特に同じ病いや障害を生きている経験者からの情報や助言は，知識としては多少の的確さ正確さに欠けようとも，セラピストからの助言に比べ強い説得力をもつことが多い．

[他者とのかかわりを通した自己の状況や自己能力の現実検討]

　ひとは，他者とのかかわりにおいて，他者と自分を比べて自分のおかれている状況や自分の能力を確認し，客観的に評価することが可能になる（自己確認，自己評価）．具体的な作業や共に作業することをかかわりの手段とする集団プログラムは，自己能力の現実検討の場となる．また自分の対人特性やひとの集まり（集団）の中での行動特性，価値観などは，他者とのかかわりにおいてあきらかになる．自分の性格や行動特性に対する気づき（自己認知）は，他人が自分をどうみているかという「観られている自分」や自分に対する他者の反応を通して初めてなされると言ってもよいだろう．

[模倣による学習と修正]

　「ああ，そうか」「そういう方法もあるのか」「こうすればいいのか」「こんな方法でもいいんだ」，社会生活に必要な適応的生活技能やひととのほどよい距離感，関係のもち方などは，ひとと共に活動することで身につく．特に対人関係技能やコミュニケーション技能に関しては，スタッフや参加者の好ましいと思う面を，知らず知らずに模倣したり取り入れることで，これまでのパターンが修正されたり，新しい行動パターンを学んだりすることが多い．「あんなふうにはしたくないな」という反面教師的に気づく場合も，直接自分がおこなったことでないだけに客観的に受けいれやすい．他の人同士のかかわりを観ることによる気づき（見学効果）も，内向的，自閉傾向のある人にとって大きな効果がある．

[自己開示に伴うカタルシス]

「わたし，ずっと…，苦しかったんです」と，じっと耐えていた病気の苦しみをしぼるようにして語ったMさん．ふっと一呼吸間をおいたかのように，「大変やったね…」と同じ病いを生きているIさんが一言．抑えていた自分の気持ちをやっとの思いで口にしたMさんと，その思いに自分の経験を重ねるかのように「大変やったね」と返したIさんの一言．そのような安心して自分の思いを語り，その自分を受けいれてもらえるひとと人とのかかわりのなかで，ひとは表現できた解放感や安心感を体験する．表現はことばだけでなく，作業や共に作業することによるものが同様な効果をもたらす．「安心して何でも言える場」「何でもしてみることのできる場」，そうした場における自分と自分のありようを丸ごと「受けいれてくれる人」があってこそ生まれる，ひとの集まり（集団）の自己開示機能である．喜怒哀楽，自分の気持ちや思いを表現できることが，カタルシスをもたらし，主体的な体験へとひとを導く．

悩み苦しんでいる自分のこころの内を，何も言わずに聞いてくれる人がいる，わかってもらえる人がいることで，悩み・苦しみが薄らいでいく．

[凝集性]

集団やそこに集まる人との相互作用により，二者関係では得られないさまざまな経験がなされる（5・2・1「参加者間の相互作用」，5・2・2「個に作用する集団の力」参照）．多くの因子が肯定的にはたらくようになると，それまでにはみられなかった集団のまとまりや参加者相互に親密さが生まれ，お互いがより深いかかわりをもつようになる．このような参加者間の結びつきを強め，所属意識を高めるような集団の機能を集団凝集性（group cohesiveness）という．集団療法で得られる多くの体験は，参加者間の相互作用に基づくものであるが，その効果は凝集性の影響を受ける．

真の凝集性は参加者にとってその集団が魅力的で価値のある場となることで生まれる．したがって，集団防衛として生まれた凝集性や特定の集団基準などにより意図的に高められた凝集性は，集団を閉鎖的にし参加者に対する圧力になる．凝集性に関連する要素には，集団の目標，共におこなう作業の種類と内容，参加者構成と参加者間の関係，次節で述べる集団標準と価値などがあり，それらが複合的に作用する．

集団の凝集性は集団の機能を高める力をもっているが，ひとの集まりを利用する場合には，凝集性を高めない方法もある．凝集性を高めることなくひとの集まりがパラレルな機能をもつように場を醸成する方法に関しては，7・4・3「場（トポス）の利用」で詳しく紹介する．

[共有体験]

他者と「共に何かをおこなう」場合には，協力，競争，協調，拒絶など集団内のさまざまな相互作用が生まれる．その場がひとを受けいれる場として成熟していれば，共に何かをおこなう体験は「よい体験」として積み重ねられる．また活動を介した共有体験は，単に同じ体験をしたということにとどまらず，その体験が五感の共通性という身体的な共有体験であるため，

通常の言語の機能を超えたコミュニケーション機能がはたらき（メタコミュニケーションに類する），親密感が比較的早く生まれやすい．

> 周囲に固くこころを閉ざした思春期の課題をもつ十代後半のＮ君，自分のことを語ることのなくなった長期に入院している四十半ばの統合失調症のＷさん，そんな入院中の人たち20人あまりと一泊のキャンプに行った．共に食事を作り，テントを張り，夜はたき火を囲みこぼれ落ちてくるかと思うほど星でいっぱいの夜空を眺めて過ごした．男の子は「これやってもええか」と爆竹をおそるおそる取り出した．「外で食べるご飯おいしいな」とカレーライスをおかわりしたＷさん．そのキャンプから帰ると，それぞれのひととのこころの距離が急に近くなり，なにか間に一枚あったようなしきりが消えていた．
> （共に作業することによる共有体験）

共に何かをする，共有体験をもつことでそんな体験をたくさんした．作業や作業活動をかかわりの手段とする場合，特にこの共有体験がコミュニケーションの成立に大きな役割を果たす（7・2「作業をもちいる集団の特性」参照）．

[実存的体験]

人生においては，出会いや別れ，苦しみ，死のように，ひとの努力では避けることのできない現実がある．普遍的体験と同様に，他の人におきることを見聞きすることで，また他者とのかかわりを通して現実世界の限界を知ることにより，さまざまな実存的現象に対して無理な計らいをせず，あるがままを受けいれることを体験する．この実存的体験には，自分を受けいれてくれる人たちと「共にある」という安心感や信頼感によるものが大きい．

5・4　集団の構造

集団の構造因子

集団の大きさ（成員数）	成員の等質性	開放度
スタッフ（構成・役割）	表現・交流手段（ことば・動作・作業）	集団の目標
集団標準と価値	時間・頻度・期間	場所・空間

5・4・1　治療構造

集団の治療構造の特性を，集団のまとまり具合や中心となるグループセラピストと他の参加

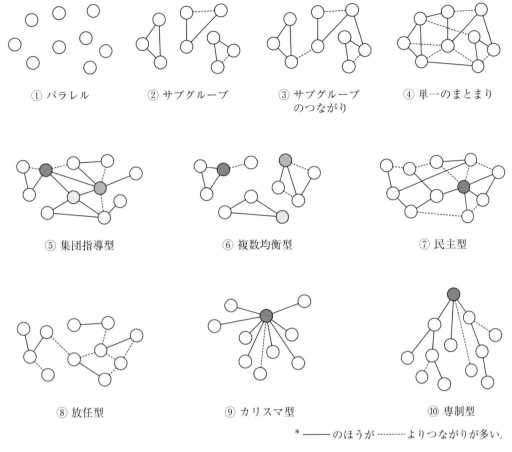

① パラレル　②サブグループ　③サブグループのつながり　④単一のまとまり

⑤集団指導型　⑥複数均衡型　⑦民主型

⑧放任型　⑨カリスマ型　⑩専制型

＊――のほうが………よりつながりが多い．

■ 図 5-4-1　集団の構造

者の関係などから，ソシオグラム的に分類してみることにする（**図 5-4-1**）．まず集団のまとまり（unity）からみて，場を共有しているが特に相互の関係がないパラレルな状況（図 5-4-1 の①），いくつかのサブグループに分かれている（図 5-4-1 の②），そのサブグループ同士がつながりをもっている（図 5-4-1 の③），全体が一つの集団としてまとまっている（図 5-4-1 の④），といった 4 つの状態に分けられる．さらに②③のサブグループ内部や③④の全体集団は，グループセラピストの人数やタイプなどから，それぞれ特定の中心的グループセラピストが存在しない集団指導型⑤，複数のリーダーによる複数均衡型⑥，一人のリーダーの下に参加者の意見がうまく採り入れられる民主型⑦，リーダーはいるが参加者任せの放任型⑧，参加者みなが一人の偉大なリーダーの下にまとまっているカリスマ型⑨，一人の強力なリーダーの下にヒエラルキーが形成される専制型⑩がある．

救急医療においては⑥や⑦のタイプ，凝集性の低い短期課題集団（4・3「集団参加技能と集団レベル」参照）では⑩のタイプがみられ，課題集団から協同集団，成熟集団へと集団が発達するにつれて⑤や⑦のタイプが多くなる．

5・4・2　構造因子

　集団をもちいる治療や援助，支援の場は，そこに集まる人，集団プログラムの目的，おこなわれる場所や共におこなう作業の種類や内容など，さまざまな要素により構成される．そうした集団を構成する要素には，集団のプロセスにそって変動を避けられない流動的なものと，治療や援助，支援のためにスタッフが操作可能なもの，必然的に決まる固定的なものがある（山根ら，1989）．

[集団の大きさ（参加者数）]

　集団の大きさは参加者（ニュアンスの違いから成員，メンバー，利用者，参加者などさまざまなよび方がされている．本書では参加者に統一する）の人数によって決まる．参加者数は，参加者の等質性（性別，年齢，疾患の種類や病状，障害の回復状態など），集団の目的，集団の開放度，主なかかわりの手段などによって適正な数が決まる．療法集団は，参加者数が4～5人程度から12～13人程度がもっとも効果的に機能する．作業や活動をもちいる場合には，その目的によって必要な人数が決まる．レクリエーションや病棟ミーティングなどでは，30～50人といった大集団でおこなわれることもある．

　一般的には，少数であれば参加者個々の相互のかかわりは多くなり，交流の質としては高くなる．そのため相互の協力や支援といったプラス面もあるが，人数が少なすぎることにより生じる参加者個々の相互の作用も大きく，個人への負担も大きく，そうしたことへの配慮も必要になる．

　参加者数が多くなると，参加者個々の相互のかかわりは希薄になり，お互いに他の参加者の動向がつかみにくくなるため，交流の質は低くなる．参加者相互の関係というより，スタッフと他の参加者という関係や集団内に小さなサブグループが生まれ，サブグループ内の関係やサブグループ間の関係が影響するようになる．参加者数が多いと集団内の力動の把握もむずかしいが，個々の参加者に対する精神的侵襲性は少なくなり，大勢の中だから人にまぎれていることができるという者もいる．14～15人を超えると個人が目立たなくなり，集団内の課題も個別のものより全体的な内容が多くなる．

[参加者の等質性]

　性別，年齢，疾患の種類や病状，障害の回復状態など，お互いの差が少ない等質のほうが，参加者相互の共感が得られやすく，集団としての凝集性も高くなりやすい．反面，等質性の高い集団ではお互いが似すぎているため，お互いの違いをどのように理解し乗りこえるかといった葛藤（集団には必要なせめぎ合い）も生じにくく，視点を変えた気づきといったものが希薄になりやすい．

　逆に参加者間の差が大きすぎると，同一の目標に向けた活動がむずかしくなる．たとえば統合失調症の人たちの中にアルコール依存症の人が加わっているとか，車椅子を使用する脊髄損

傷の人と自立歩行が可能な片麻痺の人の集まりを想定するとわかるように，統合失調症だけ脊髄損傷だけといった集団と比べて，相互の力動やおこなうことができる活動，目標の共有などに制限がある．適度な等質性の違いは集団や個人の力動の変化を生み，得られるものも多いが，差が大きすぎると競争や協力の代わりに異分子を排斥する力が集団内に生まれるなど，集団そのものが機能しなくなることもある．参加者の等質性をどの程度にするかは，場の成熟度とスタッフの力量に負うところが大きいが，多少，質に差のある構成のほうが集団は活性化する．

[開放度]

　開放度とは集団への参加の自由度のことである．開始から終了までの期間，参加者を固定しておこなうクローズドと自由に参加できるオープンな集団がある．小集団精神療法やそれに近い治療的な要素の強い集団は，基本的にはクローズドでおこなわれる．クローズドの場合は，集団のプロセスや個人のプロセスが把握しやすく凝集性も高くなりやすい．人格や行動の変容を目的とする場合やある課題や共通目標にそって協力して全員で課題に取り組む場合に適している．オープンな集団は，拘束力が少ないためだれでも参加しやすいという特徴があるが，参加者相互の力動的な作用は希薄になる．

　通常，作業をもちいる療法など広義の集団療法では，多少の参加者の出入りがありながら継続されるセミクローズド（セミオープンともよばれる）でおこなわれることが多い（山根，1989）．

[スタッフ（構成・役割）]

　療法集団におけるスタッフの数は，一般的には集団を主としてグループを運営するメインセラピストと補助的な役割をする者（サブセラピスト）の最低2名いることが理想である．2名を原則とするが，作業をもちいる療法のような共に作業することをかかわりの手段とする集団プログラムの場合には，作業の教示・指導や支援という形でおこなうため，参加者5～6名であれば1名でおこなうことも可能であるが，それより多くなれば，参加者5～6名に対してスタッフを1名ずつ増やすということが必要になる．

　そのほかにスタッフの構成の問題としては，性別，年齢，職種の影響を考慮する必要がある．日常的な生活技能や機能訓練集団の場合は特に配慮しなくてもよいが，精神的・心理的問題を扱うような集団においては，男女がバランスよくいるほうが役割上好ましい．また集団の目的や参加者構成によっては，特定の職種の参加が必要であったり，スタッフの年齢的なものの影響も生じる場合がある．いずれにせよ，知識・技術とは関係のない個々の要素が影響するということが認識されていることが大切である．

[表現・交流手段（ことば・動作・作業）]

　療法集団における主な表現・交流の手段には，ことば（verbal）と動作（action）と作業（activity）がある（**図5-4-2**）．ことばによるものとは，ミーティングなど話し合う形式の集団

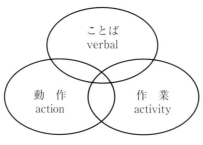

■図 5-4-2　療法集団における表現・交流手段

で，心理機制にはたらきかけて症状や障害を除去したり，人格の発展・成長を促す狭義の集団精神療法と，集まり交わることを主な目的とするものがある．動作によるものとは，身体運動による表現・表出のカタルシス効果などを意図したものである．作業によるものとは，作業を共におこなうことをかかわりの手段とする療法で，日々のくらし（生活）を構成する目的や意味のある作業（生活行為）をもちいるもので，言語表現の代わりもしくは補助手段として作業の非言語的特性を利用するものと，生活に必要な技能を身につけたり作業そのものを楽しむようなものがある．それぞれ，対象や目的によって使い分けられる．

[集団プログラムの目標]

　その集団プログラムが何を目標としたものかにより，対象者や表現・交流手段など他の構造要素が決まる．プログラムがうまく機能していないとき，本来意図していた初期のプログラムの目標とその時点でおこなっていることがずれていることがある．また集団と参加者間の目標が大きく異なるときにもプログラムは機能しない．プログラムの目標が明確に示され，ある程度その目標を理解して参加した参加者からなる集団の場合は，凝集性も高く，そのプログラムに参加することが，参加者の所属感とプログラムへの参加モチベーションを高め，集団療法の治療因子がより効果的に機能する．

[集団標準と価値]

　「何々家ではこれが普通」「よそでは通用してもうちでは通用しない」とか，「あの学校はね‥‥」といったように集団にはその集団の価値や標準がある．価値はある集団内の基準としての価値をいう．標準には，このような集団内における基準のようなものと，集団外からみたその集団の位置づけという二面がある．そうした集団の標準や価値は，参加者がその集団に対して抱いているイメージ，集団やその集団を含む母集団の位置づけ，スタッフの期待，母集団の要求などさまざまな要因によって決まる（**図 5-4-3**）（山根，2003）．

　集団外から集団がどのようにみられているかということも含めた集団標準や価値を操作することは困難であるが，スタッフの無意識的な行動や，参加者の所属意識などに影響する．お互いが共通に言語的レベルで認識できている場合もあるが，多くは非言語的な雰囲気のようなも

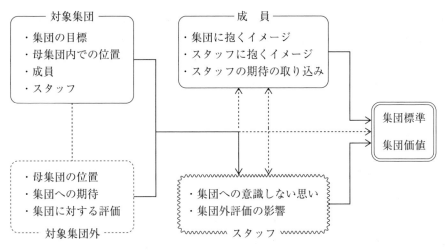

■ 図 5-4-3　集団標準，集団価値の形成

のである．通常，治療として集団の構造分析をおこなうとき，集団内の力動や構成に目を奪われがちになるが，その集団自体がどのような位置づけにあり，どのような標準や価値をもっているか，対象集団を外から客観的に観る目が必要である．

　所属する集団は参加者の自尊心に影響をあたえる．病いや障害などなんらかの理由により自信を失った人が，自尊心をもって現実生活の場に戻り社会に参加するには，それを支えるものが必要である．自分が所属する集団が他からも認められ，自分に「希望をもたらす場」であれば，その集団に所属する参加者の自尊心を補助するはたらきをする．集団を担当するスタッフは，その集団に参加する者にとって「希望をもたらす」場であるよう，集団の外からのその集団に対する評価を高めるよう，集団内の構造を整えるとともに集団外にむけたはたらきかけをすることも重要な役割である．集団外の影響の修正は，そう簡単におこなえるものではないが，スタッフがそうした影響性を認識できていると，集団内力動と個人力動の本来の関連がみえるようになる．

[時間・頻度・期間]

　時間は集団の目標と使用する作業の種類と内容によって決まる．実際の時間より主観的な時間感覚が大きく影響することもあるため，参加者にとって（実際にはセラピストにとっても）負担の減少と効果を考え，参加者の状況に応じて適宜変更するほうがよい．機能低下が著しい場合は，1回の時間を長くするより，時間は短くても回数を多くするほうがよい．時間の長さより質の問題である．

　非言語的活動を補助手段としてもちいた精神療法的なはたらきかけなどは，1回のセッションは1〜2時間程度，頻度は週に1〜2回が適当であろう．精神的疲労に対する配慮と洞察に必要な間合いが関係している．

　生活リズムの調整や職業前訓練などを目的とする集団は，あまり短時間であったり，1週間

の回数が少なすぎると効果がない．対象者の状態にもよるが，通常週3回以上は必要である．

期間は精神障害の場合は予測がむずかしい．退院までの気分転換とか，評価，寛解前期（亜急性期）の機能障害の軽減が目的の場合は，1〜3か月の短期ということもある．通常の効果を考えると6か月〜1年が普通である．それ以上になるとマンネリ化して目的が不明瞭になりやすい．

[場所・空間]

通常は，場所や空間の物理的環境を配慮することでよい．しかし，どのような場所や場で自分が処遇されるかということは，自分がどのように扱われているかという，その人自身の扱いを意味することを考えれば，その場所や場が通常どのような目的で使用されているかということの影響を考慮したほうがよい．場の設定はセラピストのかかわり方だけでは補いきれない強い影響がある場合も考えられ，特に広義の集団療法では治療や援助，支援の成立と効果に影響する大きな因子になることがある．

5·5 セラピストの資質

5·5·1 基本的な資質

グループセラピストの資質として特別なものがあるわけではないが，
- セラピスト自身が防衛的でないこと
- 集団プロセスにおいて集団がパニック状態になることもまれではないが，それに耐えられること

が肝要である．それは知識やテクニックとして学習訓練が可能であるが，セラピストのパーソナリティとも関連する個人の器の大きさのようなものと言えよう．そして，
- 場（集団力動の状態や変化）がみえること
- その場を活かす対人技術をもっていること

すなわち，その場に集まっている人たち（集団の参加者）の間に生まれている集団力動を読みとる目と，その力動が参加者個々の個人力動にうまく作用するようファシリテートする程度のはたらきかけができることが求められる．

「精神療法は2つの遊ぶことの領域，つまり，患者の領域とセラピストの領域が重なり合うことで成立する．精神療法はいっしょに遊んでいる2人に関係するものである．‥‥セラピストのなすべき作業は，患者が遊べない状態から遊べる状態へ導くように努力することである」と言われる（Winnicott, 1971）．比喩的な表現ではあるが，このセラピストの遊ぶ領域がグループセラピストの器の大きさにあたり，対象者の遊ぶ領域と重なるだけの，すなわち集団におきるさまざまな現象を受けいれるだけの器のゆとりや大きさが求められる．そして集団に参加して

きた人たちを遊べる状態に導くことがファシリテートにあたり，集団の力動を読みとり活かす対人技術が問われる．

　静かな水が器の形に従うように，初期の集団内に生じる力はセラピストの器の枠内でしかおきない．そして煮えたぎる水が器を越えて溢れ飛び散るように，大きく揺れ動く集団の力動はセラピストの器が小さければ収まりのつかない状態となる．いずれにせよ，資質というほどのものではないかもしれないが，集団に生まれる力の大きさやその効果は，知識や技術に裏付けられたセラピストの器量によるところが大きいのも事実である．

静かな水は小さな器から溢れず
たぎる水は大きな器をも越える

5・5・2　メインセラピストの役割

　主としてグループを運営するメインセラピストは，集団の種類やスタッフのかかわり方，役割によって，リーダー，グループセラピスト，ファシリテーターなどとよばれる．メインセラピストの役割は，集団の目的が治療であれ，支援であれ，教育であれ，その集団内で発生することに対して責任をもってその集団を運営することである．よけいな介入をせず，集団が自律的に動くよう集団のプロセスを促すことと言えよう．したがって集団のレベルに応じて，はっきりと課題を示し指示をすることもあれば，軽くファシリテートする程度でできるかぎり，場にまかせるほうがよいこともある．いわゆるファシリテーターとしての役割である．

　そのために，
- 集団の機能を理解し（5・3「集団の効果」参照）
- 集団の目的を明確にし（5・4「集団の構造」，7・5「集団で作業をもちいる療法の種類」参照）
- 集団の構造を把握・調整し（5・4「集団の構造」参照）
- 目的にそった参加者を選択し
- 構造とプロセスに応じた役割を果たす（5・2・4「集団プロセス」参照）

ことが求められる．

　そしてなにより，メイン，サブにかかわらず，
- 参加者に対して偏りのない関心を抱き
- 共感的な受容に基づいた励ましにより
- 参加者自身が希望を抱き，自らが主体的に対処する

ように，場と個々の参加者の関係を読みとり臨機応変に対応することがグループセラピストの仕事である．

5・5・3 サブセラピストの役割

サブセラピストは，サブスタッフ，コ・リーダー，コ・ファシリテーターなどともよばれ，メインセラピストを補助してその役割の一部を担うが，主な補助の対象は参加している参加者である．サイコドラマにみられる補助自我[*7]のように参加者と同じ視点で参加し，参加者の参加を補助する．たとえば，なにか聞きたそうだが自分から聞くことができない人，グループに関心をもちながらセッションの場に入ることができない人，そのような人に寄り添い，「思いきって聞いてみたらいいですよ」「いっしょに参加してみましょうか」とその人の自我を補うようにはたらきかける．場合によっては，「今の説明が少しわかりにくいので，もう一度お願いします」と言うように，発言できない人の代わりに発言するといった仮自我の役割が必要なこともある．

5・6 利用のコツ

共に作業することをかかわりの手段とする療法におけるひとの集まり（集団）の利用に関しては7章で述べることにし，ここでは療法集団の運営において一般的に留意する点，陥りやすい問題点と対処など，療法集団を利用する場合のコツを紹介する．

5・6・1 セラピスト自身の集団体験

集団を治療や援助，支援にもちいる場合，自分の対人特性やコミュニケーションのパターンに気づくこと，そして集団プロセスを理解するために，セラピスト自身が集団体験をするということが必要になる．小集団体験（松井，1991）と称されるもので，いろいろなスタイルで自己研修としておこなわれている．さらに，日々の生活で自分が体験している他者やさまざまな集団との相互作用を，価値判断をせずに客観的に見なおす習慣をつけることが大切である．十分自覚していないが，私たちの毎日の生活はその大半が集団体験と言ってもよい．

そうした研修と日常の体験を通しながら，まず一参加者として体験し，サブセラピストの経験から，慣れてくれば課題集団など比較的容易な集団の運営を自分がメインセラピストとしておこなうとよい．一参加者の立場，サブセラピスト，メインセラピスト，それぞれの参加のしかたにより集団内に生じていることの観察内容も異なる．

すでになんらかの集団療法を始めているのであれば，自分自身が集団内でどのような行動特性をもち，それが他にどのように影響しているのかを知るために，アフターミーティングでスタッフ同士による相互フィードバックをおこなうとよい．可能なら自分がおこなっているもし

[*7] **補助自我**：集団の参加者と同じ視点に立ち，参加者に共感しながらその自我の補助としての役割を果たすスタッフ．

くは参加している集団セッションをビデオで録画し，後で見なおすことも，自分の対人行動の特性を知る一つの方法である．

　メイン，サブを問わず，グループセラピストのありようが，集団に大きく影響する．問題をおこさないようにと思う気持ちが，場の緊張感や固さになる．場やそこに集まった人を信頼し，ひととのかかわりを楽しむくらいの気持ちのゆとりが大切である．希望をもって始まり，また次回も参加しようと楽しみをもって終わるようなセッションがいい．そうしたセラピスト自身の集団体験が，グループセラピストとしての資質を少しずつ育て，自己変容に関連するような集団精神療法的な対応も可能になる．

　　・集団は楽しく始める
　　・プランをたてて，プランを捨てるしなやかさ
　　・自分だけで困らないで，メンバーに助けてもらう
　　・失敗しない努力より，失敗を活かす工夫が大切
　　・そして集団は楽しく終わることを原則とする
　　　………………
　　・それをいつも新しい気持ちで繰り返す
　　　………………
　　・1年目は楽しんで，2年目は目的をもって，3年目は振りかえって
　　・そうすれば，技術がともなってくる
　　・技術がともないはじめたときまたブレイン・リフレッシュを

5・6・2　集団を取りまく環境の影響

　病いや障害があり，日々のくらしにおいて他者との関係や生活のしづらさに悩まされ，意欲や自信を失った者にとって，自分のおこなっていること（行為）やおこなったこと（結果）が，他者にどのように受けいれられるかにより，生活上の障害も大きく左右される．

　療法集団でおこなったことが「よい体験」として残るかどうか，対象者が所属する集団や参加するセッション，体験などに対するその集団内外のスタッフの一言，家族の一言，主治医の一言などが大きく影響する．集団の効果はその集団の治療構造と集団を取りまくさまざまな環境との相互作用による（山根，1997）．

　系統的に構造化された集団精神療法のような狭義の療法集団であれ，グループワークや自助グループまで含む広義の療法集団であれ，構成度や操作性の違いはあるが，
　　・セッション外のできごと
　　・スタッフ間の個人力動
　　・部門（専門職集団）間の力動
　　・全体集団における集団の位置

といった集団を取りまく環境のありようが集団内の力動に影響し（図5-2-1参照），それが集団の効果に影響する．セッション外のできごととは，セッション以外での人間関係や体験すべてをさし，スタッフ，家族，主治医の一言などであれば，図5-2-1の③の構造にあたる．スタッフ間の個人力動とは，集団を運営するスタッフ同士や運営するスタッフと他のスタッフ間の関係をいう．部門（専門職集団）間の力動は，図5-2-1の④に相当し，全体集団における集団の位置とは，ある施設内における対象者が参加している部署や参加しているセッションがその施設内でどのような位置づけにあり，周りからどのように受けとめられているかといったことの影響をいう．

　そうした視点で集団の効果をとらえるには，施設全体を一つのシステムとしてみること，他部門，自部門，職種などをそのシステムの構成集団としてみることが必要である．そしてそれぞれプログラムとしておこなっている集団やその集団を運営している自分たちスタッフ集団が，システムの中でどのような位置関係にあるのかを観る視野が必要になる．

　プログラムとしておこなわれる集団の効果は，その集団の治療構造の影響とシステムとしての全体集団（複数の集団の集合体としての集団）が適切に機能しているかどうかによる．全体集団がシステムとして機能するには，それぞれの部門や職種が，

・共通言語を使用する
・専門職として自分が提供できることを明示する
・職種間，部門間の役割の違い，重複を明確に示す
・利用者（患者）主体という原点に戻る

といったことが，基本的な条件と言えよう．システムの構成集団それぞれのバウンダリーにおける柔軟性と連携の問題である．ことばを換えれば，チームアプローチが成立するかどうかの基本条件にあたる．

5・6・3　失敗や問題は治療のきっかけ

　言語的な集団であれ，活動を介する集団であれ，集団を運営する者はその集団がうまく進むことを望む．そのために集団の目的によってそれぞれの治療構造を明確にし，場合によってはルールを決めておこなうこともある．しかしどのような工夫をしてみても，ひとが集まり，ひとを集めて共に何かをするときには，図5-2-1に示したような力動だけでなく，日常の生活の場で出会うさまざまな問題やときには集団存続の危機に出会うことも免れない．

　たとえば，なんらかの課題集団で参加者が課題を達成できず失敗しそうなときとか，言語的な療法集団で参加者間に意見の相違が生じ場が緊迫した場合などを考えてみよう．そのようなとき，スタッフが手助けすることで課題を達成させたり，メインセラピストがイニシアチブをとり調停や介入をすることで集団の危機を回避するといったことがよく観られる．補助や代理行為のすべてがよくないわけではないが，早すぎる介入，多すぎる手出し，口出しは表面上の危機を乗りこえることはできても，集団を通して学ぶという体験からは遠ざかってしまうこと

が多い．

　集団のレベルや目的により多少対処のしかたは異なるが，集団のプロセスで出会う失敗や問題は，それをどのように集団として乗りこえるか，そのプロセスそのものが治療や援助であり，支援であり，集団をもちいる最大の効果でもある．その集団の目的に応じた治療構造のもとで生じる失敗や問題は，そのものが治療のきっかけ，治療のプロセスと言える．失敗や問題を乗りこえるプロセスで個人力動と集団力動が相互に影響しながら，ひとはさまざまなことに気づき学ぶことができる．そのプロセスが集団をもちいる療法そのものである．

5・6・4　臨機応変は計画と構造から

　集団の運営においては，ひとが集まりひとを集めるからこそ，予測しないこと，しにくいことも次々とおきる．臨機応変な対応が望まれるが，臨機応変な対応をおこなうためには，課題集団であれば，計画をしっかり立てておく，精神療法的な集団であれば，治療構造を明確にし，必要なルール（時間や最低限の禁止事項など）を決めておくといったことが必要になる．計画や構造にとらわれるのではなく，計画があるからこそ計画を軸に臨機応変な対応ができ，構造に守られているからこそ，自由な運営ができる．

5・6・5　集団内でおきたことは集団で

　ある目的をもってひとが集まる（ひとを集める）集団の場では，さまざまな問題が生じるが，集団全体に関することであれ，参加者個人に関することであれ，集団の中でおきたできごとは，集団の中で解決をはかるのが原則である．グループセラピストが主導的におこなう教育的集団であっても，集団のプロセスにおいておきた問題を共有し，それをどのように判断するのか，どのように解決するのか，その過程が参加者にわかるようにすることが集団の場を成熟させる．

　参加者間で生じた問題も個別に面接するのではなく，双方同席で，またそれが集団に影響をあたえているようであれば，集団全体で考えることが大切である．

5・6・6　だれもが落ちる落とし穴

　集団を利用するとき，集団の運営に不慣れであったり集団が不安定な場合だけでなく，何年経験があっても陥りやすい，だれもが落ちる落とし穴がある．複数の集団プログラムで構成される作業をもちいる療法やデイケアの場で見られた特徴的なものをあげる（**表5-6-1**）．こうした落とし穴に陥らないためには，落とし穴があるということを知っておき，そしてときどき落ちていないかどうか，スタッフ相互で確認するとよい．

■ 表 5-6-1　集団の落とし穴

・系統的な構造化 — 般化の困難さと侵襲の危険
・治療構造へのとらわれ — セッション外の影響
・治療者との同一化 — 閉塞的な安定
・非治療的な凝集性 — 集団防衛
・忘れられる目的

　普通におこなえば　必ず出会う　失敗や問題と思えること
　それは治療のきっかけ　その解決のプロセスが治療
　過ぎた補助と代理は治療の場を壊す

[系統的な構造化の問題]

　生活技能訓練に見られるモジュール化のように系統的に構造化された方法は，問題を明確にし即効的な効果がある反面，適応対象や効果の持続の限界，汎化のしにくさといった問題をあわせもっている．また即効性を求めるものほど，意識的であろうとなかろうと，対象者の病理など根源的な問題に直接触れる，もしくは根源的な原因を無視してしまうことがある．そのため対象者の心理的負担は大きく，ややもすると以後の回復過程を屈折させる危険性がある．集団の進め方の何を構造化するかを検討し，臨機応変な応用ができる工夫が必要である．

[見落としがちな集団の外]

　自分が受けもつセッションの成果を急ぐと，集団の構造や集団力動には十分目をむけるようになるが，セッション外の要素の影響を見落としがちになる．集団の効果を語るとき，自分の担当する集団に対する思い入れがセッション外の影響を視野から遠ざけ，集団内の力動と個人力動の関係を集団内の関係だけで解釈してしまう危険性（ストーリーテラーの危険）がある．5・6・2「集団を取りまく環境の影響」で述べたように，集団に対するセッション外の影響や集団間力動の影響などに目をむける必要がある．

[スタッフの無意識の気持ちの取り込みによる閉塞性]

　デイケアなどのように複数の集団プログラムがある場合，参加者の言動を観るとどのスタッフのプログラムに参加しているかがわかるときがある．特に統合失調症障害のように状況に依存しやすい者は，自閉するかスタッフの無意識の気持ちを取り込むことで閉塞的に安定を保とうとする．あたかも共生関係の安定のように，同一化されることで安心してしまうスタッフのこころの隙が，その落とし穴を深くする．

[集団自体の防衛]

　グループセラピストが自分の担当する集団プログラムに自信がなく他者の評価の目を気にし

すぎる場合や，その集団の位置づけが周りから低くみられているような場合，集団外に対して集団を守ろうとする力がはたらくことがある．集団が一致して集団外に仮想敵を作ることで安定を保とうとする集団の防衛の一つである．集団内の束縛が強くなり，集団内だけに通じる価値（集団神話）が生まれることもあり，集団は非治療的共同体に陥る．

[忘れられる目的]
　集団プログラムはさまざまな治療的意図のもとにおこなわれるが，ややもすると何を目的におこなっているのか，明確にしないままおこなっていたり，最初に決めていた目的が忘れられていたりということがよくある．

◆引用文献◆

Alonso A, et al(1993). Group therapy in Clinical practice. American Psychiatric Press, Washington.

Bion WR（1961）. Experiences in Groups. Tavistock Publications Ltd., London（対馬忠・訳，1973．「グループ・アプローチ」サイマル出版会）．

Bradford LP, et al（1964）. T-group Theory and Laboratory Method. Jone Wiley & Sons, New York（三隅二不二・監訳，1971．「感受性訓練」生産性出版）．

Brown RJ（1988）. Group Processes：Dynamics within and between Groups. Basil Blackwell, New York（黒川正流・他訳，1993．「グループ・プロセス」北大路書房）．

Corsini RJ（1957）. Methods of Group Psychotherapy. McGrow Hill, New York.

Grinberg L, et al(1977). Introduction to the Work of Bion. Japanese translation rights arranged with Mark Paterson & Associates（高橋哲郎・訳，1982．「ビオン入門」岩崎学術出版社）．

池田由子（1974）．「集団精神療法の理論と実際　第2版」医学書院．

井上直子・他訳（1994）．集団精神療法の定義．集団精神療法10．156-161．

鎌倉矩子・他編（2007）．集団の効果．「ひとと集団・場　第2版」pp54-58．三輪書店．

加藤正明（1987）．集団精神療法の歴史．山口　隆・他編「やさしい集団精神療法入門」pp3-17．星和書店．

Kissen M（井上直子・訳）（1993）．個人と集団の本質的なつながり．集団精神療法9．16-24．

近藤喬一（1994）．日常実践としての集団精神療法．集団精神療法10．10-17．

小谷英文（2014）．集団精神療法の現在．「集団精神療法の進歩　引きこもりからトップリーダーまで」pp23-38．金剛出版．

Lewin K（1951）. Field Theory in Social Science. Harper, New York（猪股佐登留・訳，1954．「社会科学における場の理論」誠信書房）．

前田ケイ（1985）．ソーシャルワークにおける集団の治療的活用—その理論と実際．集団精神療法．17-21．

MacKenzie KR（1990）. Introduction to Time-Limited Group Psychotherapy. American Psychiatric Press, Washington D.C..

松井紀和（1978）．精神科作業療法の手引き．牧野出版．

松井紀和（1991）．小集団体験．pp13-21．牧野出版．

Rogers C（1970）. Carl Rogers on Encounter Groups. Harper & Row, New York（畠瀬　稔・他訳，1973．「エンカウンター・グループ」ダイヤモンド社）．

Rutan S（1993）. Psychiatric group psychotherapy. In. Kaplan HL, et al：Comprehensive Group Psychotherapy. Williams & Wilkins, Maryland.

水島恵一，岡堂哲雄・編（1969）．集団療法の基礎．「集団心理療法」pp3-28．金子書房．

Scheidlinger S（1982）. Focus on Group Psychotherapy：Clinical Essays. Columbia University Press, New York.

Scheidlinger S（1998）. Basic of Group Psychotherapy, Basics of Psychoanalytic Group Psychotherapy as Practiced in the Western World（能　幸夫・監訳．西洋世界における実践処方としての精神分析的集団精神療法の基礎．集団精神療法14．11-19）．

Shaw ME（1976）. Groupe Dynamics：The Psychology of Small Groupe Behavior（2nd ed.). McGraw-Hill, New York（原岡一馬・訳，1981．「小集団行動の心理」誠信書房）．

鈴木純一（1976）．集団精神療法よりみた精神分裂病．荻野恒一・編「分裂病の精神病理4」pp 81-98．東京大学出版会．

Tuckman BW（1965）. Developmental sequence in small groups. Psychological Bulletin 63. 384-399.

Tuttnan S（1990）. The Group dynamic treatment. In：Kutash LL, et al：Group Psychotherapist's Handbook. Columbia University Press, New York.

Winnicott DW（1965）. The Family and Individual Development. Tavistock Publications Ltd, London（牛島定信・監訳，1984．「子どもと家庭」誠信書房）．

Winnicott DW（1971）. Playing and Reality. Tavistock Publications Ltd, London（橋本雅雄・訳，1979．「遊ぶことと現実」岩崎学術出版）．

Vinogradov S, Yalom ID（1989）. Concise Guide to Group Psychotherapy. American Psychiatric Press, New York（川室　優・訳，1991．「グループサイコセラピー」金剛出版）．

Yalom ID（1995）. The Theory of Practice of Group Psychotherapy（4th ed.）. Basic Books, New York（川室　優・訳，2012．「ヤーロム　グループサイコセラピー理論と実践」西村書店）．

山根　寛・他（1989）．作業療法セミクローズドグループの構造決定因子と治療因子について．OTジャーナル23．695-700．

山根　寛（1997）．集団の治療的利用―その効果と陥穽．集団精神療法13．145-149．

山根　寛（2003）．集団―集まり，集めること．「精神障害と作業療法　第2版」pp82-88．三輪書店．

吉松和哉（1987）．日本における集団精神療法の現状．集団精神療法3．101-109．

6 パラレルな場とその利用

100	**6・1** パラレルな場とは	6・1・1	ひとの集まりの場
		6・1・2	パラレルな場の風景
		6・1・3	集団療法との違い
103	**6・2** パラレルな場の効用		
105	**6・3** パラレルな場の利用	6・3・1	パラレルな場の構造
		6・3・2	作業の機能
		6・3・3	スタッフの役割
		6・3・4	適応対象と適正人数
		6・3・5	導入時期と方法
		6・3・6	場の成熟と期間

6 パラレルな場とその利用

　構造化された治療モデルや集団療法は切れのよさが持ち味である．集団療法もそうであるが，しかしリハビリテーションのように，対象者個人の意志や環境が大きく影響するかかわりは，治療構造という点では構造化の対極にあるといってもよい．

　ひとの中にいて，他者と同じことをしなくてもよい，自分の状態や目的に応じた利用ができ，いつだれが訪れても，断続的な参加であっても，わけへだてなく受けいれられる場を「パラレルな場（トポス）」と名づけた．この従来の集団療法にはみられなかった「ひとの集まりの場」の利用は，作業をもちいる治療や援助，支援の試行過程から生まれた，リハビリテーションにおける援助，支援，治療形態の一つである．

　一人で音楽を聴いたり，絵を描いたり，自分の活動に取り組む人．それを見て過ごしているうちに，自分もしてみたくなり，活動している人に話しかけたり，スタッフに教えてほしいと言ってくる人．調子を崩して参加がとぎれ数週間ぶりに参加する人．「私覚えてる？　ちょっと疲れて，入院したの」と数年ぶりに顔をみせる人．いろいろな人が，それぞれの状態に応じて参加する．温かで柔らかな雰囲気に包まれ，だれでも受けいれてもらえる場が安らぎをもたらし，緊張や自閉のカラをといていく（山根，1995）．ゆるやかな治療構造のなかで，切れのよさの代わりに，自然なひとと人とのかかわりから生まれる相互の作用により，集う者自らが変わっていく，時の流れに乗じたはたらきかけができる自然体が，「パラレルな場（トポス）」の魅力といえよう．

　ここでは，そうした従来の集団療法にはみられなかった特性から「パラレルな場（トポス）」という概念をもちいた「ひとの集まりの場」の利用について，構造と特性，適応となる対象，効用，またその特性ゆえに生じる問題と対処などを紹介する．

パラレルな場（トポス）

場を共有しながら，人と同じことをしなくてもよい．集団としての課題や制約を受けず，自分の状態や目的に応じた利用ができ，いつだれが訪れても，断続的な参加であっても，わけへだてなく受けいれられる場

6・1　パラレルな場とは

　パラレルな場は，従来の集団力動をもちいる集団療法，共通の目標や課題に取り組む療法集

団とは異なる，作業療法の試行過程から生まれた，ひとの集まりの場をもちいた新たな療法の形態である（山根，1999）．

6・1・1 ひとの集まりの場

　わたしが作業療法士として精神系総合病院で臨床を始めた1980年代の初頭は，集団をもちいた療法もしくははたらきかけとしては，言語を主体とした療法では，正式な方法で実施されているところはあまりなかった．精神分析のトレーニングを受けた精神科医や臨床心理士による，集団精神療法，大集団精神療法，治療共同体的な病棟ミーティングなど，活動をもちいたものでは，これも多くはなかったが力動精神医学に基づいた作業療法がおこなわれていた．その他の集団をもちいたかかわりとしては，種目別の集団作業療法，病棟単位の季節行事，病院全体を対象としたレクリエーションなどが大半であった．しかも生活療法で仕事療法と称されていた集団指導型のそうした作業種目別のプログラムを，養成校を卒業して就職した作業療法士たちも就職した病院で引きついでいた．そうした状況のなかで，個々の病状や障害の状態，治療目的に応じたリハビリテーションプログラムを提供するために，午前中は1週間通して場を共有しながら，他者と同じことをしなくてもよい，各自の状態や目的に応じた活動ができるプログラム，午後を課題集団プログラムと力動的集団プログラムで構成する試みを始めた．

　この場を共有しながら他者と同じことをしなくてもよい「ひとの集まりの場」の利用は，作業をもちいる療法にとっては，まったくなじみがないというものではなかった．それは，できるかぎり個人の希望に応じたかかわりをしたいという作業療法士の思いと，作業・作業活動を治療や援助，支援の手段とするため，言語をはたらきかけの手段とする治療や援助，支援に比べて，場の共有が他の参加者の妨げになることが少ないという作業をもちいる療法の特性上，そしてある程度の人数に関わらなければならない経済効率が求められるなかで，従来の個別の精神療法的かかわりや集団療法とは異なる，同じ場で複数の対象者に活動を通して個々に対処する治療や援助，支援の形態として精神力動的作業療法を実施している施設で経験されていた（石谷，1984）．この形態は，精神科領域だけでなく身体障害領域や発達障害領域においても，複数の作業療法士と複数の対象者が作業療法室を同じ時間帯に共有するという形態で利用されていた．その場合に，一人の作業療法士は対象者1名と関わることもあれば，複数の対象者と関わることもあった．

　上述したように，必要上からそうした場の共有がなされていたが，治療構造，特性，運営の方法，効用や適応対象が十分に検討された治療形態ではなかった．そのため私は，そうした「ひとの集まりの場」をより積極的に生かすために，精神科作業療法の基本プログラムの作成，高齢者を含む種々のプログラムの一部の担当，精神障害者地域生活支援における場の提供，といったさまざまな対象に対して療法集団と療法のための場を提供する試みを通して，個々の安心と安全を保障した主体性を奪わない場の構造と特性，効用，適応対象などの検証を試みてきた．

その過程で，従来の集団療法とは異なるひとの集まりの場をもちいる新たな治療や援助，支援の形態として「パラレルな場（トポス）」という概念を提唱し，臨床で見いだされたことを報告してきた（山根，1992；1994；1995；1997a；1997b；1997c；1998；1999；2017a；2017b）．

6・1・2　パラレルな場の風景

　パラレルな場とはどのような場なのか，作業・作業活動を主な治療援助の手段とするパラレルな作業をもちいる療法の一場面を，少し覗いてみることにしよう．

　　絵を描いている人，革細工をしている人，それを見ている人，見ている間に自分もしてみたくなったのだろうか「革細工したいんですが，教えてください」と言う人．向こうのテーブルでは，相手がみつかったようでゲームが始まり，少し離れた部屋ではだれかがピアノを弾いている．それぞれが，思い思いに自分の活動に取り組んで過ごしている．
　　照れくさそうに入ってきたMさんが，「この前，してた続きがしたい」と言う．調子を崩して参加がとぎれ，3か月ぶりの来室である．「私，覚えてますか？　ちょっと疲れて，入院したの」と話しかけてきたのはHさん．4年ぶりに顔を見る．
　　2週間あまり前，看護師さんにつれられて始めて参加したTさんは，自傷企図があり保護観察室で過ごしているが，何もすることがないと落ちつかないということで，このパラレルな場の時間だけ作業療法室で活動することが許可された．絵を描いたり，他の人がしているのを見て興味を抱いたビーズ手芸などをして過ごしていた．
　　そのTさんが「この人，先週入院してきて同じ部屋にいはるんやけどね，部屋にいると怖くて落ちつかんゆうてはるから，一緒に来たの．何かさせてあげて」と，入院して間もない同室の人を作業療法士に紹介している．2週間前まではTさん自身が今つれてきた人と同じ状態だった．Tさんは，「私，退院が決まったから，看護師さんにお礼に七宝焼きでブローチをつくろうかな」という．
　　さまざまな人がそれぞれの状態に応じて参加する．そこにあるものすべてから生まれるとしかいいようのない，温かで柔らかな雰囲気が，いつだれが訪れても同じように受けいれられる場が安心と安全感をもたらし，取り組む活動がシェルターのようにその人を包み雑多な刺激から守り，緊張や自閉のカラがとけていく．そのなかで，自分の担当の作業療法士に病気のことや生活，仕事の相談をしてくる人がいる．

（パラレルな場の風景）

　このような，ひとの中にいて他者と同じことをしなくてもよい，自分の状態や目的に応じた利用ができ，いつだれが訪れても，断続的な参加であっても，わけへだてなく受けいれられる場でおこなわれるのが，パラレルな場の治療である．集団としての課題や制約がないことが特徴である．

6・1・3　集団療法との違い

「パラレルな場（トポス）」と集団療法は，いずれもひとの集まりを利用する治療形態であるが，パラレルな場では，その場のダイナミックスからソーシャル・サポートのように自然に生まれる相互協力を必要に応じて使うが，ある目的のために場全体の凝集性を高めたり，集団のレベルを発達させて，グループ・ダイナミックスを積極的に利用するような意図的なことをしないことが，従来の集団療法と大きく異なる特徴である．

パラレルな場においては，場の成熟は積極的にはかるが，集団の凝集性を高めるという操作をしないことで参加者相互の自然なパラレルな関係を維持する．しかし，そうした場は単にひとが場を共有するだけで生まれるのではなく，場を運営管理するセラピストが，場に生じている現象をしっかりと把握しながら，必要なとき以外の操作的介入を極力少なくすることによって生まれる．治療的なパラレルな場はそうしたセラピストの存在と参加者によって維持される．その場における相互交流レベルは，Moseyの集団関係技能（Mosey, 1970）（4・3「集団参加技能と集団レベル」参照））のレベルに対応させると並行集団にあたる．Moseyの並行集団は集団の発達レベルのはじまりの段階を示すもので，集団のレベルを高めていくという考えのもとに示されたものであるが，治療的な構造としてのパラレルな場は，場の成熟は図るが，並行集団レベル以上に集団の発達レベルを高めない．並行状態を保ち成熟させた場を維持する．

パラレルな場の維持

集団の凝集性を　意図的に高めることなく
並行集団レベルを保ち　場の成熟をはかる

6・2　パラレルな場の効用

パラレルな場の主な効用をまとめると**表 6-2-1** のようになる．パラレルな場をもちいる治療や援助，支援は，一般的な集団療法に比べて対象者相互の影響性がゆるやかであるため，ひとの集まりの場にいることに対する緊張感が少ない．さまざまな状態の人がそれぞれの状態で過ごす姿や，その場を共にすることで治療や援助，支援にあたるスタッフ，ときにはボランティアが頼まれて作業を教えたり相談に応じたりしている様子を，自然に見聞きする．その自然に見聞きすることが，普遍的体験をともなう安心感をあたえる機会となったり，他者とのかかわり方や距離のとり方を見て学ぶ自然な模倣の機会となる．

入院を中心とした治療環境のなかでは，パラレルな作業をもちいる療法の場は，もっとも現実社会に近く，しかも現実社会に対しモラトリアムな時間と空間が保障されている．好奇や差

■ 表 6-2-1　パラレルな場の主な効用

・普遍的体験をともなう安心と安全の保障
・他者との距離のとり方を学ぶ社会的学習体験の機会
・モラトリアムな時間と場における探索行動の保障
・適応的な対処行動を保障
・自我を脅かされず有能感や自己愛を満たす機会
・受容体験のなかで自分を確かめる試行の機会
・ソーシャル・ホールディングの機能
・ピア・サポートを育てる場

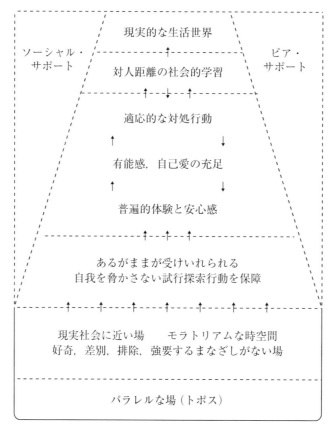

■ 図 6-2-1　パラレルな場の機能

別，排除，何かを強いるまなざしのない，安心と安全が保障された場は，ソーシャル・ホールディング（social holding）*1のような機能を果たす．あるがままの自分を受けいれてくれる場は，自我を必要以上に脅かすことなく，やや退行した行動を含む試行探索行動を保障する．その保障が適応的な対処行動を引きおこし，結果として有能感や自己愛を満たし，より現実的な

---

*1 ソーシャル・ホールディング　social holding：地域社会で共に生活する場合に，その地域社会が偏見や差別をもつことなく，その中で生活しようとする人を受けいれること．

生活世界に向けた歩みを促す（**図 6-2-1**）（山根，1999）．

　治療や援助にあたる者の適切でわずかな支持と援助があれば，共に場を過ごす者同士の自然な交流も生まれ，自閉されていた活動性が適度に刺激され，主体的な行動が回復する機会となる．場が成熟すれば，課題集団では目にすることのないソーシャル・サポート（social support）[*2]の萌芽のようなピア・サポート（peer support）[*3]が自然に生まれる．自然な社会的関係のなかで生まれるお互いの支えあいが，社会学習の側面である感情の修正的体験として重なれば，自我を強化し対人処理能力が改善される機会にもなる．成熟したパラレルな場（トポス）は，時の流れがある現実場面でありながら，実際の現実生活における場面とは少し違う，現実社会に対しモラトリアムな時間と場を提供する．パラレルな場には，それがほどよい環境（good enough environment）（Winnicott，1965）であれば，意図しない思わぬ効用をもたらす場の力がある．

　この特性が，6・3・4「適応対象と適正人数」で後述するように，精神科早期リハビリテーションへの導入プログラムとして重要な場をつくる．

6・3　パラレルな場の利用

　治療の場としてのパラレルな場は，場所があれば自然に生まれるわけではない．その場を成熟させ，維持する人の存在によって成りたつ場である．通常の個人療法や集団療法に比べ，治療構造がゆるやかで治療的な操作が少ないため，ややもすると場におけるかかわりがあいまいになる危険がある．パラレルな場を活かすには，そのゆるやかな治療構造をしっかりと維持し，その特性を把握した運営が必要である．

6・3・1　パラレルな場の構造

　治療援助として提供するパラレルな場は，**表 6-3-1**に示すような，場所，時間，活動，利用のルールなどによって，その構造を保っている（山根，1999）．この場を共有しながら，他者と同じことをしなくてもよい，集団としての課題や制約を受けることのない治療形態により，自分の状態や目的に応じた利用（自由参加の保障）ができ，断続的な参加も保障される．

［参加方法］

　治療援助の場として機能させるには，自由に利用するための場の利用のしかた，目的などを相互で確認することが必要である．医療機関であれば処方を通して，医療機関でない場合には

[*2] ソーシャル・サポート　social support：社会生活において，日常的なひととのかかわりで相互に授受される有形無形の支援．物資援助や手助け，情報提供などのような道具的サポートと，心理的な支援のような情緒的サポートがある．
[*3] ピア・サポート　peer support：当事者による相互支援．

■ 表 6-3-1　パラレルな場の構造

参加方法	見学参加やオープンに，開始は処方もしくは利用契約による自由な利用の保障
利用時間	休日を除き可能なかぎり毎日，同じ時間帯による利用の保障
実施場所	同じ場による利用の保障
利用規則	社会規範にそった最低限のルールによる利用の保障
活動種目	実際に作品や素材や道具などは自由に見てさわれるように，多くの種目を用意
利用目的	利用者個々に設定
スタッフ	担当制を採用し参加者4～5名に1名
	場が安定し患者層に広がりが生まれると10名に1名くらいの担当でも可能になる
参加人数	常時の参加者が4～5名以上になると場として成りたち始める
	相互のかかわりがよい形でみられるようになるのは，10～15名が適正
	場全体としては20～30名程度までが適正

利用契約のような導入時の簡単な取り決めをして開始する．その開始前の適応対象かどうかの判断がなされるまでは，見学参加が自由にできる形式にしておくとよい．

[利用時間，場所，規則]

　亜急性期の不安定な人たちや自閉的な状態にある人たちが，自分のその日の調子を見計らって，利用可能なときに参加できるようにするために，同じ曜日の同じ時間帯で，可能なら休日を除いて毎日，同じ場所でおこなう．そして，自由に見学参加ができる開かれた場で，それぞれの状態や目的に応じた利用を保障するために，場の利用に対する社会規範にそった最低限の規則を決め，参加にあたってはきちんとオリエンテーションをおこなう．規則があることが，基本的信頼を育み，集う人たちに安心を保障する．ちなみに私たちが示している規則は，「利用できる時間を守る」「お互いの迷惑になることはしない」というものである．

[提供する活動種目]

　パラレルな場で提供する活動は，認知機能が低下した人や何かに興味・関心を抱くゆとりや動機もない状態の人にとっては，自由に見てさわることによる直接的な感覚入力が，具体的な興味・関心を引きおこす刺激となったり，主体的な行動の発露になる．そのため提供する活動は，作品や道具や素材なども自由に見てさわることができるようにしておく．そして，多様なニーズに応じることができるよう，多種目の作業が用意されているほうがよい．十分ではないが一例として，私たちが運営している場で用意している作業を**表 6-3-2**に示す．

[利用目的]

　6・3・4「適応対象と適正人数」で詳述するように，病的状態から抜け出し，他者がいる場で過剰な気遣いをすることなく自分のことができるようにすることが，パラレルな場の重要な役割である．そうしたパラレルな場の機能を生かすためには，個々の状態に応じて利用目的を明確にし，その目的をセラピストと参加者で共有する必要がある．利用目的が不明確なままパラ

■ 表 6-3-2　パラレルな場に用意する作業の例

作業活動の種類	作業活動の種目の例
発達の段階にそった作業	簡単な調理（食べる），雑談（話す），塗り絵（ぬる，よごす）張り子・ちぎり絵（ちぎる，ぬる，はる），切り絵（きる）陶芸・各種粘土細工（ちぎる，こねる，つくる）など
実用的な価値の高い作業	編み物，籐細工，刺しゅう，刺し子，クロスステッチ，織物，木工，木彫，革細工，ビーズ細工など
芸術的な創作・表現作業	切り絵，絵画，習字，ステンシル，紙細工，版画，デコパージュ，七宝焼き，ピアノなど
知的表現作業	ワープロ，パソコンなど
身体的発散を伴う作業	卓球，ボールゲーム，散歩など
あそび的な作業	将棋，オセロ，トランプ，立体五目並べ，麻雀，カラオケ，パソコンゲーム

レルな場を利用すると，参加者もスタッフも作業に依存し，侵襲性が少ない場で安住し進展がみられなくなる．

[スタッフ]

　治療構造としての枠のゆるやかさにより，治療としての利用目的があいまいにならないように，スタッフがこのゆるやかな構造を支える枠となる．場に生じている現象とダイナミックスを把握しながら，パラレルな場の特性を維持し，その機能を生かすために必要な最小限の操作介入をするセラピストの存在が重要である．

　1名だけでもパラレルな場の運営は可能であるが，何かリスク的対応が必要な状況になったときのことを考えれば，患者数にかかわらず，1名が至急対応できるよう2名以上の複数で運営することが望ましい．パラレルな場を機能させるには，対象者の心身機能の状態によるが，通常は参加者4～5名に1名くらいのスタッフが必要である．亜急性期レベルから退院が間近な者までいろいろな病態レベルの者が参加するようになり，安定して自分の作業に取り組めるようになった者が他の患者に気配りできるようになり，スタッフが場のダイナミックスを把握できるように力がつけば，参加者10名に対しスタッフ1名程度でも，パラレルな場の機能を果たすことができるようになる．

[参加人数]

　パラレルな場が治療的に機能する参加者の人数は，上述したスタッフの人数と場所のスペースや設備の関係で決まるが，あまり少ないとパラレルというひとの集まりの場が成りたたなくなる．パラレルな場が治療的に成りたつには，最低でも常時の参加者が4～5名いる必要があ

る．場として自然にサブグループが生まれたり，生活の場にみられるひとの相互のかかわりがよい形でみられるようになるには 10〜15 名，場全体としては，20〜30 名程度なら一つの場でパラレルな機能を生かすことができる．

これまでの経験では，5〜7 名程度のスタッフで，50〜60 名に対応していたことがあるが，その場合には，一室ではなく中心となる 100 m² 程度の多目的室を中心に，ガラスの窓越しにそれぞれの部屋の様子が視野に入るような構造で，中心となる部屋に隣接して，陶芸室，木工室，調理など日常生活活動をおこなうことができる部屋などを配置していた．その隣接した各部屋のスペースや設備，機能に併せるように，自然にサブグループ的な場がいくつか生まれ，全体としてパラレルな状態になっていた．

6・3・2　作業の機能

急性期の精神症状が治まった後の亜急性期もしくは寛解過程初期にあたる病状に対しては，ひとの中にいて他者と同じことをしなくてもよいパラレルな場は，見物効果として機能し，緊張を和らげ現実とのかかわりを取りもどすモラトリアムな時間と空間を提供する場となる．また脆い自我と傷つきやすい自尊心をもつ神経症圏内の人たちに対しては，有能感や自己愛の充足の場となり，精神内界を深く洞察する精神分析的療法や行動療法的に治療枠が明確に示され医療上の管理が厳密におこなわれている人たちにとっては，適応的なアクティングアウト，探索行動，自己愛充足の場となる．

パラレルな場では，退行状態から脱し定時制高校へ編入学した統合失調症の少女の例（山根，1993）のように，自我の補強・再統合がなされる過程において，あたかも発達過程を歩みなおすかのような，発達段階にそった活動の使い方がなされる．また，思春期の問題を抱える少年少女や青年たちにとっては，社会的もしくは芸術的に価値の高い自己愛を十分に満たす作業，身体エネルギーの発散による適応的なアクティングアウトの機会としての作業が有用である．慢性の統合失調症の人たちには，あまりむずかしくなくある一定のリズム，繰り返しのある静かな活動を求める者が多い．

このようにパラレルな場では，作業をもちいる療法における道具としての作業・作業活動の特性（山根，2015a）のすべてが，早期には手段として，回復過程に入れば目的として機能し，利用される（山根，2015b；2015c）．

6・3・3　スタッフの役割

パラレルな場は，
- 安心してそこにいることができる
- 自分の思いを言葉や作業活動で表現できる
- それが共有の体験の場で他の人に支えられる

・そうしてその人自らが，自分の生活を見いだしていけるようにする

ことが基本である．

このゆるやかで柔らかなパラレルな場の力をしっかりと引き出し，臨機応変な対応をおこなうために，スタッフは，

・場の目的を明確にする
・場の構造をしっかりと把握する
・他の職種が場の機能や特性を理解し利用できるようにする

といったことなどを心がける必要がある．通常の集団療法に比べて契約やルールにより治療の枠が明確にされ，しかもその構造がゆるやかであるため，ややもすると治療構造があいまいになりやすい．またその場の「空気」の影響を受けて行動しやすい日本人の国民性がマイナスにはたらく可能性がある．ゆるやかで柔らかなパラレルな場の構造をあいまいな構造にしないために，スタッフのその場におけるありようが問われる．以下にスタッフが留意すべきことを紹介する．

[担当制]

継続的にパラレルな場を利用する前に，パラレルな場を利用するほうがよい対象かどうかの判断がなされるまでは，見学参加が自由にできるようにしておくとよい．そして，パラレルな場の利用が決まれば，個人担当者を決める．この個人担当制をベースに，スタッフ全員がそれぞれの得意とする機能を生かしながら，自分が担当する参加者だけでなく，場全体の様子を観て，パラレルな機能を維持し，だれに対しても対応できるようにする．

個人担当の役割としては，参加者に対しては，パラレルな場を自由に利用するための場の利用のしかた，場の利用の目的の確認，参加者個人に対する相談面接などがあげられる．他のスタッフに対しては，担当の参加者に関する情報を提供し，パラレルな場での参加目的と留意点などを伝える．担当医や病棟の他職種，他部門に対しては，パラレルな場で観察された対象者に関する情報を提供することにある．担当制を採用せずスタッフ全員で参加者全員に関わるという形式は，毎回のそのときその場でのかかわりは可能であるが，スタッフも参加者も作業に依存し安住してしまい，参加者個々に対する治療援助の責任があいまいになることがある．

[部内カンファレンス]

担当制を採用していなかったり，スタッフ間の治療上のコンセンサスが十分得られていない状況では，スタッフ個人の行動特性がそのまま影響し，ダブル・セラピスト[*4]状況を生みやすい．また，不安定で落ちつかない人がとりあえず何か作業をし始めると，そのまま双方が作業に依存し安住してしまうことがある．このようなスタッフと参加者双方に生じる作業依存の問題は，作業活動をもちいるかかわりの場合，必ずといってよいほど生じる．

[*4] ダブル・セラピスト　double therapist：二人の治療者AとBに対し，クライエントがそれぞれに自分に注意を向けさせるため，AにはBの，BにはAの欠点や悪口を告げる．そのために，治療環境が悪化する状態をいう．

個々の参加者に対するその場に応じた自然で臨機応変な対応を可能にするためのコンセンサスを得るということが，カンファレンスの重要な目的の一つである．

[場への参加のしかた]

必要な治療や援助，支援，状況に応じた場の維持のために行動する以外は，スタッフもその場を共有し作業を参加者と共に楽しむような参加のしかたが好ましい．場を生かすために，心身機能のリスクに対する対処以外は，スタッフ自身が操作的，意図的に何かをしようと思いすぎず，ひととひとが共に過ごす場に必要な一般的な社会規範に基づいて関わり，そうした日常的な配慮を超えた管理をしないほうがよい．そこでおきていることを素直に開かれた状態で観る，現象学的心理療法の技法であるエポケー[*5]の状態（Moustakas, 1988）になることといってもよい．そうした状態になれば，特別に観察しなくても，自然な参加観察の状態になり，家庭における日々の生活のように，状況は風景（もしくはできごとの背景）として目に映るようになる．

[他職種へのはたらきかけ]

他の職種とは，病院であれば，主には主治医や看護師，その他の関連職種である．「病室にいて落ちつかないのなら，一度行ってみるといいかもしれないよ」「何かあなたがしてみたくなるようなものがあるかもしれないから，一緒に見に行ってみましょうか」といったように通常は場にいない他部門，他職種の人たちに，場の機能や役割を理解しうまく利用してもらえるようにするとよい．

6・3・4 適応対象と適正人数

ひとの中にいて他者と同じことをしなくてもよい，自分の状態や目的に応じた利用ができ，いつだれが訪れても，断続的な参加であっても，受けいれられる，好奇や差別，排除，何かを強いるまなざしのない，安心と安全が保障された，そのようなパラレルな場の適応となる対象や状況を図6-3-1に示す．

1）適応対象

[精神科早期リハビリテーションへの導入]

図6-3-1の①は，早期リハビリテーションを開始する際の導入プログラムとしての利用である．すでに精神科早期作業療法においては，導入時の作業の機能（**表6-3-3**）を生かすはたらきかけの場としてパラレルな場を利用してきた（山根，2017b）．表6-3-3のaは，作業活動にともなう適度な身体の動き（リズム），自分の行動にともなっておきる身体感覚が，現実的な刺

[*5] エポケー　Epoche：思いをめぐらせても考えが進まず行き詰まり状態にあるとき，判断を停止し習性化した客観的見方への囚われから逃れ，自己の意識体験の内在領域へ関心を向けなおす無の状態．

```
┌─────────────────────────────────┐
│ ①精神科早期リハビリテーションへの導入     │
│ ②ひとの中で安心して過ごせる場の提供      │
│ ③思春期心性をもつ対象に対する有能感や自己愛の充足 │
│ ④精神分析的療法などと相補し自己愛を充足   │
│ ⑤寛解期初期の試行探索の場の提供        │
│ ⑥個人的な趣味や生活技能の習得         │
└─────────────────────────────────┘
              ↓↓↓
  力動的集団プログラム        ⎫
  教育的集団プログラム        ⎬
  課題集団プログラム          ⎬ などのベースプログラム
  療養病棟などの生活プログラム ⎬
  ピア・サポート育成の場       ⎭
```

■ 図 6-3-1　パラレルな場の適用

■ 表 6-3-3　精神科早期作業療法における作業の機能

  a　自己内外の刺激の明確化，刺激の単純化・減少
  b　刺激からの保護と鎮静
  c　不用意に侵入しない心理的距離の維持

激として身体感覚レベルで自己内外の刺激を明確にし，周囲から入ってくる刺激を単純化し減少させることの利用である．表6-3-3のbは，対象者の状態（適応水準）に合った作業をおこなうことで，活動する者を他の刺激から保護し，気分を鎮める，すなわち図6-3-1の②の機能でもある作業活動の具現化（山根，2015a），作業への閉じこもり（小林ら，2000；2001）の外部刺激に対するシェルターのような機能の利用である．表6-3-3のcは，作業を介して間接的に接触することで，直接的な対人接触を回避し，不用意に精神内界に侵入しない適度な心理的距離を保つという作業の利用である．こうした作業の利用は，課題集団や種目別集団では無理で，パラレルな場がもっとも効果的である．

[ひとの中で安心して過ごせる場の提供]

　図6-3-1の②は，①に相当する人たちも含め，課題集団などの治療構造のはっきりしたプログラムに入ることが困難な，対人緊張が高い人や自閉的な人，他者の視線を意識しすぎる人たちに対する，表6-3-3のような作業の機能を生かした場，好奇な視線や何かを強いるまなざしがなく，自分に適した作業に依存して過ごすことのできる場を提供することである．ひとの集まりの場において，他者の視線が気になる，他者と共に何かするということに対して他者との比較や自分の行為の結果が気になり，引きこもりがちな人，そうした人にとっては，他者と同じことをしなくてよいパラレルな場が緊張を和らげる．見て過ごすだけでもよい，ひとが何かしているのを見て過ごすことが許されれば，それだけで落ちつく人もいる．そして数回足を

運び，場やスタッフの動きの観察が終わると，自分から活動するようになったり，誘われれば参加するようになる．むやみに侵襲しない適度な距離の保障と見物の効果といえる．

それぞれが自分に適した作業に取り組んで過ごすことで，ひとの中で安心して過ごせる場となり，普遍的体験をともなう安心感をあたえる機会となったり，ひとと人との距離のとり方を学ぶ機会となる．小林らが作業への閉じこもり（小林ら，2000：2001）と表現した作業依存により，直接ひとと関わることなくひとの中で過ごすことの効果である．

[思春期心性をもつ対象に対する有能感や自己愛の充足]

図6-3-1の③は，脆い自我と傷つきやすい自尊心をもつ，思春期から青年期前期にかけた，思春期心性[*6]をもつ主に神経症性障害の人たちに対する場の提供である．思春期心性をもつ者は，自分に対する他者の視線，評価を強く求めながらも，マイナスに評価されることに傷つきやすい自尊心，自信のなさなどから，評価に対して過剰な意識を払う．そのような者にとって，他者と合わせなくてもよい，自他の能力を比較されることのない個々でおこなうことのできる活動が，脆く高い自尊心を傷つけることなく有能感や自己愛を満たす（山根，1997b）．

[精神分析的療法などと相補し自己愛を充足]

図6-3-1の④は，精神内界を深く洞察するような精神分析的療法がおこなわれている人に対し，精神内界にふれることなく，自分の自己愛的思いをそのまま表現できる場を提供することである．精神分析的療法がおこなわれ，自分を見つめるような作業をしている者にとって，パラレルな場の構造は，侵襲することなく有能感や自己愛を満たす場として大きな役割を果たす．そうした場では，個々のレベルに応じた自分がしてみたいと興味を抱いた活動が，適応的なアクティングアウト，探索行動，自己愛充足の機会となる．

③や④のような場合は，病理にふれずに健康な側面の自己表出を支える形で，適応的な対処行動を保障する．そうした深い介入をしないことで不用意な侵襲をしない場が，対象者の有能感や自己愛の充足のための探索の場を提供し，病理にふれる治療にともなう精神的な疲れを自己愛の充足という形で癒す相補的なはたらきをする（山根，1997b）．

そうした場に参加しているうちに，自然に自分から思いや悩みを話したり相談してきたりするようになることが多い．そうした自ら話し始めることのほうが，より治療的である場合もある．

[寛解期初期の試行探索の場の提供]

急性期離脱直後の早期リハビリテーションを開始する亜急性期や喪の作業のはじまりの時期などは，他者と共に何かをするということはむずかしいが，周囲に受けいれられる範囲で治療

[*6] **思春期心性**：思春期においては，混乱する自己同一性と過剰な自我意識，自立への強い意識などから，アドバイスをうるさがり，何事も自分一人で決めようとし，粋がる割には，他者の目を気にし，適切な判断ができる経験や知識が少なく，観念的になりやすい．自己決定をせまられると見捨てられ感が湧き不安に陥る．

的退行を保障し，抑圧された情動の発散の場が必要な時期がある．図6-3-1の⑤は，そうした時期における試しと探索を保障する場の提供である．そうした時期には，落ちつくまでと何もない保護観察室や閉鎖された病室で過ごすより，保護された状態で何かして過ごすことが，不必要な刺激からの保護と鎮静，自己内外の刺激の明確化，刺激の単純化と減少などの効果をもたらす．また，衝動エネルギーの身体化による発散などの効果もあり，現実へと向かう試行探索の場としてパラレルな場が利用できる．パラレルな場と作業活動の身体性，没我性の効果である（山根，2015a）．

[個人的な趣味や生活技能の習得]
　図6-3-1の⑥は，①から⑤とは異なり，自然な他者とのかかわりの場を利用しながら，個別の趣味や何か目的があって活動する者に，個人的な趣味や生活技能の習得の場としてパラレルな場を利用する場合である．地域社会で生活をしながら社会参加の準備をしている人にとっては，こうした自分の生活の状況に合わせて，他者と場を共にしながら何かを義務づけられていないことの自由さが，ゆとりの時間や自分の個別の目的活動の時間となる．パラレルな場がこうした空間や時間を提供できる．

　①から⑥を回復過程や障害の状態という視点から見れば，パラレルな場は，急性期離脱直後から回復期前期と維持期（慢性期）の自閉的な状態が主な適応対象である．したがって，パラレルな場は，個人力動と集団力動の相互作用やマスの効果など，集団の特性を利用するプログラムや回復期後期や維持期に共通の課題に基づいて他者と協力するような，より目的的なプログラム，また療養病棟などの生活プログラム，地域生活支援事業などピア・サポートを育てる場のベースとなる．

2）適正人数

　参加者の適正な人数は，6・3・1「パラレルな場の構造」の参加人数で述べたように，少なすぎても多すぎても，パラレルというひとの集まりの場が治療や援助，支援の機能を十分果たすことができなくなる．適正な人数は，スタッフ一人あたりがどの程度受け持つことができるのか，場全体としてはどのくらいの規模が適当なのかは，自ずと決まってくるものであるが，慣れない間はやはり戸惑いの原因になる．

　参加人数に大きな制限はないが，あまり少ないとパラレルな作業をもちいる療法の場として十分に機能しない．場全体としては，6・3・1「パラレルな場の構造」で少し述べたように，最低常時の参加者が4〜5名，パラレルという場の基本的な機能を活かすには10〜15名，一室でおこなう場合は，20〜30名程度なら一つの場としてパラレルな機能を活かすことができる．上限は，場所さえあればスタッフの人数との兼ね合いで決まる．場全体の状況の把握という点からは，空間さえ許せばこれまでの経験から40〜50名程度である．この場合は一部屋でおこなうという意味ではなく，必要なら全員が集まることができる場を中心に，パーテーションやドア

などで区切られてはいるが，行き来が自由で，ある程度見通せるいくつかの場があるといった物理的構造が条件である．ひとと同じことをしなくてよい場であるから可能な人数といえよう．1病棟あたりの基本的な定員に近いのは偶然ではないだろう．

スタッフ一人あたりの担当数は，同時間帯に4～5名くらいであれば，個々の話を聞いたり作業活動を教えながら関わることができる．ときどきサポートすれば自分で作業に取り組める人，作業をもちいる療法への導入に向け作業はまだできないが他者の活動を見ていることで参加する人，すでに一人で作業し安定周囲にも気配りができるようになった人など，いろいろなレベルの人が参加するようになれば，一人の作業療法士が10名程度なら対応できるようになる．参加者同士が互いに援助し合う，ピア・サポートがみられるようになれば，10名くらいの参加があっても，作業療法士は導入期の人や本当に援助が必要な人にも十分関わることができる．

6・3・5 導入時期と方法

パラレルな場への導入に関しては，いつどのように導入するかが問題となる．導入時期は，パラレルな場の適用で述べたように，急性期の要安静状態離脱後の亜急性期から，病状の安定に向けた早期リハビリテーションとしての利用に始まり，実際には，導入と開始は，参加者に対して治療上，次のステップにいつどのように進めるかという治療的展開の問題とも関連し，処方の出し方や担当制，スタッフの役割をどのようにするかということが課題になる．

急性期離脱直後の早期リハビリテーションを開始する亜急性期や喪の作業のはじまりの時期に，いつ導入し開始するかを，病状の観察だけで正確に判断することはむずかしい．要安静状態を離脱したら，様子を見ながら主治医やかかわりのある看護者が本人をともなって，パラレルな場を見学するなど，実際に対象者がその場を見る機会をもつようにするとよい．導入と開始に関しては，早期リハビリテーションとしての作業をもちいる療法の開始時期の目安が参考になる（山根，2006；小林，2006）．

パラレルな場の利用は，基本的には利用したい本人が申し出ることを原則とするが，申し出ることがむずかしい人には，その場にいるスタッフが相手の状況に応じて声をかければよい．処方を介した治療や援助，支援の場であれば，二，三度参加した時点で定期の参加を希望するかどうかを確認し，定期参加の希望があれば，処方を出すという形で参加契約を結ぶことができる．そうしたクリニカルパスにはパラレルな場が有用である．

精神障害者地域生活支援センターなどのような場においては，本人の申し出があるまで自由な参加の保障だけでよいが，治療的に維持が必要な医療の場においては，処方による治療契約と個人担当制によるサポートがあるほうが，より適切にパラレルな場の機能を生かすことができる．処方後は，基本的に個人担当制とし，利用目的や継続などに関して適宜相談・面接をおこないながら進める．場の中では，担当クライエントを中心としながら自分の担当外の対象に対しても必要に応じて対応する．

6・3・6 場の成熟と期間

　ある文化をもった場が育つには時間が必要である．時間が経過すれば場が成熟するというわけではないが，経験的には，パラレルな場が機能するようになる目安は，場が成熟する期間として最低 2〜3 年，一応安定した場になるのに 4〜5 年はかかるとみている．いったん成熟した場ができると，急性期の作業をもちいる療法のプログラムのように短期間で参加者が移り変わる場であっても，その文化がまるで踏襲されるかのように機能するようになる．このパラレルな場の機能を変えることなく生かす．そのために場の成熟は図るが，集団の発達レベルを高めず並行状態を保ち成熟させた場を維持する．それは序章の【場（トポス）・集団の原理—動的平衡】で述べた，変わらないために変わり続けるという作業療法の哲学そのものともいえ，作業療法臨床の基盤にあたる．

◆引用文献◆

石谷直子(1984). 精神科作業療法における個人療法と集団療法.「精神科作業療法」pp81-100. 星和書店.

小林正義, 冨岡詔子(2000). 開かれた自閉空間の治療的利用―分裂病患者の休息体験をめぐって. 作業療法 19. 101-111.

小林正義, 冨岡詔子(2001).「作業への閉じこもり」の治療的利用―分裂病回復期初期の治療構造について. 作業療法 20. 472-482.

小林正義(2006). 早期作業療法導入のコツ. 作業療法マニュアル32「ニューロングステイをつくらない作業療法のコツ」pp9-12. 日本作業療法士協会.

Mosey AC(1970). Three Frames of Reference for Mental Health. Charles B. Slack, London(篠田峯子・他訳, 1977「こころと行動の発達」協同医書出版社).

Moustakas CE(1988). Phenomenology, Science and Psychotherapy. Stephen J Moustakas, Michigan(杉村省吾・他訳, 1997.「現象学的心理療法」ミネルヴァ書房).

Winnicott DW(1965). The Family and Individual Development. Tavistock Publications Ltd., London(牛島定信・監訳, 1984.「子どもと家庭―その発達と病理」誠信書房).

山根 寛(1992). 精神科病棟における老人の集団作業療法―老年痴呆, 脳血管性痴呆, 慢性分裂病の混成グループの特徴と治療的意義. OTジャーナル 26. 533-540.

山根 寛(1993). 退行現象をともなう寛解過程における作業活動の力動的観点からみた役割―精神分裂病少女の寛解過程より. 作業療法 12. 229-237.

山根 寛・他(1994). 精神科病棟における痴呆老人に対する集団作業療法の効果. OTジャーナル 28. 483-490.

山根 寛(1995). 統合失調症障害にとっての集団と場. OTジャーナル 29. 88-93.

山根 寛(1997a). 集団の治療的利用, その効果と陥穽―作業活動を介する集団療法の経験より. 集団精神療法 13. 145-149.

山根 寛(1997b). 作業療法の形態.「精神障害と作業療法」pp152-156. 三輪書店.

山根 寛(1997c). 作業療法の役割.「精神障害と作業療法」pp36-41. 三輪書店.

山根 寛(1997d).「ふれない」ことの治療的意味―汚言に葛藤する患者の対処行動と自己治癒過程より. 作業療法 16. 360-367.

山根 寛(1998). 集まり, 集めることの利用―作業活動を介する集団の概要. 作業療法 17. 177-180.

山根 寛(1999). パラレルな場の利用. 作業療法 18. 118-125.

山根 寛(2006). 早期作業療法の開始時期の目安. 作業療法マニュアル32「ニューロングステイをつくらない作業療法のコツ」pp6-8. 日本作業療法士協会.

山根 寛(2015a). 3作業の知.「ひとと作業・作業活動 新版」pp83-111. 三輪書店.

山根 寛(2015b). 6作業の技.「ひとと作業・作業活動 新版」pp191-209. 三輪書店.

山根 寛(2015c). 7技を育む.「ひとと作業・作業活動 新版」pp211-238. 三輪書店.

山根 寛(2017a). 4・8形態.「精神障害と作業療法 新版」pp133-138. 三輪書店.

山根 寛(2017b). 6・2急性期作業療法.「精神障害と作業療法 新版」pp220-227. 三輪書店.

7 作業をもちいる療法と集団・場

118	7・1 なぜ作業をもちいる療法で集団をもちいるのか	7・1・1	作業をもちいる療法の治療構造と集団
		7・1・2	作業をもちいる療法の効果と集団
121	7・2 作業をもちいる集団の特性	7・2・1	作業の特性
		7・2・2	作業をもちいる集団
128	7・3 作業をもちいる集団の効果		
128	7・4 作業をもちいる療法における集団と場の利用	7・4・1	プロセスの利用
		7・4・2	マスの利用
		7・4・3	場（トポス）の利用
134	7・5 集団で作業をもちいる療法の種類	7・5・1	課題志向集団—気づく，かかわる，まなぶ
		7・5・2	集団志向集団—かかわる，癒える，やすらぐ
		7・5・3	力動的集団—癒える，気づく，変わる

7 作業をもちいる療法と集団・場

　作業や共に作業することをかかわりの手段とする療法は，主体としての対象者自身が生活を構成する目的と意味のある作業（生活行為）をおこなう．作業や作業をすることを通して他者と関わるという具体的な体験を中心に，セラピスト，共に作業をする集団プログラムの参加者など多彩な要素（**表7-1-1**）によって構成されている．この作業をもちいる療法を構成する多彩な要素とそれぞれが相互に作用するという構造が，言語を主な交流の手段とする一般の集団療法と比べて大きく異なる点である（山根，2017b）．

　本章では，作業をもちいる療法において集団をもちいる理由と効果，作業をもちいる集団の基本的な特性，作業や共に作業することをかかわりの手段とする集団療法の基本的原則について述べる．

7・1　なぜ作業をもちいる療法で集団をもちいるのか

　作業をもちいる療法は，ひとが実際に自分の身体を操作して，自分以外の対象を操作するという，作業することの特性を生かして，セラピストや他の人たちと交わる，という具体的で主体的な体験や他者や自分以外の事物との対象関係を，治療や援助，支援の手段としておこなわれる．病いや予期せぬ障害により生きる意欲や自信を失った者にとって，自分のおこなっていること（行為）やおこなったこと（結果）が，他者にどのように評価され，どのように受けいれられるかにより，日々の生活の障害は大きく左右される．作業をもちいる療法の効果も，自分を認めてくれる人，支えあって作業を共にする人の存在によって大きく変わる．

　また，器質的な原因以外の精神機能の障害が対人関係の病いと称されるように，統合失調症スペクトラムをはじめとする精神障害の多くは，対人関係に支障があり，幻聴や関係妄想などの症状も対人関係の歪みとして表れる．そして生活に必要な社会生活技能も，その中心となる

■ 表 7-1-1　作業療法の構成要素

主体としてのクライエント	（個別性，主体性，主観）
作業活動	（意味，行為，結果）
セラピスト	（知識，作業技術，対象関係）
集団	（集団力動，個と集団の関係）
場所と場	（物理的構造，場の意味）
時間	（間合い，タイミング，時間，頻度）

のはコミュニケーション技能など対人関係や集団参加に関する技能で，それらは他者とのかかわりを通してしか学ぶことはできない．

そのため，生活の障害に視点をおき自律と適応の支援を目的とする作業をもちいる療法では，作業や場を共にする他者との交わりやかかわりを重要な治療や援助，支援の手段としてもちいる．

7・1・1　作業をもちいる療法の治療構造と集団

　作業療法は，対象者と作業療法士の関係が，作業を介して成りたっている．対象者が実際に自分で作業をする，他者と交わるという主体的な体験（身体的体験，精神的体験，心理社会的体験），作業を介して関わる，といった人や物との関係を利用する．作業療法も，目的と対象者の状態に応じて，病院や施設から居宅までさまざまな場所でおこなわれる．おこなわれる場所によっても効果が異なり，作業を共におこなう人との相互作用も大きく影響する．

　この作業療法を構成する多彩な要素とそれぞれが相互に作用するという構造は，言語を主な手段とする精神療法や薬物などによる身体療法と比べると，介入と効果の因果関係を客観的にとらえることがむずかしい．しかし，対象者が主体性を取りもどし，病いや障害により喪失した自己との関係，生活との関係，家族や周りの人との関係，社会との関係など，さまざまな関係性を回復し，生活の再建をはかるという個別性の高い多義的な治療や支援を可能にする．

　この生活を構成しているさまざまな要素の相互性こそが作業療法の豊かさでもある．この変化に富んだ作業療法のプロセスと効果を，個人の技術やセンスによる職人芸といわれる域にとどまらせることなく，だれにもわかりやすく見えやすくするために，作業療法の治療・支援構造を理解することが必要になる．作業療法を構成する要素の関連（作業療法の構造）をシェーマにすると**図7-1-1**（山根，2017b）のようになる．

　作業をもちいる療法における対象関係には，

- 対象者と作業療法士が直接関わる関係（図7-1-1の①）
- 対象者と作業や作業に関連した物との関係（図7-1-1の②）
- 作業や作業に関連した物（所有している物，作品，使用している物など）を介した対象者と作業療法士との関係（図7-1-1の③）
- 対象者と作業や作業に関連した物を介した集団の構成メンバーとの関係（図7-1-1の④）
- 作業や作業に関連した物，集団の構成メンバーを介した対象者と作業療法士との関係（図7-1-1の⑤）
- 集団の構成メンバーを介した対象者と作業療法士との関係（図7-1-1の⑥）
- 対象者と集団の構成メンバーが直接関わる関係（図7-1-1の⑦）

がある．そして，②，③，④の関係において，対象者が作業療法士を道具的に扱い，物や他者と主体的に関わる，

- 対象者が作業療法士を介して物と関わる関係（図7-1-1の②に含まれる）

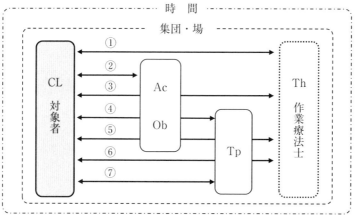

Cl：対象者　Th：作業療法士　Ac：作業　Ob：物（作品，道具，素材）
Tp：集団の構成メンバー

① Cl と Th が直接関わる関係
② Cl と Ob や Ac との関係
③ Cl と Th が Ob や Ac を介して関わる関係
④ Cl と Tp の Ob や Ac を介したかかわり
⑤ Cl と Th が Ob や Ac, Tp を介して関わる関係
⑥ Cl と Th が Tp を介して関わる関係
⑦ Cl と Tp の直接のかかわり
⑧ Cl が Th を介して Ob や Ac と関わる関係（形態としては②に含む）
⑨ Cl が Th を介して Ob や Ac, Tp と関わる関係（形態としては③に含む）
⑩ Cl が Th を介し Tp と関わる関係（形態としては④に含む）

■ 図 7-1-1　精神認知領域の作業療法の治療・支援構造
（山根，2017）より

・対象者が作業療法士を介して物や他者と関わる関係（図 7-1-1 の③に含まれる）
・対象者が作業療法士を介して他者と関わる関係（図 7-1-1 の④に含まれる）
がある．

　それぞれの対象関係が，作業療法がおこなわれる場や集団，時間要素の影響を受けている．さらに，さらに 5・6・2「集団を取りまく環境の影響」で述べたように，施設全体を一つのシステムとしてとらえ，作業をもちいた療法もそのシステムの構成集団の一つとしてみることが必要である．作業をもちいる療法のかかわりは，このシステム（全体としての母集団）の中で他部署や医師や看護師など他職種，家族や本人，そして関連のある人たちと相互に影響しあっている．

　この治療・支援構造の特徴により，実際の作業療法の場では，作業療法士の意図を超えて，さまざまなできごとが生まれる．これらのいくつもの要素は，息のあったジャズのような調和の効果を生むこともあれば，不協和音になることもある．しかしこの多彩な要素こそが，リハビリテーションとしての作業療法のふところの深さであり豊かさである．作業療法が「芸術であり，科学である」（米国作業療法協会の定義，1972）と定義された所以であろう．

7・1・2　作業をもちいる療法の効果と集団

　これまでの経験に照らし，作業療法の効果（山根，2015a）を，集団を利用しないと十分な効果がないもの（表7-1-2の◎），集団を利用するほうが個別におこなうより効果的なもの（表7-1-2の○），必要に応じて集団をもちいるもの（表7-1-2の△），特に集団をもちいる必要がないもの（表7-1-2の×）に大きく分けてみると，**表7-1-2**のようになる．

　精神的側面や社会的側面における効果は，ひととのかかわりを利用することで効果のあるものが大半である．特に，普遍的体験，有用感，愛他的体験，共有体験を通したコミュニケーション，集団関係技能などは，他者と共に作業する集団をもちいることで初めて効果が得られるものである．その他，カタルシス，気力の回復，感情のコントロール，達成感・有能感の充足，自信の回復，自己能力の現実検討，実存的受容，自己認識・自己概念の育成，二者関係技能の修正・育成，生活技能・対処技能の獲得などは，個別におこなうよりひととの交わりを通しておこなうほうが高い効果が得られる．

　身体的側面における効果は，その機能の維持・改善だけを考えれば特に集団をもちいなくてもよいものが多い．しかし，治療や訓練に対する意志・意欲といった精神的な影響を考えると，集団を利用したほうが，より効果的のように思われる．自分一人ではないという思いや，あの人ががんばっているのだからという気持ちの支え，模倣学習などはひとと共におこなうことによって得られる重要な効果の一つである．また医療で初めて集団をもちいたといわれるPrattの結核患者学級のような集団に対しておこなう教育も，できるだけ多くの人にサービスを効率よく提供するという点では大切なことである．

　このように，集団は作業とともに作業をもちいる療法の治療構造（山根，2017b）にとって欠くことのできない重要な要素である．

7・2　作業をもちいる集団の特性

　作業をもちいる療法における集団は，作業や作業を共にするという具体的で目的の明確な対象（材料，道具，作品）や行為を媒介にしておこなわれる．このことが言語を主な交流の手段とする通常の集団療法と大きく異なる点である．もちいる作業の種類や内容によって，集団の構成や目的，おこなう場所，時間などに制限もあるが，実際の体験をともなうことから，言語を主な手段とする集団療法では得にくい，作業をもちいる療法ならではの利点もある（山根，1997a）．

7・2・1　作業の特性

　作業は，意味性，具体性，投影性，能動性，身体性，操作性，目的性，没我性，共有性といっ

■ 表 7-1-2　作業療法の効果と集団

	作業療法の効果	
身体的側面	自律神経系の適度な賦活	×
	呼吸・心肺機能の維持・改善	×
	循環器系の機能の維持・改善	×
	血圧の安定	×
	感覚系の賦活	△
	運動器官・機能の維持・改善 　　筋骨格，関節可動域 　　基本的体力，身体的持久力，耐性 　　移動機能・姿勢保持・バランス・巧緻動作・目的動作の協応性	△
	代謝機能の維持・改善	×
	内分泌機能の賦活	×
	身体図式（body schema）の形成	△
精神的側面	リラクセーション，発散・解放（カタルシス）	○
	鎮静と賦活	△
	不安の軽減	△
	気力の回復	○
	感情のコントロール	○
	注意力・集中力・ストレス耐性の改善	△
	記憶・学習の補助	△
	知覚・認知機能の改善，感覚統合機能などの賦活	△
	達成感・有能感の充足，自信の回復	○
	自己能力の現実検討	○
	身体自我（bodily ego）の強化	△
	普遍的体験，有用感，愛他的体験	◎
	実存的受容	○
	時間の概念・管理，季節感の回復	△
	自己認識・自己概念の育成	○
社会的側面	共有体験を通したコミュニケーションの成立	◎
	二者関係技能の修正・育成	○
	集団関係技能（参加，協調，協同，その他）の修正・育成	◎
	くらし（生活）の構成	△
	生活技能・対処技能の獲得	○
	生（一生）の構成	△

◎：集団を利用しないと十分な効果がないもの
○：集団を利用するほうが個別におこなうより効果的なもの
△：必要に応じて集団をもちいるとよいもの
×：特に集団をもちいる必要がないもの

　　＊「3・6作業の知.『ひとと作業・作業活動　新版』pp107-109.」(山根，2015a) 加筆

た特性をもつ．それぞれの特性の詳細については「ひとと作業・作業活動　新版」(山根，2015b)を参照されたい．

作業やその結果の特性としては，

意味性：作業とその結果が価値や意味をともなうため，作業に取り組むモチベーションや意欲を高めたり，自己愛を充足する

目的性：作業そのものが目的をもっているため，作業に取り組むことが目的にそった行為や行動に必要な注意力，集中力を高める

具体性：過程や結果が具体的であきらかなため，現実検討を促し，自己表出の機会となる

投影性：作業や結果に個人の気持ちが投影されるため，それを非言語的メッセージとして読み取ることで，理解，共感を深めることができ，また本人にとっては自分の気持ちがことばを通さなくても伝わった（表現された）ことによるカタルシス，そして具体的な形になった結果から自分を客観的に見ることで自己洞察の機会となる

といったことが考えられる．そしてひとが作業をするということにみられる特性として，

能動性：自分の身体を操作することで，自分以外の対象を操作する．脳機能からすれば能動的な行為である作業をするという意志のはたらきにより中枢神経系が賦活される

身体性：作業により身体を使うことで，心身諸機能が賦活され，快の情動が誘発され，作業に伴い入力される感覚刺激，リズム，作業に必要な身体エネルギーの使用に伴う発散と解放などがみられる

操作性：素材，道具をもちいる，すなわち自分以外の対象を操作することで，自己能力の現実検討，有能感の現実的実現などが期待される

没我性：作業に取り組んでいると思わず夢中になることが，楽しみや苦しみすべてを超え癒す力となる

などがある．また「ひと」と「ひと」が共に作業をすることで，

共有性：作業を共にすることが，作業にともなうコミュニケーションだけでなく，生理学的な類似性による共有体験が，二者関係やコミュニケーションの基盤となり，お互いの理解や連携を深める

といった作業を介したかかわりでしか得られない特性がある．言語にはみられない作業を手段とする身体的・精神的・心理社会的特性が，作業をもちいる療法における集団を特徴づけている．

7・2・2　作業をもちいる集団

作業をもちいることにより生まれる集団の特性は，前述した特性のどの要素の作用によるものか，その関連を**表7-2-1**に示す．

■表 7-2-1　作業・作業活動をもちいる集団の特性と作業・作業活動の要素

作業・作業活動をもちいる集団の特性	機能する作業・作業活動の要素								
	意味性	具体性	投影性	能動性	身体性	操作性	目的性	没我性	共有性
・対象層が広い	◎	◎	○	○	○	○	◎	○	○
・コミュニケーションが容易		○	○		○				◎
・課題が明確	○	○					◎		
・役割設定が容易	○	◎				○			○
・力動の変化やプロセスが具体的		◎	◎	○			○		○
・「いま，ここで」のはたらきかけが容易		◎					○		◎
・適度な心理的距離の維持	○	◎			○		○	◎	○

◎：主に機能する主因子
○：機能する因子

[対象層が広い]

次に述べる作業を介したコミュニケーションと関係することであるが，作業をもちいることで，対話型の療法より集団療法の対象層がかなり広がる．言語を主媒体とする場合は，発達や認知というしばりから，言語をもちいることに大きな支障がない人が対象となる．その点，作業をもちいる集団は，目的や意味をもった具体的な行為・行動が交流の手段であるため，

・ことばがまだ未発達な乳幼児やことばの発達に遅れがある者（発達の問題）
・信頼関係がまだ生まれておらず，防衛的な状態にある者（心理的問題）
・統合失調症などにみられる「ことばによる世界の秩序」が崩壊している者（意味の変質）
・ことばが現実を離れた特定の概念と結びつき，クローズド・システムになっている者（意味の乖離）
・認知症や一時的な意識混濁などによる認知機能の障害があり，一度は獲得された意味記号としての言葉が機能しなくなった者（機能の障害）

といった人たちも作業をもちいる集団療法では対象になる．

[コミュニケーションが容易]

私たちは，図7-2-1（山根，2006）に示すような言語体系，非言語体系によりコミュニケーションをはかっているが，精神的な障害や発達上の障害により，ことばが意味記号として「つたえる」「わかりあう」機能をはたさない状態にある人や，認知症にみられるように一度身についたことばの「つたえる」機能が失われた人とのかかわりにおいては，五官（感覚受容器官）と感受される五感の生理的な共通性や個人的意味を有するモノなどが「つたわり」に大きな役割を果たす（山根，1998a）．

作業をもちいる集団では，

・五感の生理的共通性を基盤とする具体的な身体感覚

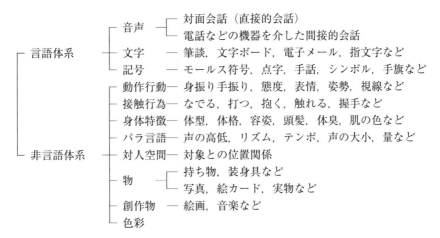

■ 図 7-2-1 「伝え」「伝わり」の記号体系と伝達手段・方法

■ 表 7-2-2　言語以外のコミュニケーションの媒体

声（ことばの表情）	大小，強弱，高低，速さと変化 間合い，テンポと変化，リズムや抑揚 ことばの量 ことばの調子
身体（からだの表情）	目，視線，アイコンタクト 表情 姿勢，身振り，動作 行為（と結果），行動 外観
物（拡張した自我）	所有物 創作物（自分で作った物） 使用物（道具，材料，物品など）

(山根，2015c)

・共に作業をおこなうことで得られる共有体験
・それぞれの生活史を通した類似体験

などがコミュニケーションの基盤となる（山根，2015c）．**表 7-2-2**（山根，2015c）に示すように，意味記号としての言葉以外の非言語レベルのコミュニケーションの媒体として，

・ことばの表情にあたることばのリズムや調子など
・からだの表情にあたる視線や動作，行為など
・拡張した自我にあたる物の扱い

などが機能するため，コミュニケーションが容易になる（**図 7-2-2**）．表 7-2-2 の要素は，話し手，聞き手双方にあり，聞き手は相手の要素からメッセージとして読みとり，話し手は意識し

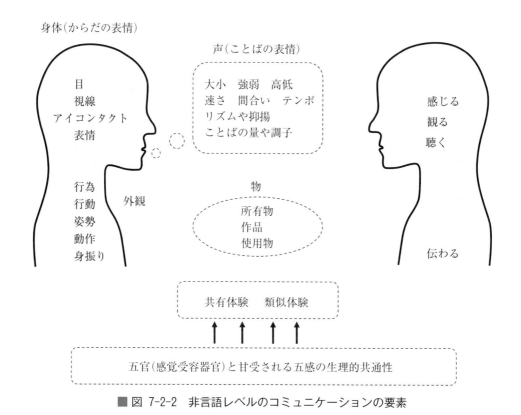

■ 図 7-2-2　非言語レベルのコミュニケーションの要素

てあるいは無意識に，言葉の意味以外にこうしたメッセージを聞き手に発している．

そうした言葉以外のコミュニケーションメッセージは，治療や援助，支援にあたる者が共に作業をおこなう療法にとって重要な意味をもつ．治療者が室内にいて，患者に心身の機能回復の重要性を説き戸外作業を勧めた場合と，一緒に作業した場合の違いを思い浮かべるとよい．共有体験がもたらすメタコミュニケーションの機能がいかに治療や援助，支援にとって大きな役割を果たしているかに気がつくであろう．ひとが時間と場と作業を共にする（共有体験）ことが，その後に交わされることばが伝える意味の量と質を大きく変える．

ゲームやスポーツでも共同作品づくりでもよい．共に作業する前と後のお互いのことばの伝わり方の違いを比べるとわかる．作業中は「それでいいね」「いまの感じ」など，感覚・知覚の共有体験を通して，そして作業後は体験した五感の生理的共通性により，あまり説明的な言葉がなくても伝わりがずいぶんよいといった体験はだれにでもあるだろう．時間と場と作業を共にすることで，コミュニケーションの背景となる身体感覚レベルによる共有体験が多くなるためである．

[課題が明確]

言語を主媒介とした療法においては，ときとして思考優位な関係になるため，抽象的なイメージや概念的なやりとりになり，集団の課題（目標）が見失われたり，集団がめざしている

ことと個人の課題がずれたりすることがある．また，言語の特性として知的な防衛がはたらき，現実回避も生じやすい．それに対して，作業をもちいる療法は，作業そのものが目的や意味をもっていることと実際の行為や行動をともなうため，集団の目標や個人の目標などの課題を明確に示して集団を進めることができる．また対象者の特性が行為・行動として現れるため，個々の問題（課題）がわかりやすい．

[役割設定が容易]
　作業をもちいる療法は，課題が明確であり，具体的な行為・行動をともなうため，参加者個々の役割分担，相互の位置関係の設定が容易である．サイコドラマや生活技能訓練などロールプレイをもちいる療法は，役割のイメージ化が困難な対象やイメージ化が混乱を招く対象がある．そのような対象に対しても，作業をもちいる療法なら対象者個々の課題にそった役割を具体的に設定できる．

[ダイナミックスの変化やプロセスが具体的]
　集団や個人の課題，相互の位置関係，役割が明確なこと，実際に作業をおこなうため，行動パターンが具現化され，行為や結果に投影される．そのため，言語を主な媒介とする療法に比べ，個々のダイナミックスや集団全体のダイナミックス，変化のプロセスが，行為やその結果として具体的な形となって現れやすい．

[「いま，ここで」のはたらきかけが容易]
　療法集団では個人の生育史的なものより，そのときその場でおこっていることを通して関わることが重要である．言語では抽象的になってしまう個人のさまざまな機能や特性が，作業をもちいる療法では，作業の結果として現れやすい．対象者にはたらきかけようとすることが双方にとって具体的な現象として見えているため，「いま，ここで」のはたらきかけが容易になる．

[適度な心理的距離の維持]
　作業や対象物があることで，お互いに適度な心理的距離が保たれ，不用意に精神内界を侵襲することが避けられる．術後の不安から独歩困難となり人との接触をしなくなった患者とのかかわりで，患者の持ち物であった人形を介して治療関係が成立し，治療上のいくつかの危機を乗りこえ再び歩けるようになった経験があるが（山根，1992），そのような物を介したかかわりは，作業をもちいる療法の臨床ではだれもが特に意識することなく日常的におこなっていることである．ことばだけだと直接向き合うことになる視線が（図7-2-3の①），作業や対象物が間にあることで，向き合う視線の緩衝作用になったり（図7-2-3の②），向き合う視線の角度が変わったり（図7-2-3の③），ときには同じ方向に向かう（図7-2-3の④）こともできる．作業が間にあることで，関わろうとする者も関わられる者も双方ともに，直接相対するには緊

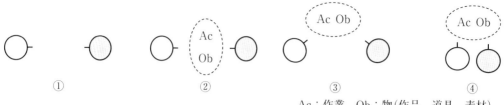

Ac：作業　Ob：物（作品，道具，素材）

■ 図 7-2-3　作業の有無による視線の向き

迫しそうな状況からずいぶんと救われる．

7・3　作業をもちいる集団の効果

　作業をもちいる集団の効果は，作業の特性や対象者の障害の内容や程度によって異なるが，「こんな病気になったのは，自分だけじゃなかったことがわかって少し安心しました」「そういう方法もあるんですね．やってみようかな」「私でも役に立つことがうれしかった」「やってみると結構できるものだなと思いました」「あんなふうにしてもいいんですね」と，具体的な作業を仲間と共におこなうときに語られたことばが，作業を共におこなう集団の効果を表している．

　これまでの経験に照らし，集団の効果（5・3「集団の効果」）を，主な障害別に，作業をもちいる療法で，集団を利用しないと十分な効果がないもの（◎），集団を利用するほうが個別におこなうより効果的なもの（○），必要に応じて集団を利用するとよいもの（△），特に集団をもちいる必要がないもの（×）に大きく分けてみると，**表 7-3-1** のようになる．障害の内容や程度にもより一概に言えるものではないが，一般的な特徴を示したものである．

　統合失調症のように病理に直接ふれることが大きな精神的混乱を招きやすい者，知的な障害や認知の障害がある者，まだ言語能力が十分発達していない子どもや発達障害がある者などには，自分を受けいれてくれる仲間と共に具体的な体験をする作業をもちいた集団の効果が大きい．特に愛他的体験，生活技能や対人技能の模倣・学習・修正，共有体験などは，障害を問わず作業をもちいる集団のほうが効果的である．

7・4　作業をもちいる療法における集団と場の利用

　作業をもちいる療法における集団と場の利用は，集団精神療法と同様に集団のダイナミックスや集団の成熟過程を個人の成熟・学習に利用するプロセスの利用，ひとを集めるマスの利用，そしてパラレルな場として利用とがある（**図 7-4-1**）（山根，1995；1997b；1998b；1999；2017a）．

■表 7-3-1　主な障害別にみた作業をもちいる集団の効果

療法集団の治療因子	精神障害	身体障害	小児	認知症高齢者	知的障害
希望をもたらす	△	△	◎	○	○
普遍的体験	△	△	○	△	○
受容される体験	○	△	◎	○	○
愛他的体験	◎	○	○	○	○
情報の伝達	△	○	×	×	○
現実検討（自己確認，自己評価など）	◎	○	○	×	○
模倣・学習・修正（生活技能，対人関係など）	◎	○	○	○	◎
表現・カタルシス	△	△	○	○	○
相互作用・凝集性	○	○	×	×	○
共有体験	◎	○	◎	○	◎
実存的体験	△	△	×	×	△

◎：作業をもちいる集団で特に効果的なもの
○：作業をもちいる集団で効果的なもの
△：特に作業をもちいる集団を利用する必要はないが集団をもちいるほうがよいもの
×：あまり高い効果が期待できないもの

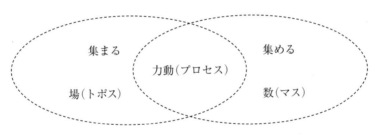

■図 7-4-1　作業療法における集団と場の利用

　パラレルな場の利用とは，6章「パラレルな場とその利用」で述べたように，場を共有しながら他者と同じことをしなくてもよいという「ひとの集まりの場（トポス）」の利用である．従来の集団療法との違いは，場の成熟をはかるが集団として凝集性を高めたり発達させたりしないことにある．ひとの集まりの場をもちいた個人療法ともいえる，作業をもちいる療法特有の集団の利用である．依存する対象（人，作業）があれば，対人緊張の強い者や自閉的な者にとっても，脅かされることのない安心できる場となる．
　マスの利用とは，そうした相互の関係だけでなく，カルチャー教室のように一人に対しておこなうより複数に対しておこなう，主として時間的効率や経済的効率を優先するものである．
　もっとも，集団の機能は完全に分けられるものではない．ひとが集まったり，ひとを集めておこなう以上，どの機能を主に生かした集団か，治療者がどのような視点から利用しているか

■ 表 7-4-1 作業療法における集団，場の治療構造の比較

	集団の利用		場（トポス）の利用
	プロセスの利用	マスの利用	
開放度	クローズドもしくはセミクローズド	セミクローズドもしくはオープン	オープン
頻度 時間 期間	1～2回/週 1～2時間/回 期間を設定する	1～5回/週 目的による 目的による	可能なかぎり毎日 定時．時間や期間は特に設定しない
参加者数	パラレルな関係は4～5名 力動的集団は8～10名 課題志向集団は10～15名	不定 集団の把握は20～25名 最大30名が限度	4～5名/作業療法士1名 患者のレベルにより 10名/作業療法士1名程度まで可
課題	個人課題を生かした集団課題	集団課題が個々の課題	個々に設定
作業選択	目的に応じて，メンバーによる選択が原則	治療者が選択	多種目 自由に見てさわることができるようにする
グループセラピスト	集団レベルに応じたファシリテーター	指示・教授を明確にする	場の維持
治療操作	集団力動を個人へ，個人力動を集団へと相互に生かす	集団全体の流れに配慮	ケースバイケース 個人力動にはたらきかける
適用例	表現的・洞察的集団療法，生活技能訓練，グループワークなど	カルチャー教室，機能訓練，季節行事，レクリエーションなど	作業療法の導入の場，開放サロン，デイルームなど

で違いはあっても，すべての集団に集団と個のダイナミックスの相互作用はおきる．

　具体的な集団の利用と作業療法に関しては，9章「さまざまな集団療法と作業療法」で，対象領域別に述べることにして，ここでは作業をもちいる療法における集団や場の利用の基本的なことについてふれておく．プロセスの利用，マスの利用，場（トポス）の利用のそれぞれの治療構造と特性を比較すると，**表 7-4-1** のようになる．

7・4・1　プロセスの利用

　プロセスの利用とは，ひとの集まりにより生まれるさまざまなダイナミックスとその相互の影響の変化の過程を，個々の治療や援助，支援に利用するものである．狭義の集団精神療法や

心理療法とよばれるものは，この集団のプロセスにおけるダイナミックスを利用するものといえる．

[開放度]

　グループ・ダイナミックスと個々のダイナミックスの相互作用や集団の成熟過程を生かすためには，集団の形態はクローズドもしくはセミクローズドでおこなう．

[頻度・時間・期間]

　プログラムの開催回数は，参加者個人の内的な問題にふれることも多いため，プロセスを利用する集団の場合，集団で経験したことを熟成させる時間，自己開示により消耗したエネルギーの回復に必要な時間など，心理的負担を考慮すれば，週1～2回が適当である．同様な理由で各セッションの時間も，1回につき1～2時間程度とする．期間に関しては，終了の予測のつかない状態が続いてマンネリ化することを避けるため，あらかじめ設定しておくほうがよい．期間を設定しておいて，必要な場合には再参加を認めるというようにする．病棟やデイケアの全体ミーティングのように，母集団全体でおこなう集団で，その都度の課題を取り上げる定期的な話し合いのような集団の場合は，期間を設定しない場合もある．その場合には，個々の入退院や入退所が個々の参加期間を決める要素となる．

[参加者数（集団の大きさ）]

　参加者数は少なすぎると個人に対する負担が大きく，多すぎると相互の関連が希薄になったり問題の焦点化が困難になる（鈴木，1986；山口ら，1986）．通常，統合失調症障害のように自閉的で緊張の高い対象者に対する集団志向集団の場合は，参加者の影響性の少ないパラレルな関係を利用しながら4～5名くらいでおこなう．グループ・ダイナミックスを利用し，作業を言語の補助としてもちいる力動的集団の場合は8～10名，作業を軸にして，社会適応技能の相互学習を目的とする課題志向集団の場合は10～15名程度が適切である．コミュニティ・ミーティングのような自由な感情の表現をねらいながらお互いに共通する日常的な問題を取り上げる場合には，病棟やデイケア，家族会などといった大きな集団全体を単位とするため，治療の場によって異なるが15名以上になることが多い（式守，1996；齋藤ら，1996）．しかし，コミュニティ・ミーティングの規模になると，作業をもちいればゲームやスポーツ大会などレクリエーション的な要素が高くなるため，相互作用のかかわりを場全体として利用する場合の手段はことばが中心となる．

[課題]

　集団の課題（目標）は，課題集団のように特定の目標にそって参加者を募集する場合もあるが，参加者個々の課題から集団の課題が決められることも多い．いずれにせよ，自分たちで取り組む課題について話し合うことそのものを集団のプロセスとしてもちいればよい．

[作業選択，グループセラピスト，治療操作]

　課題と同様に使用する作業も原則として話し合いで決めればよい．決める過程そのものがすでに集団療法である．グループセラピストは集団の成熟段階に応じて役割を変え，参加者間の主体的な動きが生まれるように心がける．大きなリスクを避けるようファシリテートすればよい．集団の中でおきることはみんなで取り組み乗りこえるようにすれば，集団はそのホメオスタシスを保ちながら育つものである．そして，個人はそのなかで支えられ成長する．

[適用例]

　プロセスを利用する集団は，言語表現の補助として創作的作業をもちいる表現的・洞察的精神療法から，具体的な生活レベルの作業をもちいる生活技能訓練に類するもの，趣味やレクリエーションなどの作業をもちいるグループワークまで幅広く活用できる．

7・4・2　マスの利用

　多くのひとが集まることで実施が可能になる作業，大勢のなかの一人であることで安心して人の集まりの中で過ごすことができる．同じことを個々におこなうより多くのひとにおこなうことによる時間や経済的節約など，マスの利用とはひとを集めておこなう数の効果に主眼をおいた集団の利用である．

　少し自閉的な傾向のある者や，精神内界に関わられることの負担が大きい者，慢性統合失調症障害のようにプラトー状態で自我の脆い状態にある者，軽い認知症のある高齢者などにとっては，個々の存在が明確に照らし出されるような小集団より，凝集性の高くない比較的人数の多いひとの集まりにまぎれているほうが安心できる場合がある．適度に他者の模倣をして過ごすことができる，多くの人に埋もれるようにして過ごすことで個があらわにならないなど，大勢のなかのひとり（one of them）であることの安全さであろう．もちろん上記の人たちの中にも，ひとの集まりそのものに圧迫感を感じる人もあり，そういう人にとってはひとが集まっていること自体が負担でしかない．

[開放度]

　数の効果をねらった集団は，Prattの結核患者学級（加藤，1987）のように課題があって，集団教育としておこなう場合には，セミクローズドでおこなうこともあるが，比較的オープンでおこなわれるものが多い．

[頻度・時間・期間]

　マスの利用では，集団のダイナミックスも幾分かははたらくが，楽しみや集い，学習，教室的な内容になるため，頻度は週1〜5回と種目や目的に応じて決めればよい．生活リズムを整えるとか，心身の基本的機能の回復を目的としたものや職業前訓練的なものはあまり間をあけず

定期的に回数を多くおこなうほうが効果的である.

[参加者数（集団の大きさ）]
　マスの利用では，参加者数はある程度人数がいたほうがよい．しかし，オープングループの形でレクリエーションとしておこなう場合でも，一人のメインセラピストが個々の状態と場の状況を把握できる人数は20〜25名，最大30名が限度である．それ以上の集団になると，場の提供はできても個々の状況把握が困難になるため，参加者のレベルや人数に応じてサブセラピストを決め役割分担をする必要がある.

[課題，作業選択，グループセラピスト，治療操作]
　集団の課題（目標）は，通常はグループセラピストがあらかじめ決めておき，その課題にそってもちいる作業の種目，手順や方法などもセラピストから示すことで，参加者の自己決定の負担を少なくして参加しやすくする．グループセラピストは適切な指示・教授をおこない，集団全体の流れがスムーズになるよう積極的に役割をとる.

[適用例]
　カルチャー教室や機能訓練グループのように，共通の趣味や学習・訓練を目的とした課題集団，季節行事やスポーツといったみんなで楽しみながらおこなうレクリエーショングループなどに利用できる.

7・4・3　場（トポス）の利用

[開放度，頻度・時間・期間]
　いつだれが訪れても，断続的な参加であっても，わけへだてなく受けいれられるというパラレルな場本来の機能（6・2「パラレルな場の効用」参照）を生かすには，オープン参加を原則とし，可能なかぎり毎日，期限は設定せずにいつも同じ時間帯に同じ場所でおこなうとよい．見当識の障害など認知機能の低下した人たちやなんらかの理由で参加がとぎれていた人，病院であれば再入院でしばらくぶりに参加する人などにとっては，いつも変わらない場があることの意味は大きい.

[参加者数（集団の大きさ）]
　参加者数に大きな制限はないが，あまり少ないとパラレルな作業をもちいる療法の場として十分に機能しない．場全体としては，最低10〜15名以上の参加者があったほうがよい．上限は特に限定されないが，場全体の状況の把握という点からは，スタッフ数と場所が整えば40〜50名程度である．スタッフ一人あたりの担当数は，4〜5名くらいから10名程度なら対応できるようになる（6・3・4「適応対象と適正人数」参照）.

[課題，作業選択，グループセラピスト，治療操作]

　パラレルな場の適応対象は，自閉的で何かするということに十分気持ちが向いていない，具体的な刺激がないとイメージできないといった人たちが多い．自分が何をしたいのかはっきりしない，何かしましょうかと言われてもピンとこない，そんな人にとっては，実際に見たりさわるということが大切である．そのため，作業はいろいろ試みることができるよう，できるだけ多くの種目を用意し，また五感を通した知覚・認知の賦活のため，実際に作品や素材や道具なども自由に見てさわることができるようにしておくとよい．

　そこでおこなわれる課題は，集団としての共通の課題や大きな制約がないことが特徴で，参加者個々に応じた課題を決めればよい．場の成熟は積極的にはかるが，その場に自然に生まれる相互協力を除いて，ある目的のために場全体の凝集性を高めたり，集団のレベルを発達させるようなことはせず，パラレルな関係を維持する．そのために，グループセラピストは，6・3「パラレルな場の利用」でも述べたように，場に生じている現象をしっかりと把握しながら，大きな心身のリスクに対する対処以外は，スタッフ自身が操作的に何かをしようと思いすぎず，スタッフもその場を共有し作業を共に楽しめるような参加が好ましい．グループセラピストがエポケーに近い状態になることができれば，自ずと特定の対象や現象にとらわれない参加観察（参与観察）[*1]状態になり，状況は風景として目に映るようになる．

[適応例]

　パラレルな場が適応となるのは図6-3-1のような対象であり，実際には作業療法導入の場，オープンな環境療法的な意味合いでの開放サロン，療養病棟などのデイルーム，地域生活支援センターのみんなが自由に集う部屋，憩いの場などの運営に適している．

7・5　集団で作業をもちいる療法の種類

　「集まる」「ふれあう」「親しむ」「まねる」……．ひとが集まり，ひとを集めると，「ひと」と「ひと」や「ひと」と「ひとの集まり」の間にはさまざまな相互のかかわりがみられる．そうしたひとの集まりに観られるポジティブな相互作用を，その類似イメージから大まかにまとめると，**図7-5-1**のようになる．中心となることばは「愉しむ，望み」だろうか．そして大きく，「やすらぐ」「まなぶ」「変わる」というまとまりがあり，さらにそれぞれの重なる部分に，「かかわる」「気づく」「癒える」ということばがある．

　この3つのまとまりが，作業をもちいる療法における課題志向集団（task oriented group），集団志向集団（group oriented group），力動的集団（psychotherapeutic group）にあたる．課

[*1] 参加観察（参与観察）　participant observation：Sullivanがもちいた精神分析用語（Sullivan, 1954）で，エスノグラフィーの方法に由来する．観察する対象と同じ場に身をおき，自分の五官がとらえたものを，そのまま取捨選択することなくありのままに知覚し，価値判断をせずに分析する．

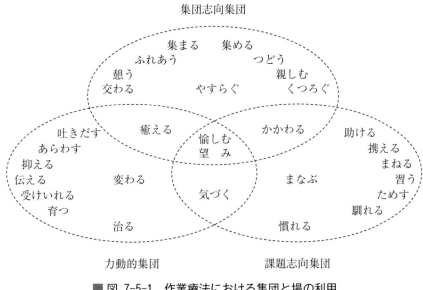

■ 図 7-5-1　作業療法における集団と場の利用

題志向集団は，作業にともなう具体的な課題にそって何かを習ったり，学んだり，技術を身につけ，集団志向集団は，作業を通して集い，ひとと交わり，憩うといったひととのかかわりを目的とし，力動的集団は，集団精神療法における言語の補助もしくは言語の代わりに作業の非言語的コミュニケーション機能をもちいる集団ということができる．集団で作業をもちいる療法とその目的を**表 7-5-1** に示す．

7・5・1　課題志向集団－気づく，かかわる，まなぶ

　課題志向集団は，発達理論や社会学習理論，認知行動理論などを基盤とする療法集団をいう（4・3「集団参加技能と集団レベル」参照）．集団と場の利用でいえば，プロセスとマスの利用にあたる．クローズドもしくはセミクローズドでおこない，対象者の集団参加技能のレベルや目的に応じて，週1～5回実施する．日常生活技能や仕事技能の訓練などは，1週間の回数が少なすぎると効果があまりみられないため，対象者の状態にもよるが，通常週3回以上は必要である．

1）課題志向集団の目的

　課題志向集団は，作業をもちいた他者とのかかわりを通して，
- 生活維持技能（身辺処理，生活管理など基本的な生活の維持）
- 社会生活技能（移動・コミュニケーション機器の使用や社会資源の利用など）
- 作業遂行技能（仕事，学習，家事，育児など課題作業の遂行）
- 対人関係技能（二者関係，集団関係，基本交流など他者とのかかわり）

■ 表 7-5-1 集団をもちいる作業療法とその目的

集団の種類	作業療法における集団をもちいる目的			
課題志向集団	生活技能	生活維持	身辺処理	食事, 排泄, 睡眠, 整容, 衛生, 更衣, 身辺の移動など
			生活管理	金銭, 時間, 貴重な物品, 服薬, 安全, 健康の管理など
		社会生活		移動機器, コミュニケーション機器, 交通機関, 公共機関や銀行など社会資源の利用など
		作業遂行		基礎能力:理解, 注意, 集中, 計画, 問題解決, 耐久性, 作業習慣, 技術, ワークパーソナリティ
		対人関係	二者関係	関係のもち方, 恒常性など
			集団関係	集団参加のあり方, 複数の対象との関係
			基本交流	日常的なあいさつなど
		コミュニケーション		聞き方, 伝え方など
		セルフコントロール		感情のコントロールなど
	心身機能	感覚運動機能		改善したい内容
		精神認知機能		改善したい内容
集団志向集団	受容される体験, 普遍的体験, 集団帰属欲求の充足, 自他に対する関心の回復など心理的支持			
力動的集団	受容される体験, 普遍的体験, カタルシス, 解除反応, 洞察, 人間関係の成長自己実現, 行動変容, 実存的現実受容など自己変容			

・コミュニケーション技能（意志や情報を伝え，理解する）
・セルフコントロール技能（感情のコントロールなど）

などのひとのくらし（生活）に必要なさまざまな技能を学んだり，

・心身機能（感覚運動機能，精神認知機能の維持・回復）

のように，感覚や運動，認知などの機能の維持・回復などを目的にもちいられる（**表 7-5-1**）．

[生活維持技能]

　生活維持技能とは，生きるうえで必要な最低限の生活を維持する技能のことで，食事，排泄，睡眠，整容，衛生，更衣など身のまわりの処理に関するものと，金銭や時間の管理，自分の貴重な物品の管理，薬を飲んでいれば服薬の管理，健康や安全の管理など，くらし（生活）に必要なモノやコトの管理に関する諸技能をいう．それぞれ，「身辺処理」（日常生活行為，Activities of Daily Living：ADL），「生活管理」（手段的日常生活動作，Instrumental Activity of Daily

Living；IADL）とよぶ．また身辺処理には，食事や排泄など身のまわりのことをおこなうときに必要な，歩いたり身を移したりといった範囲の移動（身辺移動とよぶことにする）や身辺処理に関連する日常生活器具や道具類の操作を含む．

「身辺処理」や「生活管理」は，ひとのくらし（生活）において，その生理的安定と自立（もしくは自律）に欠くことのできない基本的な技能である．そして日常生活技能の習得・回復は，自立（もしくは自律）に必要なだけでなく，自尊心を育てたり，回復する初めの一歩でもある．

[社会生活技能]

社会生活技能は，生活のつながりや広がりを助ける技能をいう．対人関係技能や集団参加技能，コミュニケーション技能などを含んでもちいられる場合もあるが，ここでは社会生活に必要な広範囲の移動のための自動車や交通機関，公共機関や銀行などの社会資源，通信など情報を伝達するコミュニケーション機器がうまく利用できるかどうかをさす．

[作業遂行技能]

作業遂行技能とは，仕事，学業，炊事・洗濯・掃除・裁縫・整理整頓・献立づくり・買い物・家族の世話といった家事，育児などにおいて，それらを適切に遂行するために必要な，理解，注意，集中，計画，問題解決といった基礎能力，耐久性，作業習慣，技術，ワークパーソナリティなどをさす．生活維持技能が自立のはじまりに必要な技能であるとすれば，作業遂行技能は，自立を経済的，精神的に支えるために必要な技能といえる．

[対人関係技能]

対人関係に関する技能は，自他の関係を適切に認知し，日常生活や仕事などにおいて支障がない程度の交流をもち，そうした関係をある程度恒常的に保つことができる技術や能力をいう（4・2「対人関係技能の発達と集団」参照）．精神障害をもつ人たちの就労においては，仕事技能以上にこの対人関係技能やコミュニケーション技能の要素が就労の成否に大きく影響する．

対人関係技能は，一人の対象との関係のもち方や関係の恒常性などの二者関係，集団への参加やその中での複数の対象との関係のもち方などの集団関係，そして，隣近所との日常的なあいさつなど社会生活に必要な他者との基本交流に関する技能がある．

[コミュニケーション技能]

コミュニケーション技能は，相手の話を聞いて理解することと自分の思いを適切に表現し伝える技能をいう．生活技能訓練（social skills training；SST）においては，コミュニケーション技能と対人関係技能を中心にして，前述した日常生活や社会生活に関する技能の訓練がおこなわれる．

[セルフコントロール技能]

　セルフコントロール技能は，心身医学においては自分で心身の状態をコントロールする技能をさす．ここでは主に，一時的な感情や欲求により大きな支障が生活や他者との関係に生じないように衝動をコントロールしたり，適切な対象や代償を選ぶことができる技能をいう．

[心身機能]

　心身機能の訓練には，感覚運動機能と精神認知機能の訓練があるが，感覚運動機能の訓練は個別におこなわれることが多い．しかし回復期から維持期にかけてのリハビリテーションにおいては，自分一人ではないという思いや，あの人ががんばっているのだからという気持ちの支えなど，ひとと共におこなうことによる訓練効果に対する心理的影響を考えると，集団でおこなうほうがより効果的な場合がある．精神認知機能の訓練は個別におこなうこともあるが，基本的には他者と共におこない，自他を比較することで客観的な認識が高まる．

2）課題志向集団の利用

　課題志向集団では，その目的をより効果的に達成するために，等質性の影響（5・4・2「構造因子」参照）を考慮して集団の参加者をある程度選択する．参加者の集団参加技能（4・3「集団参加技能と集団レベル」参照）により，集団の課題やグループセラピストの役割が決まる．Mosey の発達的集団（Mosey, 1986）（4・3「集団参加技能と集団レベル」参照）を基本として，集団のレベルに応じた集団課題やグループセラピストの役割など課題志向集団のもちい方を**付表2**にまとめた．

　なお Mosey のグループを紹介するこれまでのテキストでは，Project group は課題集団，Egocentric cooperative group は自己中心的協同集団もしくは自己目的協同集団と訳されているが，本書では課題とその取り組みの特性から短期課題集団，長期課題集団とした．基本的に大きな相違はない．集団の大きさや作業時間などは私たちの経験によりまとめたものであり，対象や目的，もちいる種目により適宜決定すればよい．集団の大きさや基本的な留意点などは，ある程度普遍的なものもあると思われるが，対象が日本のクライエントであるため，日本人の集団に対する文化特性（2・1・3「社会―集団の集合体」参照）を基盤にしたものといえる．国や文化が異なれば，集団運営の微妙な部分での差違は当然生じる．

[並行集団]

　場を共有するが，作業のために他者との交流を必要としない，それぞれが自分の作業に取り組み，他者と同じことをしなくてもよい個々の集まりをいう．このような並行集団の特性は，パラレルな場（6・1「パラレルな場とは」参照）としても利用するが，集団としては，

・凝集性の高くないひとの集まりに慣れる
・他者の存在を認める
・他者に対する関心を高める

・集中力を改善する

といったことを目標にもちいる．

　集団の大きさは，自閉的な傾向の強い場合や認知症高齢者のサブグループは，お互いが手を出せばふれあえる距離にいて，自然に視野に入るひとの人数ともいえる5〜6名程度が適している．基本的な集団参加技能はもう少し高いが，なじみがない者同士の集団への導入などにもちいる場合は10名前後でもよい．作業時間は，長すぎる害（ひとのあたえる刺激の被曝量のようなものの影響）のほうが大きいため，参加者の状態によるが30〜60分程度とする．

　治療や援助，支援にあたる者の役割は，

・個々の取り組む課題を援助する

・必要に応じ器具や材料を準備する（負担の軽減のための代理行為）

・他者の作業の妨害になるような行為を防止する

・個々の安心感，安全感，依存欲求などの充足をはかる

といった，個々に対する援助と場の安全の確保にある．なかにはひとがいるだけで刺激を受けたり，興味が拡散するような場合があるので，個々の観察を怠らないことが大切である．

　具体的には，「対人緊張，場面緊張，自閉傾向がある者の小グループ」や「認知症高齢者の小グループ」などが対象となる．

[短期課題集団]

　並行集団に比べ多少の相互関係，協調，競争がみられ，その日その場かぎりのような短期間の課題であれば，他者と交流をもつことができるひとの集まりをいう．集団としては，

・他者に対する基本的な信頼感を養う

・共通の課題を通した相互交流を促進する

・共通の課題を通して相互に援助しあう関係を体験する

といったことを目標とする．

　集団の大きさは，1〜2人が周辺参加になっても困らない人数である7〜8名が適しているが，4〜10名程度なら可能．スポーツやゲームなどレジャー的なものであれば，20名前後までなら一つの集団として機能する．1回の作業時間は，参加者の状態ともちいる課題にもよるが，一般的には並行集団より少し長い30〜90分程度である．

　援助や相談にあたる者の役割は，

・参加者相互の交流が必要な短期課題を選び，個々の役割を提示する

・必要に応じ器具や材料を準備する（負担の軽減のための代理行為）

・個々の安心感，安全感，依存欲求などの充足をはかる

といった，共通課題にそって場を維持しながら，個々に対する援助をおこなうことにある．失敗を避けようとしたり，自分が困ったときにひとに援助を求めたり，ひとから求められた援助に応じることができずに一人で作業する場合があるので，課題遂行に必要な適度の相互交流がおこなわれるようはたらきかけることが必要である．

「やや対人緊張，場面緊張，自閉傾向がある者の小グループ」もしくはその場の課題にそって参加者が作業する「オープングループ」などが対象である．

[長期課題集団]
　課題遂行も自分にとって興味があるかどうかによるが，興味があれば比較的長期（数回）にわたり共通の課題に協力することができる集まりをいう．自己中心的協同集団と訳されているMoseyのEgocentric cooperative groupに相当する．集団としては，
　・集団の一員として共通の課題にそった役割行動を引き受け，実施できる
　・他の参加者の権利を認め尊重する
　・集団の規範や目標に基づいて行動する
　・相互に協力したり競合したりできる
といったことを目標とする．
　集団の大きさは，課題が数回にわたるため，数名の欠席や断続的な参加があっても参加者に負担がかかりすぎずに集団が機能する人数が必要になる．そうした視点から，多少欠席があっても作業が滞らない人数として，短期課題より少し多めの7〜12名程度にしておくとよい．作業時間は，課題に応じて60〜120分程度になる．
　治療や援助，支援にあたる者は，
　・参加者同士で計画し，相互の役割を決めたり，実行できるように助言したり励ます
　・ポジティブなフィードバックにより，個々に対し情緒的な支持をする
といった，参加者同士の相互交流によって集団が進むようにファシリテーターの役割をとる．共通の課題が負荷となり集団に所属できない者がでてくる場合があるので，プログラムに誘ったり，場合によっては周辺参加を保障することが必要である．
　通常の生活技能や機能訓練などの課題集団プログラム中心となるもので「共通の自己課題をもつ者を対象としたグループ」に利用される．

[協同集団]
　比較的等質（同性，同世代）な集団で，他者を理解した課題に即した相互の交流がおこなえる集まりをいう．集団としては，
　・集団に対するネガティブな感情もポジティブな感情も表現できる
　・他者の欲求を理解し，応じることができる
　・集団所属意識をもった役割行動ができる
といったことを目標とする．
　集団の大きさは，長期課題集団と同じ理由でさらに安定した場を提供するために，7〜8名から12〜13名程度が適当といえる．時間は1回の作業毎にある程度意味のある結果を得るために必要な作業時間ということで，少なくとも90分程度，それ以上は課題によって決まる．
　治療や援助，支援にあたる者は，

- 可能なかぎり参加者の自主運営にまかせる意味でのわずかな支持にとどめる
- リーダーとしての役割をとらず，助言する程度とする

といった，ファシリテーターの役割をとる．協同集団は治療対象の集団ではなく，デイケアなどの社会適応技能を学習するグループ，地域生活支援などにみられるピア・グループの育成やサポートをおこなうようなグループに利用される．

[成熟集団]

成熟集団は，参加している者がお互いの違いを認めて集団全体の目的にそって課題を遂行できる集まりをいう．通常の準社会集団にあたり，集団としては，
- 集団の課題遂行に必要であれば，通常とは少し異なる臨機応変な役割行動もできる
- 集団の課題遂行と他者の欲求を理解し満たすといったバランスを保つことができる
- 集団の規範を受けいれ，集団運営にとって建設的な意見を言うことができる
- 集団の凝集性を高め，集団内の葛藤や問題を解決できる

といったことを目標とする．

集団の大きさは，多少の欠席なども考慮し，グループ・ダイナミックスがもっとも機能する人数を維持するという意味から，登録数を10～15名程度にしておくとよい．1回の作業は，参加者が必要と認める時間を自分たちで決めることを原則とする．

治療や援助，支援にあたる者は，通常は参加者の一員として行動する．一般社会における協同作業や生活支援などで，より積極的に社会参加を促進するためのグループに利用する．

7・5・2 集団志向集団—かかわる，癒える，やすらぐ

集団志向集団は，対象関係理論やグループ・ダイナミックス理論などを基盤とする．集団と場の利用でいえば，主に場（トポス）を利用し，必要に応じてプロセスを利用する．クローズドでも，セミクローズドでも，オープンでも，それぞれ集団の開放度による違い（5・4「集団の構造」参照）を生かして運営することができる．

集う場を主体とした集団では，
- ひとと交わり，ふれあい，したしむ，ひととのかかわりの回復
- ひとの集まりの中で安らぎ，くつろぐ，集団帰属欲求の充足
- ありのままの自分を受容される体験
- 自分一人ではないという普遍的体験
- 自分や他人に対する関心の回復
- 自己有用感

といったことが目的となる．

なんらかの作業をともなうこともあるが，課題集団のようにそれが目的ではなく，ひととの交わりの手段としてもちいられる．1回の作業は1～2時間程度であろうか．グループセラピス

トはみんなが安心して過ごせるように場の調整と維持に必要なこと以外は介入せず，開かれた受容的な対応を心がける．

7・5・3 力動的集団—癒える，気づく，変わる

力動的集団は，対象関係理論，ダイナミックス理論や精神分析理論などを基盤に，原則としてクローズドでプロセスを利用しておこなう．

危機または葛藤状態にある人の不安やそれにともなう怒りや苦悩などの感情，不適切な行動および心身の異常を対象とする．狭義には神経症や心身症が主な対象疾患であるが，精神病から非行や不登校，癌などのように大きな不安や葛藤をともなう疾病，長い闘病生活が必要な慢性疾患などにももちいられる．

力動的集団は，お互いの役割や相互の関係の設定が容易で，協力，競争，協調，拒絶など個々のダイナミックスが，行為やその結果として具体的に現れる，という作業をもちいる特性を生かして（7・2・1「作業の特性」参照），

・受容される体験や普遍的体験による安心感と希望（受容体験，普遍的体験）
・他者とのかかわりにおける感情表現，気づき（カタルシス，解除反応，洞察）
・愛他的行動，協同作業を通してひととのかかわり方を修正（人間関係の成長）
・具体的な体験を通して新しい適応行動を身につける（自己実現，行動変容）
・避けることのできない現実への対応を学ぶ（実存的現実受容）

といったことを目的におこなう．作業という具体的な体験が，学習や訓練的側面が必要となる慢性化した行動や態度の異常に対して有効である．

◆引用文献◆

加藤正明（1987）．集団精神療法の歴史．山口　隆・他編「やさしい集団精神療法入門」pp3-17．星和書店．

Mosey A（1986）．Psychosocial Components of Occupational Therapy. Raven Press, New York.

齋藤英二，式守晴子（1996）．大集団精神療法．集団精神療法 12．145-155．

式守晴子（1996）．大集団精神療法の文献から．集団精神療法 12．50-61．

Sullivan HS（1954）．The Psychiatric Interview. Norton, New York（中井久夫・他共訳，1986．「精神医学的面接」みすず書房）

鈴木純一（1986）．大集団精神療法〈大グループを中心として〉．「精神科 MOOK15 精神療法の実際」pp81-89．金原出版．

山口　隆，竹中秀夫（1986）．小集団精神療法．「精神科 MOOK 15 精神療法の実際」pp90-99．金原出版．

山根　寛（1992）．作業療法における物の利用―術後歩行困難となった接枝分裂病患者．作業療法 11．274-281．

山根　寛（1995）．分裂病障害にとっての集団と場．OTジャーナル 29．88-93．

山根　寛（1997a）．集団の治療的利用，その効果と陥穽―作業活動を介する集団療法の経験より集団の治療的利用．集団精神療法 13．145-149．

山根　寛（1997b）．「ふれない」ことの治療的意味―汚言に葛藤する患者の対処行動と自己治癒過程より．作業療法 16．360-367．

山根　寛（1998a）．作業療法における「つたわり」―ことばを超えたコミュニケーション．作業療法 17．477-484．

山根　寛（1998b）．集まり，集めることの利用―作業活動を介する集団の概要．作業療法 17．177-180．

山根　寛（1999）．パラレルな場の利用．作業療法 18．118-125．

山根　寛（2006）．伝え・伝わりの意味と障害．山根　寛・編著「伝えることの障害とアプローチ」pp2-20．三輪書店．

山根　寛（2015a）．3・6作業の知．「ひとと作業・作業活動　新版」pp107-109．三輪書店．

山根　寛（2015b）．3作業の知．「ひとと作業・作業活動　新版」pp83-111．三輪書店．

山根　寛（2015c）．作業で伝える．「ひとと作業・作業活動　新版」pp218-228．三輪書店．

山根　寛（2017a）．作業療法の治療・支援構造と治療機序．「精神障害と作業療法　新版」pp85-153．三輪書店．

山根　寛（2017）．作業療法の治療・支援構造．山根　寛・編著「精神障害と作業療法　新版」pp86-88．三輪書店．

8 集団プログラムの計画と評価

146	8・1	システムという視点		
148	8・2	集団プログラムの構成	8・2・1	単独プログラム
			8・2・2	週間プログラム
			8・2・3	月間プログラム
			8・2・4	年間プログラム
151	8・3	プログラムの計画		
154	8・4	集団プログラムの評価	8・4・1	評価項目と方法―何をどのように評価するか
			8・4・2	評価の種類―質的評価と量的評価
			8・4・3	集団の評価
			8・4・4	集団内における個人の評価
			8・4・5	グループセラピストの自己評価
161	8・5	集団プログラムの記録		

8　集団プログラムの計画と評価

　集団療法に限らずひとと人のかかわりや治療や援助，支援においては，その人その場に応じた臨機応変な対応が求められる．そうした臨機応変な対応を支えるものが，治療構造であり，計画である．軸となり基盤になる構造と計画があって，初めてその場に応じた対応や計画や目標の見なおしが可能になる．そして治療構造や計画が適切であるか，計画した方法で効果が得られたかどうかの判断が，集団プログラムおよび効果の評価にあたる．

　この章では，生活技能の改善・習得，ひととの交流，生活の拡大，心身の諸機能の回復など広い意味でのリハビリテーションにおける集団プログラムの考え方，計画と評価・記録について説明し，基本となる評価表の例をいくつか紹介する．

8・1　システムという視点

　5・6・2「集団を取りまく環境の影響」で述べたように，集団プログラムは，同時におこなわれる他のプログラムや他職種や他部署がおこなうプログラム，施設全体でおこなうプログラムなど，いろいろな集団や他のプログラムとの関係のなかで運営される．また集団プログラムを運営するグループセラピストも，専門とする職種，勤務施設や配属部署など，それぞれのいくつもの集団に所属している．そして所属集団の参加者間相互の影響，所属集団からの影響，さらには所属集団と他の集団との集団間力動の影響などを受けながら，集団プログラムを担当する．

　したがって，運営する集団プログラムの他のプログラムに対する位置づけや，そのプログラムを担当するグループセラピストやプログラムを実施する部署が他の部署や職種などから受けている影響が，集団プログラムや参加者にも影響を及ぼす．それぞれの部署が単独のプログラムをもち，そうしたいくつかの部署がおこなうプログラムと施設全体でおこなわれるプログラムなどから，施設の全プログラムは構成されている．なかには複数の部署が連携するプログラムもある．そうしたプログラム全体がシステムとして機能することが必要であるが，そのシステムとしてのイメージの例を**図 8-1-1** に示す．

　この例では，パラレルな場に開かれたオープングループ（OG1），ある部署内に開かれたオープングループ（OG2），施設全体でおこなうオープングループ（OG3），パラレルな場でおこなわれる個人作業（S），セミクローズドグループ（SCG），クローズドグループ（CG），個別におこなう個人作業療法がその施設全体のプログラムを構成し，それぞれが繋がりをもってシステムとして機能している様子を示している．

　パラレルな場に関しては，6章「パラレルな場とその利用」を参照にされたい．

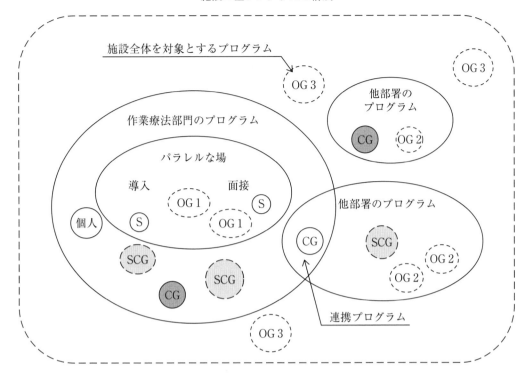

OG 1：パラレルな場に開かれたオープングループ
OG 2：ある部署内に開かれたオープングループ
OG 3：施設全体でおこなうオープングループ
S　　：パラレルな場でおこなわれる個人作業
SCG ：セミクローズドグループ
CG　：クローズドグループ
個人 ：個別におこなう個人作業療法

■ 図 8-1-1　プログラムのシステムイメージ

　通常，集団プログラムの効果や運営について検討するとき，集団間の影響やプログラム同士の影響は意識することはあっても，十分考慮されないことが多い．しかし，プログラムは，
　①単独のプログラム自体が一つのシステム
として機能しながら，
　②それぞれの単独プログラムは全プログラムのなかの一つの要素
として相互に影響し合っている．そのため，施設でおこなわれているプログラム全体を一つのシステムとしてとらえ，それぞれのプログラムを計画し運営する視点が必要になる．
　また，このようにプログラムそのものや治療や援助，支援がおこなわれる場（施設）全体をシステムとしてとらえる見方と同時に，運営にあたっては週間プログラム，月間プログラム，年間プログラムといった，
　③時間の広がりからみたシステム
という視点から全体のプログラムを組み立てる．

8・1　システムという視点

■ 表 8-2-1 集団プログラムの構成

項目	概要
単独プログラム	施設や各部署，各職種の基本機能をはたす個々のプログラム
週間プログラム	単独プログラムより構成される，担当部署が提供している一週間の全プログラム 個別対応プログラムを作成する基盤となるプログラム
月間プログラム	ある部署が提供するプログラムの月間予定表に相当するプログラム 療養型施設などでつねに全員を対象としたプログラムを提供する場合に有効
年間プログラム	施設全体が提供するプログラムの年間予定表に相当するプログラム

　デイケア，療養病棟，老人保健施設などのように1週間通してそこに通ったり，そこで過ごしたりする場合には，個々のプログラムの内容の検討と同時に，治療・訓練・生活で消費された精神的エネルギーや身体エネルギーを生理的に補い，学び体験したものを消化し熟成させるために，1回のセッションの時間，頻度，期間といった時間的要素（山根，2015）を考慮することが重要である．すなわちある参加者が1週間をどのように過ごすかということを視野に入れた参加者個々のプログラムを組み立てる必要がある．そのためには，それぞれのプログラムの内容とともに，1週間でどのようなプログラムがどのような時間帯で提供されているかといった時間的広がりを考慮したシステムという視点から全体のプログラムを提供する必要がある．

　施設全体のプログラムをシステムとしてみるという視点は，薬物療法でいえば，多剤使用による薬同士の相互の影響性や応用，副作用に対して配慮をすることと同じといってもよい．

8・2　集団プログラムの構成

　システムを構成するそれぞれの単独プログラム，複数の単独プログラムによって構成される週間プログラム，月間プログラム，年間プログラムについて説明する（**表 8-2-1**）．

8・2・1　単独プログラム

　単独プログラム（specific program）は，施設や各部署，各職種の基本機能をはたすため実際に実施される個々のプログラムにあたる．この単独プログラムすべてを集積したものが各部署や施設全体の総合プログラムである．単独プログラムには，**表 8-2-2**に例示するように目的やもちいる作業によりさまざまなプログラムがあるが，参加者個々のニーズや回復状態，障害の程度に応じた個別の治療プログラムを組み立てるためには，提供されているすべてのプログラムから必要なものを随時選択し，個々の週間プログラムとして提供できるようにする必要がある．

■ 表 8-2-2　集団プログラムの例

種類	内容例
課題プログラム	・生活技能（調理などの日常生活活動，コミュニケーション，対人技能，社会資源の利用，など）の習得 ・生活管理技能（糖尿病などの成人病，歯の衛生，健康の管理，服薬などセルフコントロール）の習得 ・プリボケーショナル ・基本的な身体機能（身体自我，感覚，現実感など）の回復
集団志向プログラム	・長期療養における趣味的活動などによる集いの場的なプログラム
力動的集団プログラム	・作業活動にともなう共有体験による自己理解と行動変容をはかるプログラム
学習プログラム	・病気や薬に対する基本知識など心理教育的な学習プログラム
種目別プログラム	・手工芸やスポーツ，陶芸，園芸など作業種目を軸とするプログラム
行事的プログラム	・書初め，節分，節句，花見，七夕，夏祭り，敬老会，月見，体育祭，クリスマスなど

　課題プログラム，集団志向プログラム，力動的集団プログラム，学習プログラムなどが複数あって必要なものを選択することができれば，回復状態や障害の程度に応じ対象者個々のニーズに合わせたプログラムの組み立てが可能になる．種目別プログラムや行事的プログラムは，趣味的な作業により生活に広がりをもたせる，病気のために楽しむという経験が十分もてなかった人たちの新しい経験といった意味で有用であるが，長期在院者の療養生活にゆとりをもたせる，生活感を失わないためといった目的で使われてきた．そうした従来のプログラムは，治療や援助，支援の構造転換が必要な現在では，すべて見なおす必要がある．見なおしにあたっては施設全体の力動が大きく影響する．本書の「ひとと集団・場」のすべての実例にあたるものを10章で紹介する．

　単独の集団プログラムの計画については，8・3「プログラムの計画」で詳述する．具体的なプログラムに関しては，9章「さまざまな集団療法と作業療法」で紹介する．

8・2・2　週間プログラム

　ここでいう週間プログラムは，対象者個人の1週間の治療プログラムではなく，その部署が利用者全員に常時提供している全プログラムをさしている．個々の治療プログラムは，個人の障害の程度や治療目的，回復状態に応じて，この週間プログラムのなかから適宜選択して組まれることになる．いかに豊富な週間プログラムが提供できるかにより，個々に対する治療の広がりが決まる．

　また，週間プログラムによって，個人の治療プログラムが限定される．種目別集団プログラ

■ 表 8-2-3　週間プログラムの例

	月	火	水	木	金
午　前	パラレル OT				
	OG　1	個人面接 導入面接	OG　2	個人面接 個別	OG　3
午　後	SCG 1 SCG 2	CG　1 SCG 3	SCG 4 個別	SCG 5 SCG 6	CG　2 個別

OG：オープングループ　SCG：セミクローズドグループ
CG：クローズドグループ　個別：個別におこなう作業療法

ムしかない場合には，個人の回復状態や障害の程度に応じた治療プログラムを組み立てることがむずかしくなる．急性期から回復期まで個々の回復状態や障害の回復状態に応じてプログラムを組み替えていく精神科作業療法では，パラレルなプログラムをベースに，各種の課題プログラム（7・5・1「課題志向集団─気づく，かかわる，まなぶ」参照），集団志向プログラム（7・5・2「集団志向集団─かかわる，癒える，やすらぐ」参照），力動的プログラム（7・5・3「力動的集団─癒える，気づく，変わる」参照），種目別プログラムなどを適宜選択できるように週間プログラムを構成する．

　したがって，セラピストが1名の場合は，同時進行のプログラムを提供することができないため，個々の状態に応じたプログラムの作成ということが，大きく制限される．最低限必要なプログラムを同時に進行できるにはセラピスト2名が必要であるが，参考までに，その場合の精神科作業療法週間プログラムの例を，**表 8-2-3** に示す（山根，2017a）．

　午前中は，日内変動があるような不安定な対象に対応するパラレルな場をベースに，パラレルな場への参加者を対象とした同時進行で実施するオープングループ（OG1〜3）と個人面接もしくは療法への導入面接や個々の目的に応じた個別 OT などをおこなう．2名のうち1名は，必ずパラレルな場で対応し，他の1名が同時進行のオープングループ（OG1〜3）をおこなったり，個人面接，導入面接，個別 OT などを必要に応じておこなう．午後は，各種の課題プログラム，集団志向プログラム，力動的プログラムなどをセミクローズドグループ（SCG1〜6）もしくはクローズドグループ（CG1〜2）でおこない，必要に応じて個別などを加える．この場合は，すべての集団プログラムをセラピスト1名でおこなうことになるため，小グループプログラムしか実施は無理であるし，セラピストが休む日はそのプログラムは中止ということになる．そうしたことを考えれば，作業をもちいる集団プログラムを適切に実施するには，可能であるなら3名体制が望ましい．**表 8-2-3** はその最低限の選択が可能な週間プログラムの例である．

8・2・3 月間プログラム

　月間プログラムは，施設もしくは病棟などある部署の利用者全員を対象とした月々の予定プログラムを示すものである．利用者に予測性をもたせるということと，いつ頃どのような準備が必要かといった運営する側のスケジュール管理が主な目的となる．月間スケジュールをカレンダー形式で作成しておくことで，場所や物品の準備などに役立つ．月間スケジュールは実際には3か月単位くらいで作成するとよい．

　療養型施設などのようにつねに全員を対象としたプログラムを提供する場合には，月間プログラムだけでもよい．しかし，治療型のリハビリテーション施設では，週間プログラムをもたずに，月々の月間プログラムだけで運営している施設があるが，月間プログラムでは個々の治療プログラムが設定できないこと，また利用者が受け身的な立場になりやすいため，留意が必要である．

8・2・4 年間プログラム

　年間プログラムは，施設や各部署の全員を対象におこなう季節行事のようなプログラムの1年間の予定を示すものである．月間プログラム同様にカレンダー形式で作成しておくとよい．施設全体を対象とする季節行事的なプログラムは，精神科病院や老人保健施設，福祉施設など比較的長期の療養を引きうけている施設でおこなわれることが多いが，最近では，入院，入所期間の短縮化もあり，医療施設ではこうした総合プログラムをおこなうところは少なくなってきている．

8・3　プログラムの計画

　集団プログラムの計画にあたっては，まず**図 8-3-1** に示すように，その施設を利用する対象者がどのような人たちであるか，疾病や障害の特性，年齢構成などを分析する．ついで，その施設がどのような環境条件にあるか，設備，備品，人材などを分析する．

　それらの分析に基づいて，その施設の役割と基本方針（総合目標）と施設全体のプログラムを考慮に入れ，新たなプログラムの対象と目標を決定する．そうした施設全体のプログラムをシステムとしてとらえる視点から新プログラムの企画をおこない，その後，具体的な個々のプログラムを計画する．**付表 3** に一般的な集団プログラム計画表の例を示す．付表3の主な項目について簡単に説明するが，各項目の詳細や留意点に関しては5・4「集団の構造」や7・4「作業をもちいる療法における集団と場の利用」を参照するとよい．

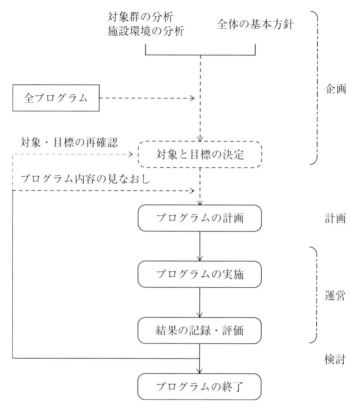

■ 図 8-3-1　プログラムのシステム・デザインの過程

1）目標の決定

　まず必要なことは，そのプログラムの目的にそった目標を決めることである．プログラムは，治療や援助，支援の対象が先にあり，その対象の課題を解決するという目的を達成するための目標を設定し，プログラムを計画する場合と，治療目的が先にあってプログラムが計画され，そのプログラムに適した対象を選択する場合とがある．いずれにせよ目標は，そのプログラムが目的とすることを達成するための主目標とその主目標を達成するための下位目標よりなる．

　主目標は基本的に1項目にしぼったほうがよい．そのプログラムが何を目的におこなわれるものか，たとえば，身体機能の維持，機能回復，生活技能訓練，レクリエーション，ひとの集まりに慣れる，楽しみをもつ，なじみの仲間づくり，対人関係の改善などのようにその目的にそって具体的な目標を示す．下位目標は，主目標を達成するための具体的な目標であるが，下位目標をあげる場合も，2〜4項目程度にする．多すぎる目標は目標をあげないに等しい．

2）対象（人数，性別・年齢構成など等質性）の選定

　対象が先にあって目標が決まる場合もあるが，プログラムに適した対象層を選ぶことが大切である．対象は，その集団プログラムをどのような規模でおこなうのか，参加者の人数，対象とする年齢層，性別，疾患・障害レベルなどの等質性を考慮して選択する．グループ参加者の

人数や等質性の特性については，5・4「集団の構造」を参照にするとよい．

付表2は，7・5「集団で作業をもちいる療法の種類」で紹介した課題志向集団における，集団のレベルに即した対象と適正人数を示したものである．

3）構造（表現・交流手段，期間・頻度・時間，開放度，場所，スタッフ）の決定

集団内での主な表現手段には，ことば（verbal）と動作（action）と作業（activity）があり，通常の集団精神療法はことばを表現手段としておこなわれる．対象の適応水準や目的に応じて，どのような表現手段をもちいるのかを決める．動作や作業をもちいる特性については，5・4「集団の構造」，7・4「作業をもちいる療法における集団と場の利用」を参照にするとよい．

期間・頻度・時間とは，そのプログラムを実施する期間，1週間もしくは1か月におこなう頻度，1回のセッションの時間などである．基本プログラムとして常時おこなわれるオープンプログラムに関しては期間を設定しないことが多いが，クローズドな課題集団プログラムは期間を設定しておこなう．期間は集団プログラムの目標によって決まるが，長くても1年以内，通常3か月，半年などの単位で計画する．期間を設定することで，プログラムそのものの評価がなされ，プログラムの見なおしが可能になる．

開放度は集団への参加の自由度で，参加者を固定しておこなうクローズドと自由に参加できるオープン，多少の出入りがありながら継続されるセミクローズド（セミオープンともよばれる）がある．場所はどこで実施するかということであるが，その場所が通常何に使われているのかということが効果に影響することもあること，また参加のためのアクセスに関する検討が必要になることがあるため，そうした場所の特性を考慮して選択する．

スタッフについては，単一の部署や職種で運営するのか，他部署や他職種との連携でおこなうのかにより，その構成とそれぞれの役割，必要な人数を決める．実際に集団プログラムの運営に影響する因子のなかでも，スタッフ間の力動関係がプログラムの運営や効果に大きく影響する．

4）運営予定（タイムスケジュール）

毎回の運営は別にして，基本的な1回のセッションの展開を示すタイムスケジュール，週間，月間，年間といった長期のタイムスケジュールを決めておく．運営予定を決めておくことで，途中経過の見なおしが容易になる．タイムスケジュールを決めておくことが，状況の変化に応じて臨機応変な対処をするための重要なコツである．

5）評価基準の設定

また単独プログラム作成時に，集団プログラム計画表とは別に，そのプログラムの効果判定をおこなうための評価法を合わせて検討し，評価基準を決めておくとよい．単独プログラムの評価基準は，そのプログラムの目標や対象によって異なるため，各プログラムに応じて検討す

る．基本的な評価表の例に関しては，8・4「集団プログラムの評価」で紹介する．

8・4　集団プログラムの評価

　私たちの日常生活は，意識しない評価の連続といってもよい．自分のおかれた状況や相対する対象のありようを判断し，自分がどのような言動をとるかを決めている．このほとんど意識することなくおこなっている判断と決定行為が，実は評価そのものである．治療や支援における評価は，それがより明確な目的と意図をもって意識しておこなわれるだけの違いである．

　日々の治療や援助，支援のかかわりにおいて，だれしもそのかかわりの影響や効果を考えずにおこなう者はいない．集団の機能をもちいたかかわりにおいても，身体的な機能訓練や生活技能訓練などで量的な変化がみられる部分については，効果についての研究がそれなりにおこなわれている．しかし，精神療法のようにひとの心にはたらきかけその人格の成長や行動変容を促すもの，技能訓練のなかでもコミュニケーション技能や対人関係技能のように，その効果が量的変化というより質的変化としてみられるものについては，効果の尺度評価が困難であるため，研究や報告は少ない．

　効果判定ができないのではなく，質的現象の変化を数値などで客観的に表示することがむずかしいのである（山根，2017b）．そうしたむずかしさはともなうが，集団プログラムがより効果的に運営されるためには，その目的や方法の結果を評価することが大切である．

8・4・1　評価項目と方法—何をどのように評価するか

　プログラムの評価には，プログラムそのものの評価と，個々の参加に対する効果の評価がある．前者の評価項目は，凝集性，集団のレベル，標準価値，対象など集団そのものの特性と，希望をもたらす，普遍的体験，受容される体験，愛他的体験，情報の伝達，現実検討，模倣・学習・修正，表現・カタルシス，相互作用・凝集性，共有体験，実存的体験など，通常集団をもちいることにより期待される効果のどの項目がどの程度効果が見込まれるか，そして集団の目標，スタッフの数や連携，グループの進め方の適否などプログラムの運営に関するものがある．

　後者のプログラムの目的に直接関係のない一般的な評価項目としては，参加率，参加意欲，集団への関心，集団所属意識などプログラムとしての集団への参加状態や，集団参加技能，協調性，状況の理解，役割行為，言語表現能力，対人交流，不安レベル，情緒の安定，感情のコントロール，他者の対応など集団内における行動特性などがある．

　プログラムの内容ではなくプログラムに参加したことによる効果の評価の項目は，本来，それぞれの集団プログラムがどのような対象に何を目的にそのプログラムを提供しているかによって決まる．たとえば集団をもちいる作業療法を例にあげれば，表7-5-1「集団をもちいる

作業療法とその目的」に示したように生活技能や心身の基本的機能の訓練などを目的とした課題志向集団なのか，ひととのかかわりの回復や集うことでよい時間を過ごすことを主な目的とする集団志向集団なのか，そのプロセスを利用して不適切な行動の変容や心身の異常の改善を期待する力動的集団なのかによって異なる．

したがって，臨床において自分たちの治療や支援の効果判定を目的とした評価は，対象や治療目標に応じたものをそれぞれの臨床の場で作成することが望ましい．評価の方法に関しては，観察，参加者の感想の聞きとり，検査がある．

1) 観察

観察は評価の基本的な方法であるが，集団プログラムにおいては，その集団を運営するグループセラピストが直接関わりながら観察する参加観察が一般的である．第三者が観察記録したりビデオなどで記録するという方法もあるが，精神療法のように個人の人格や精神内界にふれる療法においては，関わりながらその場で記録することが，参加者のさまざまな反応を引きおこすため，基本的には記録という方法は避けたほうがよい．しかし身体機能の改善などを主目的としたプログラムや小児の集団プログラムなどでは，ビデオによる記録は有効である．本人にビデオを見せてフィードバックしたり，家族教育やスタッフのスーパービジョンなどにも活用できる．

観察は客観的なものと思われがちであるが，何を観察するか観察者が観察項目を選択する時点で，すでに観察者の判断が無意識に入るきわめて主観的なものである．そのため観察した場面が同じでも，観察された内容は観察者によって大きく異なる．したがって観察にあたっては，なぜ何を観るのかを十分に検討し，主要な観察項目を事前に決めておくことが大切である．

2) 参加者の感想

グループセラピストの視点からみた評価に対し，参加者自身の感想は本人の主観的効果を知るのに適している．感じていることを直接述べてもらったり，質問紙をもちいたりする方法がある．特に生活の障害の改善においては，自己認識とそれをどのように受容するかという要素が，効果に大きく影響する．そのため，本人が参加したプログラムをどのように納得し，満足しているかということが重要になる．

3) 検査

検査は標準化された判定手法であるため，効果の変化や複数の対象者の効果を比較する場合に有用である．どのような検査法をもちいるかは，そのプログラムが何を目的としているかで選ばれる．作業をもちいる療法では，知能検査，人格検査，認知機能検査，身体機能検査などが効果判定にもちいられる．

8・4・2　評価の種類—質的評価と量的評価

　評価の種類には，集団そのものの治療構造や機能などの集団特性（質的評価）とその変化（量的評価），グループ参加者の集団内における個人的特性（質的評価）とその変化（量的評価）がある．質的評価は，集団や参加者の特性と質的な変化をみるもので，その記録は記述式でおこなわれる．しっかりした視点がないと一面的な主観的評価に偏る危険がある．集団や参加者の変化を客観的な量的変化としてみる量的評価は，参加率や関与数，もしくはある行為を尺度をもちいて表示する方法がとられる．質的変化も項目によっては尺度分類することで，量的評価として表すことができる．いずれもそれぞれの長所短所があり，相補いながら使用することが大切である．

　また集団はセラピストと参加者の相互作用が大きく影響するため，集団や個人の評価だけでなく，セラピスト自身のグループセラピストとしての自己評価もおこなうことを勧める．

8・4・3　集団の評価

　対象となるプログラムの集団そのものの評価を，質的評価，量的評価という視点から紹介する（**付表 4，5**参照）．なお，8・4・1「評価項目と方法—何をどのように評価するか」で述べたように，個々の集団プログラムが目的とする治療効果に関する評価については，各プログラムごとに作成するもので，ここでは集団の構造評価と基本的な療法的因子がどのように機能しているかの評価に関して紹介する．

1）質的評価—集団の特性を知る

　集団の質的評価は，集団の構造を分析して集団の特徴を把握し，集団運営上の問題点や何を主に評価すればよいかをみつけることを目的におこなう．通常この評価は，集団プログラムを開始した初期とその後は3か月～半年に一度程度，プログラムの再評価としておこなう．評価表の例（**付表 4**）を参考に何をどのようにチェックすればよいかを説明する．集団の構造や集団プログラムの計画などですでに説明した項目に関しては，それぞれの箇所を参照されたい．

[特性（目標，表現・交流手段，場所，場の雰囲気，開放度，凝集性，集団レベル）]

　目標，表現・交流手段，場所，開放度については，8・3「プログラムの計画」ですでに説明したとおりで，集団プログラムの目的にかなったものであるかどうかを見なおす．

　場の雰囲気は，集団を運営していてゆとりをどの程度感じるかというグループセラピストのその集団に対する印象である．セラピスト自身の緊張の程度，グループ参加者の状態などの相互作用として感じられるもの（主観）であるが，個人療法における逆転移に対する気づきと配慮にあたるもので，集団の運営におけるセラピストの主観をチェックする意味でも重要な項目である．

凝集性は，参加者の仲間意識や協力意識の高まりの程度である．凝集性を高めるプロセスを治療の手段としてもちいる力動的集団（7・4・1「プロセスの利用」，7・5・3「力動的集団―癒える，気づく，変わる」参照）や凝集性を高めることで効果のある課題志向集団（7・5・1「課題志向集団―気づく，かかわる，まなぶ」参照），凝集性を高めないことで自由に参加できる場を保障するもの（7・4・3「場（トポス）の利用」，7・5・2「集団志向集団―かかわる，癒える，やすらぐ」参照）など，集団プログラムによって扱いが異なる．その凝集性の程度と内容をみる．

集団レベルとは凝集性やグループ参加者個々の集団参加技能と関連があるが，4・3「集団参加技能と集団レベル」で述べた集団の発達レベルにそって，集団全体が今どのレベルにあるかをみる．個々のグループ参加者の集団参加技能が高くても，プログラム開始初期や凝集性が低い集団では，集団全体のレベルは低くなる．

[参加者（構成，等質性）]
　個々の参加者の集団参加技能が集団の発達レベルのどの段階にあたるかを評価し，その集団の各レベル別人数構成を示すものである．各参加者の集団参加技能は今どのようなレベルの参加をしているかではなく，個々の基本的な集団参加技能で判断する．個々の集団参加技能は，4・3「集団参加技能と集団レベル」で述べたレベルをいう．

　等質性の類似項の部分は，参加の目的，疾患，障害の程度などの一致度を示す．これらが大きく異なると，集団そのものの目的が達成できない．

[スタッフ]
　スタッフの職種と人数，それぞれの役割を示し，チームとしてグループ運営上の連携はうまくいっているか，問題があるとすれば何かを検討する．集団プログラムの評価はややもするとプログラムの内容の評価になりやすいが，そのプログラムが適切に機能しているかどうかの評価であり，スタッフの構成と連携は，効果に影響する重要な評価要素である．

[まとめ]
　全体的にみてどのような特徴をもった集団プログラムであり，どのように運営されているか，問題があるとすれば何か，今後の運営にあたり何を改善，工夫すればよいか，その集団プログラムの目的，構造，運営のしかたなど全体からみた注意点や改善点を検討し，集団プログラムを運営するうえでの課題と目標をまとめる．

2）量的評価―集団の変化を知る

　集団プログラムの量的評価は，集団の特性や治療・支援効果，プログラム運営上の経過などを定期的にチェックし，それぞれの要素の量的変化をみることで，集団プログラムの問題点や改善点をみつけることを目的におこなう．集団の変化を知る量的評価は，集団プログラムを開

始してから以後3か月に一度くらいの割合でおこなうとよい．質的評価の主要項目の評価を5段階の尺度表示に置き換えた評価表の例を**付表5**に示す．評価する項目についてはすでに説明したものなので省略する．

　この表でも質的評価と同様に，集団プログラムの変化からみて必要な改善点や検討事項などをまとめる．

8・4・4　集団内における個人の評価

　対象となるグループ参加者の集団プログラムへの参加状態や集団内での行動特性を，質的評価，量的評価という視点から紹介する．**付表6, 7**は個人と集団の基本的な関係のありようを評価するもので，**付表8**が集団プログラムにより対象者個々の目標に対する治療効果の評価を試みたものである．

1）質的評価―個人の特性を知る

　個人の質的評価は，グループ参加者個人の集団への参加の状態や集団のなかにおける行動パターンを把握し，集団参加技能の特性と参加した集団プログラムが参加者にとって適切な内容かどうか，またその参加者個人の指導方法とその適切性などを知るためにおこなう．評価表の例（**付表6**）を参考に何をどのように観察すればよいかを説明する．集団の構造や集団プログラムの計画などですでに説明した項目に関しては，それぞれの箇所を参照されたい．

[参加集団]

　参加した集団プログラムの項は，現在参加している集団プログラムがどのような集団か，集団評価表（**付表4**参照）でまとめたものを簡単に記入する．個人の評価であるが，参加状態や集団内行動特性は，参加する集団との相互作用によるものが大きいため，参加集団の特徴をまとめる．

[参加状態（目標，参加率，意欲，関心，所属意識）]

　個人目標は，対象者がどのような目的でその集団プログラムに参加しているか，また個人の集団プログラムの利用目的とその目的が集団の目的とどの程度一致しているか，ずれがあるとすればどのようなずれがあるかをみる．双方の目的が違えば，当然参加状態や集団内行動特性も低い評価になる．

　集団への参加率は，たとえば「断続的に5割程度の参加」「ときどき忘れていて欠席することがあるが，ほぼ出席」といったように出席のしかたと参加率を記す．参加率は心身の状態と参加意欲，参加する集団プログラムへの関心の程度，その集団への所属意識などの具体的な表れでもある．

　参加意欲の項は，その集団プログラムへ参加することに対する意欲の程度をみるもので，「声

をかけても欠席がち」「誘われれば参加する」「自分から自発的に参加」など，参加にむけての誘いかけの程度や本人の自発性などをみる．

集団への関心は，その参加者が一般的にひとの集まり（集団）そのものに対して，関心があるのかどうか，あるとすればどの程度の，またどのような関心を抱いているのかをみる．関心にはポジティブなものもネガティブなものもある．

集団への所属意識は，対象者がその集団の参加者であるということをどの程度自覚しているかをみる．所属意識がない場合には，その理由を検討する．

[集団内行動特性（集団参加技能，集団内行動，集団内役割，コミュニケーション，情緒の安定，対象者への他者の対応）]

「集団参加技能」は，現在参加している集団プログラムにおける参加のしかたではなく，個人の基本的な集団への参加技能（4・3「集団参加技能と集団レベル」参照）をみる．

「集団内行動」は，5・2・3「集団に対する個の反応」で述べた「集団適応，集団順応，集団協調，集団無視，集団回避，集団批判，集団支配，集団拒否，集団攻撃，競争，茶化し，孤立，反発，個人依存，作業依存，状況依存」など，個人が集団参加時に集団全体に対して示すある特有の行動パターン（反応）である．どれか一つというより，それぞれの反応は相互に関連が深いため，複数の行動パターンとしてみられることも多い．対象者の集団に対する心理機制の表れである．

「集団内役割」は，集団内行動にも関連するが，個人が集団のなかでどのような役割を担っているかをみる．役割の例としては「指導者，指導補助，協力者，調整役，傍観者，提案発案，労力提供，批評家的，批判破壊，その他」などがある．それぞれを簡単に説明すると，

指導者　　：集団全体を進行させたりまとめたりするような役割を積極的に担う
指導補助　：指導的役割をとる参加者をサポートするような役割を担う
協力者　　：集団の進行に必要なことに協力的なはたらきをする
調整役　　：集団の進行にあたり問題などが生じると，全体の調整的な機能を担う
傍観者　　：集団の進行に直接かかわらず，傍観者的な立場をとる
提案発案　：集団の進行にあたり，主に提案や発案をする
労力提供　：集団の中心的な役割はしないが，決まったことを実行するタイプ
批評家的　：つねに集団に対して批評家的な立場をとり，自分からは積極的に行動しない
批判破壊　：つねに集団の動きに批判的であり，壊そうとするようなタイプ

のようになる．

「コミュニケーション」の項は，他のグループ参加者と積極的に交流をもとうとしているかどうか，またコミュニケーションの方法は適切か，自分の主張だけでなく，相手の考えを聞く姿勢などを含んでコミュニケーション機能全体の特性をみる．

「情緒の安定」の項は，主に集団のなかにおける対象者の緊張の程度や情緒的な安定度をみる．ひとの集まりに対する基本的な緊張感や参加集団に対するなじみの程度，不安レベル，感

情をコントロールする力などが影響する．

「対象者への他者の対応」とは，対象者の対人関係技能や集団参加技能に対する周囲の反応の現れといえる．集団の他のグループ参加者がどのようにこの人に対して対応しているか，対象者と他のグループ参加者との相互の関係性によるものであるが，集団でどのように受けいれられているかは，この人にとっての集団の効果に大きく影響する．「受容，遠慮，無視，拒否，攻撃，その他」などが，他者の対応を表すキーワード群の例である．

[まとめ]

この集団プログラムにどのような状態で参加しているのかをまとめ，対象者にこの集団プログラムが適しているかどうか，集団の中で本人をどのように指導すればよいかなどをまとめる．

2）量的評価—個人の変化を知る

個人の量的評価は，集団への参加状態や集団内行動特性を定期的にチェックする．それぞれの要素の量的変化をみることで，グループ参加者個人と集団プログラムの適合性や集団をもちいるにあたっての指導方法を検討することを目的としておこなうものである．個人の変化を知る量的評価は，集団プログラムを開始してから以後3か月に一度くらいの割合でおこなうとよい．質的評価の主要項目の評価を5段階の尺度表示に置き換えた評価表の例を**付表7**に示す．ただ，質的評価の項目によってはそのまま全内容を尺度表示することがむずかしいものもあり，**付表6**にあげた集団内行動と集団内役割については，**付表7**では「協調性，状況の理解，役割行為」，コミュニケーションについては「言語表現能力，対人交流」，情緒の安定については「不安レベル，情緒の安定，感情のコントロール」という小項目に置き換えた．評価する項目についてはすでに説明したものなので省略する．この表でも質的評価と同様に，個人の集団内における変化からみて必要な指導の要点などをまとめる．

付表8は，対象者個々の目標に対する治療効果を評価するもので，個別目標の欄に対象者個々の目標を記入し，その達成度をみる．

付表6，7，8はグループセラピストが観察からつける利用と対象者自身が自分の自己評価としてつける利用のしかたがある．できれば，その双方をおこない，ふりかえりの面接において，セラピストの視点と対象者の自己認識とを比較すると，両者にさまざまな気づきが生まれ，有用である．

8・4・5　グループセラピストの自己評価

集団プログラム全体の評価の項においても，場の雰囲気というセラピストの主観的項目，スタッフの人数や連携のあり方，グループの進め方などの項目で少し評価する例を示したが，集団や対象者個人の評価だけでなく，集団を運営するグループセラピスト自身の自己評価をおこなうとよい．治療や援助，支援で集団プログラムを運営するセラピストは多職種にわたり，そ

れぞれがその基礎教育において集団に関する知識や技術を十分身につけているわけではない．したがって，臨床上は比較的わかりやすい集団プログラムの運営に関わりながら技術を身につけていくことになる．その場合に，ややもすると集団の構造や参加者個人の評価に目を奪われがちであるが，同時に，グループセラピストのリードのしかたや複数のスタッフの役割や連携のあり方，状況（集団力動や個人力動の相互作用）の理解にスタッフ間の差がないかといった，グループセラピストの自己評価が重要になる．集団の力動性は，グループセラピストとグループ参加者相互の関係性によって生まれるという基本を忘れないようにしたい．

8・5 集団プログラムの記録

　集団そのものや個人の評価を適切におこない，また集団運営の技術を身につけるためにも，参加者個々の記録の他に毎回のセッションの様子を記録する．この記録は毎回の集団プログラムに対する運営予定と実際の運営内容などを簡単に記すものであるが，プログラムを運営するセラピストの自己評価としての意味も大きい．

　表現手段として言語に限らず具体的な作業をもちいる療法集団プログラムの記録の一例を**付表9**に紹介する．簡単に説明すると，集団プログラムの運営前に目標や対象層，表現・交流手段，場所，タイムスケジュールなど予定内容と，認知/課題遂行特性，身体機能，対人関係技能や集団参加技能など，そのセッションに参加するのに必要な基本的な能力水準を推定しておく．

　プログラム実施後に実際の参加者とセッションで観られた主要なできごとなど実施記録を書く．そして目標や対象層，参加数，場所などが適切であったかどうかのチェックをし，次回にむけての留意事項をまとめる．こうした記録はセッション後のフィードバックミーティングをもとに記入する習慣をつけるとよい．

◆引用文献◆

山根　寛（2015）．回復と熟成—やすむ・みにつく．「ひとと作業・作業活動　新版」pp29-30．三輪書店．

山根　寛（2017a）．作業療法の治療・支援構造と治療機序．「精神障害と作業療法　新版」pp83-151．三輪書店．

山根　寛（2017b）．効果．「精神障害と作業療法　新版」pp77-79．三輪書店．

9 さまざまな集団療法と作業療法

164	9・1	集団精神療法		
164	9・2	主な集団精神療法と基本技法	9・2・1	集団精神療法の種類（分類）
			9・2・2	主な集団精神療法

9 さまざまな集団療法と作業療法

この章では，言語や作業を媒介とするさまざまな集団療法のなかから，作業療法で比較的広く使われているものを取り上げ，それぞれの歴史的・学術的背景，適応，目的，基本技法，留意事項，作業療法における応用という構成で紹介する．一部共通なものについては，すでに紹介したもの（山根，2017a）を修正し掲載した．

9・1 集団精神療法

集団精神療法（group psychotherapy）は，「ひとの集まり（集団）」をもちいて，集団を構成する成員の相互作用を利用した精神療法を総称したものである．集団の成員による受容される体験，集団の中でのカタルシス，洞察，現実検討，他人への愛他的体験，模倣や共有体験により人間関係を成長させたり，集団の圧力や雰囲気を利用した訓練，学習などの作用もある（5・4「集団の構造」参照）．狭義には言語を主媒介とした集団精神分析療法をさし，広義には深い人格変容を目的としないグループワークやレクリエーション療法など，集団をもちいるもの全般を集団精神療法もしくは集団療法とよんでいる．いずれにしてもその違いは，グループ・ダイナミックス（集団力動）の意識的な利用の程度やひとの精神内界や人格に関わる程度によると考えられる（第3章を参照）．

集団精神療法には，精神分析的集団精神療法を基盤に，グループ・アナリシス，対象関係集団精神療法，力動的集団精神療法，心理劇（psychodrama），生活技能訓練（SST）などがある．グループ・アナリシスは，対象関係集団精神療法と集団の中に家族や同胞との葛藤のテーマを表現させる小集団精神療法から，病棟やデイケアなど全体を治療共同体，すなわち操作可能な社会モデルとして考えていくものまでさまざまな規模やレベルがある．

9・2 主な集団精神療法と基本技法

集団精神療法は，集団場面でグループ・ダイナミックス（集団力動）を利用しておこなう精神療法の総称である．参加者が個々の体験や悩みを話し，他者の話を聞くという相互性のなかで，自分の問題が明確になり洞察が深まり，自己変容へとつながる．

何かを検討したり決定するミーティングではないため，セラピストは，参加者が自由に，悩みや思いを語ることができるようにファシリテートする役割を果たす（5・5・2「メインセラピストの役割」参照）．集団の療法としての人数は，5・4・2「構造因子」で述べたように，4～5

■ 表 9-2-1 参加者の人数による集団療法の分類例

大集団		30〜50 人
中集団	力動的集団	7, 8〜10 人
	並行集団	4, 5〜7, 8 人
小集団		3〜10 人

■ 表 9-2-2 目的による集団療法の分類例

教育的アプローチ（心理教育や生徒指導にもちいる）
精神力動的アプローチ
対人関係的アプローチ

人程度から12〜13人程度がもっとも効果的に機能する．言語を中心とする場合はファシリテーターを含めて7〜8人程度が適している．

　ここでは，主な集団精神療法とその概要を紹介する．各療法の実際の運用，応用については，詳細はそれぞれの成書を参考にされたい．

9・2・1　集団精神療法の種類（分類）

　集団精神療法は，Corsini は表 5-1-1 のように定義しており，わが国では日本集団精神療法学会による定義（表 5-1-2）が一般的である．いずれも小谷が述べているように，精神病的問題への対処についての話し合い，存在的保護と実存的意味の体験，対人関係改善の体験学習，自己理解と人格構造の再修正と発達，といったことを目的にしており（小谷，1995），大きな違いはないと思われる．その種類は多様で，参加者の人数により分類する例として**表 9-2-1**，目的により分類する例として**表 9-2-2**，もちいる手段による分類は厳密な分類ではないが，言語を媒介とするもの，創作・表現作業を主な媒介とするもの，生物を媒介とするもの，運動・行為を媒介とするものに整理すると，**表 9-2-3** のようになる．

9・2・2　主な集団精神療法

　主な集団精神療法の概要を紹介する．

・アイデンティティ・グループ

　アイデンティティ・グループは，エンカウンターグループ[*1]の逆効果の検討などから，今日の社会心理的力動に応じて適用できる普遍性をめざした小谷ら（小谷，1977；小谷ら，2001）

■ 表 9-2-3　さまざまな媒介による集団療法

媒介	総称		例
言語	集団精神療法		アイデンティティ・グループ 精神分析的集団精神療法 コンバインドセラピー プレイセラピー サイコセラピー（心理劇） 生活技能訓練 SST その他
創作・表現作業	表現療法	芸術療法	ダンス・セラピー サイコセラピー（心理劇） ミュージックセラピー（音楽療法） 絵画療法 詩歌療法 その他（文芸，写真，etc）
生物（命）	生物療法	植物療法	アロマセラピー（芳香療法） 園芸療法
		動物療法	乗馬療法 ペット療法 動物介在療法 その他
運動・行為	活動療法		レクリエーション療法 プレイセラピー 生活技能訓練 SST ダンス・セラピー その他（スポーツ，ゲーム，etc）

サイコセラピー（心理劇）のように，媒介が言語であり創作・表現要素を含んでいるため，媒介となる手段とその用い方で，集団精神療法と芸術療法いずれにも分類されるものがある．

の技法で，主に青年期を対象とした自己同一性の確立と自我の成熟を追求する精神療法だが，世代を超えてアイデンティティの拡散や喪失によるうつ反応にも有効である．

私は誰（Who am I?）で何者（What am I?），今ここで（here and now）の自分（me）と自分以外の対象（not me）との対面から人格の成長変容を目的とするもので，自我の解放感，自己確認，協働性，同一性の感覚が高まる効用がある．

参加者は5名を基本としセラピストは1名もしくは2名で，1セッション75分を基準に，週1回あるいは集中で8〜10回を1ユニットとして実施する．

[*1] エンカウンターグループ　カール・ロジャースによるカウンセリング技法で，構成的エンカウンター（課題が提示されたもの）と非構成的エンカウンター（課題未提示のもの）に大別される．後者は，参加者によっては参加したことが辛い体験になってしまう場合もある．ファシリテーターは訓練された専門家でなければならない．

・精神分析的集団精神療法

　精神分析的集団精神療法は，Pratt, JH の結核患者学級（Pratt, 1907）の集団教育の場に自然に生まれたひとの集まりの力動から始まり，1940年代に集団が療法として試行されるようになった．時間の効率的利用のための集団教育の場に生まれたひとの集まりの力動の利用という偶発的な経験が積み重ねられながら，Moreno の心理劇をもちいた集団精神療法や Slavson らの精神分析的な集団精神療法が相前後して試みられ，第二次大戦中の戦争神経症に対する治療をきっかけに，米国を中心として普及した．

　人間には意識化されていないさまざまな感情や欲求が無意識の領域にあると考えたジークムント・フロイト Sigmund Freud（濠：1856-1939）の精神分析理論を基礎にした治療法で，心の葛藤や傷を意識化（洞察）することで症状の消失をはかる精神分析に基づいた技法である．

　参加者が，現在や過去の体験，感情について自由に連想する過程で，自分が触れられたくない部分で行きづまったり，セラピストとの間で自分の親との関係が再現されることを通して自己洞察されるというもので，神経症性障害やパーソナリティ障害などを主な対象としておこなわれる．

　30〜200ないし300名の大集団や10〜30名程度の中集団の力動的集団療法もあるが，精神療法としてはセラピストは1名ないしは2名とし，参加者5名を基準に目的や参加者の力動によって3〜7名で実施する小集団精神療法である．本書で紹介する作業や作業することを手段とする集団療法は，この言語を手段とする狭義の精神分析的集団精神療法に対して，広義の精神分析で補完代替療法に分類されるものである．

・コンバインドセラピー

　コンバインドセラピーは，個人精神療法と集団精神療法を組み合わせた技法で，米国集団精神療法学会が1964年に当時の集団精神療法のリーダーを集めておこなったシンポジウムが技法の体系化のはじまりとされ，1980年代にそれまで困難とされていた統合失調症，パーソナリティ障害，など自己愛性患者に対する精神分析の技法を含めて適用され成果をあげた．

　現在では，境界性パーソナリティ障害，モラトリアム症候群，アパシー，関連物質依存，家庭内暴力など，従来の治療技法では対象外とされていた対象に，どのように対処するかが大きな課題である．これは，コンバインドセラピーに限らずすべての治療技法に問われる課題である（小谷，2014）．

・プレイセラピー

　プレイセラピーには，非言語的技法と言語的技法があり，非言語的技法は，あらゆる心理療法において重視されているが，プレイセラピーでは遊びは子どもの気持ちを表すコミュニケーション手段ととらえているため，「聞く姿勢を示す」「セッションの間は子どもに関心をむけ，他の事に心をうばわれないようにする」「子どもにとってセラピストが心地よく見えるようにする」「子どもが表した感情にそったコミュニケーション手段をもちいる」といったことに気をつ

けて実施する．

　子どもの気持ちを推測し代わりに表現することは，子どもの中で起こっている感情に言葉をあたえ，子ども自身の感情の気づきを援助し，子どもの意思決定を促し，自己評価を高めることを助け，自分自身の能力を実感する手助けをするが，侵襲的に作用することもあるため，慎重におこなう必要がある．また，プレイセラピーのテーマは子どもの主観的な経験の意味をセラピストが理解し，子どもとの関係を深めたり，親にプレイセラピーの意味や進展を伝えるための方法を得ることができる．

　プレイセラピーでは，言葉ではなく遊びの中で子どもに自分のこころを自由に表現させることにより，子どものこころを解放するとともに，本来のこころを取りもどすことをめざす．適用年齢については，12歳以下の子どもに効果的で，適用症例としては幅広いこころの病気の治療に役立つ．

　プレイセラピーでは，子どもは遊戯療法用に用意された特別なプレイルームでプレイセラピストとよばれる治療者とともに遊び作業をする．プレイルームは，子どもの精神状態や参加人数などによってその大きさが異なり，さまざまなおもちゃや，場合によっては砂場や水遊びできる場所などを備えているほうがよい．置いてあるおもちゃの種類は，積み木，人形，ままごと道具，お絵かき道具，粘土，ボール，楽器，鉄砲などさまざまで，安全にも十分に配慮され，配置もなるべく自由に子どもが遊べるように工夫する．

　プレイセラピーは，このような定められた環境の中で週に1回くらいの割合でおこなわれ，時間的には約1時間ほどを目安として実施される．子どもは信頼できるセラピストから共感や励ましを受けることによって，本来の自己を発見することができ，自分の存在に確信と自信をもって，さらなる精神の成長を遂げることが可能になる．こうした治療効果から，プレイセラピーは，神経症性障害をはじめ，自閉症，吃音症，緘黙症，精神遅滞，学習障害などといった子どものこころの病気の治療や支援に有効とされている．

・サイコセラピー（心理劇）

　精神科医ヤコブ・モレノ（Moreno, JL（1889-1974））によって始められた，ドラマ形式を用いたグループ療法で，サイコセラピーの中核となる信条はモレノによる「自発性・創造性」の理論である．モレノは，個人が状況に対して創造的に反応するための最善の方法は自発性，すなわち即興であり，その状況に応じて臨機応変に対処することであると考えた．自発的に反応し臨機応変に創造的な方法で，個人が問題に立ち向かうよう励ますことによって，自分自身の問題に対する新たな解決策を発見し，現実社会で生活できるような生活技能を身につけられるようになるというものである．モレノがサイコドラマにおいて自発的な行動に焦点をあてたのは，彼の自発性劇場（Theatre of Spontaneity）がきっかけであったという．彼は台本に基づいた舞台に幻滅し，自分が即興のワークで必要とされる自発性に興味をもっていることに気づき，1920年代に即興の劇団を設立し，ここでの活動は，彼のサイコドラマ理論の発展に影響をあたえた．

■ 表 9-2-4　SSTの定義（Mueserら，1990）

① 対人状況における患者の技能の不足な点と過剰な点を評価すること
② ある特定の技能についての学習の方法を提供すること
③ 社会的場面を模したなかでのセラピストらによる技能のモデリングがおこなわれること
④ 患者に対して練習しているある技能に焦点をあてた教示がおこなわれること
⑤ ある技能についての患者による実技リハーサルがおこなわれること
⑥ セラピストやグループのメンバーから患者に対しての正のフィードバックと矯正的なフィードバックがあたえられること
⑦ リハーサルとフィードバックを繰り返すこと
⑧ 般化を促すための宿題があたえられること

　サイコセラピーは，普通の演劇とは異なり，舞台に演じる役者がいるのではなく，参加する者が自分自身の問題を解決するために自分で演じる．そのため，ドラマには脚本がなく，即興的にその場で自分が抱えている悩みをほかの参加者を前に演じる．それによって，自分自身気づかなかった「自分の心の問題は一体何なのか」ということを，ロールプレイの中で体験することにより，現実社会でのストレスを軽減する．また，自発性や創造性の促進，抱えていた心的葛藤の整理，気づかなかった自他の姿を見ることの手助けとなる．

　劇のなかでさまざまな役割を演じていくことで，自分の問題点に気づく自己洞察や，感情表出によるカタルシスを得ていく．治療者はテーマをあたえるが，劇はメンバーの自由な意志を尊重して進行する．したがって，自発性を高める訓練としても有効といえる．精神科の臨床では，おもに神経症性障害などの患者さんを対象に，1グループ8〜12名でおこなわれる．

・生活技能訓練

　生活技能訓練（social skills training；SST）は，社会生活技能訓練などともよばれることがあり，認知行動療法と社会学習理論を基盤にした支援方法の一つである．

　社会の中で，相手から自分の望むような反応（望むような回答，理解など）を得るためには，一定の認知や行動（言動）のスキルが必要である．たとえば，親しくなりたいと思う異性に話しかけたときに，相手も同じように自分と親しくなりたいと思っていて，それを表現してくれるようなやりとりができるときは，不安を覚えたり葛藤することもないが，一部の若者にとっては，一定の知識を得て，練習をしてもうまくできないことである．そのようなときに，必要な知識（どのような言動が望ましいかなど）をあたえ，ロールプレイなどを通して実際にやってみる体験を，順序とコツを定め，構造化した支援の方法である．

　もう少し詳しい概要は，『精神障害と作業療法　新版』の8・4・5「生活技能訓練」（山根，2017a）を参照されたい．生活技能訓練の定義と手順を**表9-2-4**，**表9-2-5**に示す．

・ダンス・セラピー

　ダンス・セラピーとは，身体の動きを通して精神的治療や支援をおこなう技法で，身体から

■ 表 9-2-5　SST の手順

1．はじめ
2．新しい参加者の紹介
3．生活技能訓練の目的と決まりを確認し合う
4．宿題があればその報告を聞く
5．練習問題を明確にする
　　個々の課題を設定．通常は宿題のなかから設定
　　対象者自身が設定するよう支援
6．ロールプレイ技能を練習する
　　場面を作り，相手を選びウォーミングアップのロールプレイ
　　宿題実行場面などのロールプレイ
　　ポジティブフィードバック
　　矯正的フィードバック（改善点の提示）
　　モデリング（より適切な行動をモデルで示す）
　　再演（シェーピング，促し，コーチング）
7．まとめ
8．終わり（次回予告，新しい宿題の設定）

身体へ，言葉を介さず相手にはたらきかけ，内省や対人関係の変容をめざすものである．

　20世紀前半のモダンダンスの流れをくみ，第二次世界大戦中の戦争神経症に対する治療をきっかけに，精神分析的集団精神療法が米国を中心として普及した時代に．米国のダンサー達が精神病院で統合失調症患者に関わったのが始まりとされ，その後主に分析的理論を取り込みながら発展し，1966年には全米組織が作られた．

　わが国では，1980年代から試みられるようになり，まず実践が先にあり，それに当時の米国の状況を反映してさまざまな分析理論を取り込みながら，病院や福祉施設，デイケア等で試みられるようになった．

　創始者の一人であるモダンダンサーのマリアン・チェイス（Chace, M）は，サリバン（Sullivan, HS）の対人関係論に影響を受け，「ダンスはコミュニケーション，心と身体は相互に関連し統合されたものが個としての存在である．身体を通して心にアプローチでき，他者との交流も可能である」という．

　運動療法が生理的・物理的な身体を対象とするのに対し，ダンス・セラピーは，それに加えて自分の身体のイメージ（身体像）や自分としての身体（身体自我）などからなる統合的な身体を手段とし，身体を通した非言語的交流をおこなうので，情動の活性化がしやすく，治療的介入をおこないやすい．攻撃性や防衛機制など，その個人の性格や対人関係のあり方は，姿勢やしぐさなどに表れる．身体をほぐせば緊張は低下する．

　セッションの中では，自他のかかわりが，同時に進行し，身体表現を通して象徴的自己表現を促すことにより，内省が深められ，対人関係が変わる．二者で一つの動作を共有すると，徐々に感情の交流がおこり，信頼感が生まれる．

　対象は健常者から心身症，神経症性障害，抑うつ状態の者，統合失調症，パーソナリティ障

害，心身障害児，高齢者，被虐待者や心的外傷後ストレス障害（PTSD）まで幅広く，慢性の統合失調症患者のような言語的接触が困難な者，神経症レベルの防衛が強い者や，心身症や摂食障害など身体性を帯びた病態の者には，特に効果的である．

いずれの場合も，身体接触は過剰な情動刺激になる可能性がある．性的なニュアンスのある動作や不要な転移をおこす可能性のある身体接触は避け，四肢末端や背中などの比較的安全な部位から実施する．

ダンス・セラピーの対象人数は，5～10名の場合が多いが，技法によっては100名以上も扱える．実施する場は静かでゆとりをもって動ける広さ，横になれる構造がよい．セッションは通常ウォーミングアップ，テーマの展開，クロージングの順におこなわれ，時間は30分～2時間くらいで，頻度は週1～2回から月1回程度のことが多い．

使われる身体作業としてはモダンダンスが多いが，舞踏や気功，民族舞踊，ジャズダンス，自律訓練法などもある．またダンスに限らず歩く，声を出す，二者で身体を揺らすなどの動作（ムーブメント）も使われる．「いま，ここで」の即興性が重視され，音楽は，日本語の歌など意味がある曲は歌詞が影響するため使用しないほうがよい．明るい曲，静かな曲，リズミカルな曲などが目的に応じて使われる．リズムは，感情と行動の活性化を助けるが，内省を深める場合は，音楽は使わないほうがよい．楽器や小道具（感覚統合療法でもちいる薄い布，ボール等）も随時使われる．

セラピストにはなんらかの身体技法の経験と心理学的知識が必要で，集団精神療法や芸術療法，解剖学にも通じていると，より安全にセッションを深めることができる．また欧米では，動作による自己表現と言語化が繰り返し促されるが，わが国では積極的には言語化を促さず，意識と身体との調和に重点をおく傾向がある．

参考になる成書としては，平井タカネ監訳の『ダンスセラピーと深層心理』（平井タカネら，1997）がある．

・ミュージックセラピー（音楽療法）

音楽は，宗教（原始宗教，自然崇拝など）と深いかかわりがあり，ひとが日々のくらしで人知を越える力にすがるしかないときの儀式や呪術で神仏に祈るときにもちいられた．

ミュージックセラピーの治療・支援における効用は古くから知られ，音楽鑑賞や演奏にともなう生理的，心理的，社会的な効用を応用して，心身の健康の維持，回復をはかることを目的に，健康法ないし代替医療（Alternative Medicine）あるいは補完医療（Complementary Medicine）として実施されている．

疾患の治療法としてより，幸福感や生活の質を高め，症状を軽減し，初期治療やリハビリテーションの効果を高める効果がある．第二次世界大戦において，野戦病院で音楽を流したり演奏したところ兵士の治癒が早まった経験から，米国を中心として音楽による治療効果が立証され，もちいられるようになった．

わが国でも，日本音楽療法学会や奈良市，岐阜県，兵庫県などの地方自治体が独自に音楽療

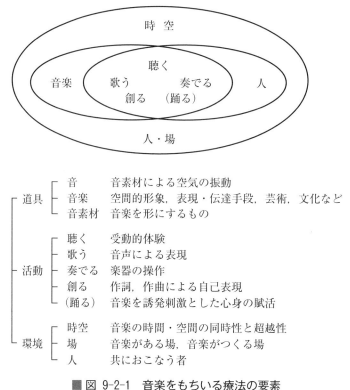

■ 図 9-2-1　音楽をもちいる療法の要素

法士の認定制度を設け，資格認定をおこなっており，高齢者，引きこもり児童などのケアの場で精神科作業療法やデイケアのプログラム，認知症の治療，療養病棟や老人保健施設におけるリハビリテーションプログラムの一つとしてもちいられている．

　音楽療法の治療構造を作業療法における作業分析の手法で示すと**図 9-2-1**のように示すことができる．もう少し詳しい概要は，拙著『精神障害と作業療法　新版』の8・4・6「芸術療法」（山根，2017b）や『ひとと音・音楽—療法として音楽を使う』（山根ら，2007）を参照されたい．

・絵画療法

　絵画療法は，患者が描いた絵のイメージをもとにおこなう精神療法で，芸術療法の中でも歴史が古く，いくつかの技法があるが思いついたイメージをそのまま描いてもらう自由画が一般的である．このほかにも，家族画，人物画，樹木画，見た夢の絵を描いてもらうものや，家や木，川，道などを提示して描いてもらうものがある．

　セラピストが描かれた作品を通して参加者の象徴的な自己表現を読み取り，参加者から解釈を引き出す非言語的な精神療法の一種である．芸術と心理療法という二つの起源があり，定義は多様であるが，創作作業自体の癒し効果，セラピストと共に描く参加者との間の心理療法的な移転のプロセスをもちいる．絵画や造形などの芸術を通して心のケアをする心理療法であ

る．もう少し詳しい概要は，『精神障害と作業療法 新版』の8・4・6「芸術療法」（山根, 2017b）を参照されたい．

・詩歌療法

　詩歌など言語を媒介とする療法は，広義の精神療法としておこなわれている芸術療法に含まれ，詩歌療法とよばれている．詩歌の情動の発露や表現，比喩，象徴によるメッセージ性は，絵画や音楽などと共に古くから経験的に療法としてもちいられ，1950年代末頃から治療として意識的にその特性が利用されるようになった．（米国詩歌療法学会, 2017）．当初は，詩作ではなく"bibliotherapy"（読書療法）としてもちいられ，その後，詩を媒体とした集団精神療法が試みられるようになり，1970年代には詩の鑑賞と詩作を主媒体とする"poetry therapy"（詩歌療法）をおこなう施設やセラピストの教育施設も作られるようになった．現在はThe National Association for Poetry Therapy（国際詩歌療法学会）が組織され，Certified Applied Poetry Facilitator（CAPF；認定詩歌ファシリテーター），Certified Poetry Therapist（CPT；認定詩歌療法士），Registered Poetry Therapist（RPT；登録詩歌療法士）などの資格認定をおこなっている．

　わが国においては，1969年に日本芸術療法学会が設立され，媒体としての芸術療法の一つとして詩歌が位置づけられ，主に俳句や連句の詩作を中心におこなわれている（浅野, 1999；飯森, 1982；2000）．そのため，"poetry therapy"と同様に詩作に興味があるか少し素養がある者が適応となる．

・アロマセラピー（芳香療法）

　アロマセラピー（aromatherapy）は，1930年頃にフランスの調香師・香料研究者のルネ＝モーリス・ガットフォセが，アロマ（芳香）とセラピー（療法）を組み合わせて作った造語である．特有の芳香をもち，生物活性が科学的に認められている植物に由来する揮発性の精油をもちい，病気や外傷の治療，予防，心身の健康やリラクセーション，ストレス軽減などを目的とする療法である．精油を使った医療は，アラビアやヨーロッパの伝統医学・民間療法の一つで，1990年代以降世界的に普及し，セルフコントロールの健康法としてももちいられている．

　わが国には，1980年代にイギリスの自然派美容マッサージとして紹介され，精油業者や美容業界の主導で広まり，趣味や美容法，リラクセーション法の一つとして，また医療の分野では補完・代替医療の一つとして知られている．

　欧米では，アロマセラピー（芳香療法），アロマトロジー（芳香物質学），アロマコロジー（芳香心理学）に分類されており，芳香物質に関する技術と人間の心理作用，芳香物質の脳への影響と作用，感情・情動だけでなく，行動によい影響をあたえる香りの立証も研究されている．

　公益社団法人日本アロマ環境協会は，アロマセラピーは精油を用いてホリスティックな観点からおこなう自然療法で，リラクセーションやリフレッシュ，美と健康の増進，身体や精神の恒常性の維持と促進，身体や精神の不調の改善と正常な健康の回復を目的とするものと定義し

ている．

　アロマセラピーでもちいる精油は天然の成分ではあるが高濃度に凝縮されているため，原液のままでは肌に塗る場合は刺激が強すぎるため，植物油で薄めパッチテストをおこなうなどの注意が必要である．また，精油は，空気や湿気，熱，光などの影響で成分が変化したり，引火性，光による光毒性がある成分が含まれているものもあるので，保管には注意が必要である．3歳未満の乳幼児に対してもちいる場合は，濃度は薄くしたり，妊娠中や授乳中，持病のある者，肌が敏感な者には適さないといった使用上の注意点を知っておく必要がある．

・園芸療法

　植物が人に及ぼす影響は古くから知られており，植物のある環境によって精神的安らぎを覚える．園芸療法はその効果を利用し，植物や園芸作業を手段として精神疾患や高齢者，発達に障害がある者，社会的に不利な立場にある人たちの心身機能の維持・回復，社会参加の支援，生きる力の回復などを目的とした技法のことである．

　第二次世界大戦の後，1950年代から米国や北欧で始まり，米国では主として，戦争からの帰還兵の心の癒し，身体障害のリハビリテーションの手段としてもちいられ，大学での教育もはじまり，1973年には，園芸療法士の資格ができ，同年，米国園芸療法協会が設立された．精神障害者の抑うつ状態，気分障害，登校拒否児童，自閉症，物質関連障害，レイプされた女性，死刑囚など社会的ハンディキャッパーも対象にしている．

　北欧では障害者の社会参加，社会復帰を目的としたノーマライゼーションの一環として，広がった．

　わが国では，欧米で学んだ人たちが，1990年頃に導入したのがはじまりで，適度な運動をともなう作業による感覚運動機能の維持・改善，廃用性機能低下の予防，他者との共同作業による社会生活技能の習得，植物を育て利用することによる主体性の回復などを目的に，保健，福祉，介護，教育，就労支援などにもちいられている．

　確立された定義はないが，筆者は「植物を育てることを中心に，植物や植物の育つ環境，植物に関連する諸活動を通して，身体や精神機能の維持・改善，生活の質の向上をはかる」と園芸作業だけでなく，植物や植物が育つ環境を含めて定義してきた．

　園芸療法の治療構造を作業療法における作業分析の手法で示すと**図9-2-2**のように示すことができる．もう少し詳しい概要は，拙著『ひとと植物・環境—療法として園芸を使う』（山根ら，2009）を参照されたい．

・乗馬療法

　乗馬療法とは，医療・教育・スポーツ・レクリエーションの4つの要素を併せもつ，乗馬によっていろいろな健康増進を求めることをいう．紀元前400年頃のギリシャで見つかった文献に，古代ギリシャ時代から負傷した兵士を馬に乗せて治療したという記述が残っており，それが起源だとされている．1952年のヘルシンキオリンピックで小児麻痺を克服したデンマーク人

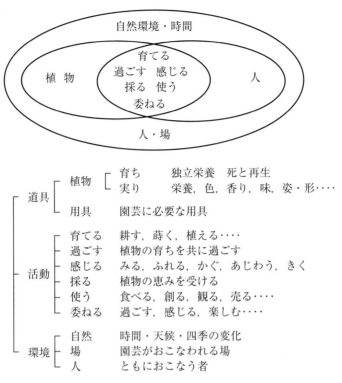

■ 図 9-2-2 植物をもちいる療法の要素

が馬術競技で銀メダルを獲得したことから欧米に広まった.

　乗馬療法には，教育的・身体的リハビリテーションを目的とするものと，治療効果よりも社会参加やレクリエーションに重点をおくイギリス式がある．乗馬の効果が医学的にも検証され，身体障害者や知的障害者，高齢者のリハビリテーションに活用されている．さらにドイツでは乗馬療法が医療行為として認められている．日本でも明治から昭和にかけて，旧陸軍の傷病兵に乗馬療法を勧めていたという記録があるが，一般には馬といえばまず「競馬」と連想する人のほうが多い．

　馬は本来群れで行動する社会性をもち，人よりも大きな体をもちながら従順で，優しい動物であるので，他者と合わせることがむずかしいために集団参加が困難な人たちは，馬と接することで，自分の意思を明確に伝えていくトレーニングを積むことができる．また，馬を世話することで自己有用感が育成されたり，馬にまたがり，自分の背丈よりかなり高い所から周囲を見ることで気持ちが開放され晴れやかになる．

　馬に乗り，ただ歩くだけで脳が刺激され，日頃使わない筋肉や神経を使うマッサージ効果がある．心拍数も上がり酸素消費量も普段歩くとき以上に，バランスのとれた有酸素運動になる．たとえば，1時間ウォーキングをしたときの心拍数と20分間馬に乗った場合の心拍数は同じ程度である．美しい馬体や優しい目が疲れた心をリラックスさせてくれる．馬にまたがると，視線が高くなり，馬の温かさを感じながら大きな馬の背のリズミカルな揺れに身をゆだねること

で，脳や身体が刺激され，筋骨格系の発達・強化や血液の循環が促され，自然と姿勢，平衡感覚，移動感覚，心身各部の機能が向上し，全体的な健康を促進する効果がある．

・ペット療法

　ペット（pet）とは，人の心を和ませたり楽しませてくれる，といった理由で人が飼っている動物のことで，コンパニオンアニマル（companion animal）ともよばれる．ペットの歴史は古く，猫は古代エジプトの時代から現在のペットのような位置づけや，鼠の駆除などの実用目的で飼われていた．また，犬も太古の昔から，実用と愛玩目的も兼ねて飼われていた．ペットは人間の日々の生活にかかわりのある動物で，ペット療法に向いていないペットはいないが，犬のように飼い主に従順でひとの生活リズムに対応できる動物を好む人もいれば，猫のように人の生活に干渉しない動物を好む人，猫や犬のように表情を読み取ることがむずかしい，は虫類やとり，魚類を好む人もいて，何をペットにするかはひとそれぞれの好みによる．

　ただ，ペットは野生動物とは異なって人間との相互関係の中で生活しているため，栄養や環境の調整など，健康や精神状態に対する配慮が必要である．ペットを飼育するということは，エサを用意したり，ペットの住まいや排泄の場所を用意するなどの世話をする必要がある．またペットは命のある動物なので，自分の病気が悪化してペットを飼育できなくてペットが死んでしまったり，ペットの寿命がきたりして，ペットを失った喪失感（ペットロス）による抑うつ感など，飼う者に精神的に大きく影響することがあるため，精神科領域では患者にペットを飼うことを勧めない医師もいる．

　現代の日本人の2人以上の世帯においては，48％の世帯で何かしらのペットを飼っていて，2003年7月時点で飼育ペットの割合は，内閣府の政策世論調査（内閣府，2010）によると，犬62.4％，猫29.2％，魚類11.7％，鳥類7.7％，という調査結果がある．

　今日ペットは，家族として，パートナーとして，仲間として人のくらしに密接に関わり，心を癒してくれたり，あるいは愛玩されたり，共生するなど，さまざまな面をもった存在であり，少子高齢化が進む現代におけるペットの意味や役割はますます重要になることが予想される．

・動物介在療法

　動物介在療法（アニマルセラピー）は，国際的には「Animal Assisted Therapy；AAT」とよばれ，動物を治療や支援の一部として介在させることにより，患者の身体的，精神的，社会的機能の回復を目的とする医療行為の一種とみなされている．動物介在療法の歴史は古く，1792年に設立されたイギリスのヨーク収容所という精神障害者施設で，ウサギやニワトリなどの動物を飼育させて患者たちに自制心を身につけさせるという試みがなされたという記録があり，1860年には，ベスレム病院が病棟内での動物とのふれあいを実施し，入院患者の気力が向上したという記録（子犬のへやホームページ，2017）がある．

　精神分析学の創始者ジークムント・フロイトは，患者と接する際，チャウチャウ（中国原産の犬）を傍らに座らせていた．動物介在療法の効果に気づいていたためという．また，ドイツ

のてんかん治療施設では，症状軽減のためにペットをもちいる試みがなされ，ニューヨークの陸軍航空隊療養センターでは，農場で家畜の世話をしたり，公園で動物と接することで気分転換をはかることを積極的に奨励したという．

近年における動物介在療法の発展に尽力したのは，臨床心理学者ボリス・レビンソン（Boris Levinson）で，1969年から1979年にかけて研究をおこない，原因は不明だが，明瞭な言語反応が欠如した緘黙児を犬と遊ばせたところ，自発的に犬と接するようになり，症状が改善されたと報告したことにより動物介在療法に広く関心がもたれ，今日の発展につながったという．

イギリス国内でアニマルセラピーの普及をおこなっているのは，1979年に精神科医，心理学者，ソーシャル・ワーカー，獣医師からなる集団によって，人とコンパニオン・アニマルの関係を深めるために創設されたコンパニオン・アニマル研究協会SCAS（The Society for Companion Animals Studies）で，「ペット」という枠組みを超え，人間に癒しをあたえ，生きる支えにもなる大きな存在として，人が飼育する動物を位置づけた．国際レベルでは，人と動物の正しい関わり方（Human-Animal Interactions＝HAI）に関する知識を広めるため，米国のデルタ協会，英国のSCAS，そしてフランスのアフィラックAFIRAC（Association Française d'information et de Recherche sur l'Animal de Compagnie）が中心となって1990年に設立されたアイアハイオIAHAIO（International Association of Human-Animal Interaction Organizations）が有名で，最新の研究，教育や実践の発展，国際フォーラムの開催，人間と動物双方の利益となるような国際レベルの指針作りなどをおこなっている（子犬のへやホームページ，2017）．

動物介在療法は，動物と人とを触れ合わせることでストレスを軽減させたり，自信を持たせるなど，高齢者医療から高齢者福祉や難病など長期入院患者の気晴らし，クオリティ・オブ・ライフ（生活の質）の改善が期待されたり，動物が間にいることで見知らぬ人でも警戒心を解いてしまう，動物の世話を介して生活習慣が整うといった介在の効果がある．

・レクリエーション療法

レクリエーション療法は「遊戯療法」ともいわれ，レクリエーションのもつリハビリテーションとしての機能を利用するもので，作業療法でおこなう遊びや余暇作業と似ているが，適用範囲は作業療法より広い．

レクリエーションの語源は，ラテン語「Re-creare」で，ふたたびを意味する「Re」と創造を意味する「creare」から生まれた．失われたり壊れたりしたものを元に戻すこと，病いや障害から回復すること，心身の疲れを取り除くことを意味している．

したがって，レクリエーションは単に楽しい時間を過ごす遊びや余暇ではなく，人間の本来の欲求である「楽しみ」や「喜び」を通した，健康的で創造的価値のある行為であり，新たな価値を引き出し，生活を活性化することである．

レクリエーション療法は男性，女性，高齢者，身体的疾患の有無，障害のレベルを越えて，誰にでも適用できる．身体機能の低下している高齢者から，病気や事故の後遺症がある人，先

天性の障害のある人など，参加者のもてる機能を生かし，病気や廃用性機能低下の予防や心身の機能の維持・回復をはかり，自立した生活ができるようにすることに意義がある．

レクリエーション療法は，「訓練」ではなく，「楽しむ」という自然な意欲の高まり，注意や集中力の持続，他者との協力や楽しく競うということを利用する技法である．そのためレクリエーションの内容は，参加者の希望を十分に取り入れ，できるだけ自主的な行動にまかせることが基本で，よく用いられる種目に，

スポーツ：バレーボール，ゲートボール，卓球，サッカー，ソフトボール，野球，テニスなど
ゲーム　：トランプ，囲碁，オセロ，マージャン，将棋
ダンス　：盆踊り，フォークダンス，社交ダンス，エアロビスク，ヨガ
芸術活動：コーラス，映画や音楽鑑賞，カラオケ，楽器の演奏
芸術作業：絵画，七宝焼き，木工，竹細工，織物，刺子，編み物
野外活動：ハイキング，キャンプ，園芸，散歩，遠足
文芸活動：読書，俳句，詩作，新聞づくり，映画鑑賞，音楽鑑賞
社会活動：福祉施設での活動，道路清掃，道路端の花壇の手入れ
習い事　：茶道，華道，習字，舞踊
年間行事：新年会，かるたとり，凧上げ，ひな祭り，花見，七夕，盆踊り，運動会，文化祭，クリスマス

などがある．

もう少し詳しい概要は，『精神障害と作業療法　新版』の8・4・9「レクリエーション療法」（山根，2017c）を参照されたい．

◆引用文献◆

浅野欣也（1999）．詩歌療法．「臨床精神医学講座15巻」pp114-127．中山書店．

米国詩歌療法学会ホームページ（2017）. About the National Association for Poetry Therapy Promoting Growth and Healing through Language, Symbol, and Story. http://poetrytherapy.org/. 2017/5 閲覧

平井タカネ・他監訳（1997）．「ダンスセラピーと深層心理」不昧堂出版（Joan Chodorow（1960）. Dance Therapy and Depth Psychology：The Moving Imagination）

子犬のへやホームページ（2017）．犬のアニマルセラピー〜動物のもつ癒やしの力を探る．http://www.koinuno-heya.com/fushigi/animal-therapy.html. 2017/5 閲覧

小谷英文（1995）．精神分裂病を中心とした慢性的精神障害者の集団精神療法―基本枠組みと技法基礎．集団精神療法11. 127-137.

小谷英文（1977）．エンカウンター・グループ（1）逆効果に対する臨床心理学的研究．学生相談室活動報告書．広島大学総合科学部．第1号．31-44

小谷英文，中村有希，秋山朋子，橋本和典（2001）．青年期アイデンティティグループ―性愛性と攻撃性の分化統合を中核作業とする技法の構成．集団精神療法17. 27-36

小谷英文（2014）．コンバインド・セラピー．「集団精神療法の進歩―引きこもりからトップリーダーまで」pp158-179. 金剛出版．

飯森真喜雄（1982）．詩歌療法．徳田良仁，式場　聰・編「精神医療における芸術療法」pp183-194. 牧野出版，

飯森真喜雄（2000）．芸術療法の現在．「こころの科学92」pp10-17.

Mueser KT, Yarnold PR, Levinson DF, et al（1990）. Prevalence of substance abuse in schizophrenia：demographic and clinical correlates. Schizophr Bull 16. 31-56.

内閣府（2010）．動物愛護に関する世論調査．http://survey.gov-online.go.jp/h22/h22-doubutu/index.html. 2017/5 閲覧

Pratt JH（1907）. The class method of treating consumption in the homes of the poor. Journal of the American Medical Association 49. 755-759.

山根　寛，三宅聖子（2007）．ひとと音・音楽―療法として音楽を使う．青海社

山根　寛，澤田みどり（2009）．ひとと植物・環境―療法として園芸を使う．青海社

山根　寛（2017a）．生活技能訓練．「精神障害と作業療法　新版」pp350-352. 三輪書店

山根　寛（2017b）．芸術療法．「精神障害と作業療法　新版」pp352-355. 三輪書店

山根　寛（2017c）．レクリエーション療法．「精神障害と作業療法　新版」pp359-363. 三輪書店

10 事例検討

183 **10・1** 精神科医療の改革に対する作業療法プログラムの整備状況と課題

- 10・1・1 調査の方法
- 10・1・2 分析方法
- 10・1・3 調査結果
- 10・1・4 精神科作業療法プログラムの現状と課題
- 10・1・5 プログラム整備が困難な要因と今後の課題
- 10・1・6 調査結果

195 **10・2** 精神科病棟の機能分化に即した作業療法プログラムの改変における課題

- 10・2・1 対象施設と方法
- 10・2・2 経過と結果
- 10・2・3 インタビュー調査の結果
- 10・2・4 プログラム改変作業を通して明らかになった問題と課題
- 10・2・5 作業療法プログラム改変にむけた今後の課題と対策
- 10・2・6 改変の試みの結果
- 10・2・7 調査，改変の試行の後

212 **10・3** 10数年前は何が問題で何がおきたのか？

- 10・3・1 グループの構造について
- 10・3・2 グループの経過について
- 10・3・3 グループの運営について
- 10・3・4 作業療法部門の総合プログラムについて
- 10・3・5 職種・部署間の集団力動について
- 10・3・6 施設のシステムについて

10 事例検討

「普遍性」「論理性」「客観性」という近代科学的手法により，近代医学は幾多の感染症を克服してきた．しかし，少子高齢化という避けがたい社会構造の変化にともない，救命・延命から完治しない病いと障害の管理，心身機能の維持へと，病いや障害に対する対処の目的も大きく変化してきている．

治療やリハビリテーションに見られるキーワードも「クライエント中心，多様化，個別性，自己決定，自己責任，ケアマネジメント‥‥」といったものが増え，その実践は，「入院医療中心から地域生活中心へ」といわれるように，従来の専門職や専門機関による連携の枠を超えた，リエゾン的アプローチ，非専門職を含む連携，地域における生活を基盤としたケアシステム整備が必須になる．

「入院医療中心から地域生活中心へ」というわが国の精神科医療の構造の転換，それは，従来の入院や入所を中心とした治療やリハビリテーションから生活の場を中心としたものへの転換ということである．その構造転換にともなって最初に出会う課題が，多職種間，部門間のダイナミックスの分析と対処である．

2000年に発行した本書の初版では，そうした問題の事例として，作業療法がまだ十分理解されておらず，他職種や他部門と連携するにいたっていない作業療法を巡るダイナミックスを事例として採りあげた．当時は，全国どこの精神科病院でも，看護師や看護助手が中心となり生活療法のプログラム（内職的な簡易作業をもちいた仕事療法と称されていた集団作業やあそび療法と称されていたレクリエーション活動）を，入職した作業療法士が引き継いでおり，いくつかの病院では，そうした生活療法プログラムの治療やリハビリテーションとしての作業療法プログラムへの切り換えが試みられ始めていた．初版の事例は，不安定な小規模職種の部門である作業療法が，引き継いだ生活療法プログラムを新たな集団作業療法プログラムに切り換えていく課程で見られた他職種，他部門と作業療法部門のダイナミックスに関するものであった（山根ら，2000）．

あれから10数年，その施設では初期の問題は解決され，作業療法という部門は施設の中で定着したが，新たな課題が持ち上がっていた．それが，「入院医療中心から地域生活中心へ」という医療の改革にともなう昨今の精神科医療の改革にともなうものである．本書では，その「入院医療中心から地域生活中心へ」という医療の改革にむけて，新たな治療やリハビリテーションとして転換をはかる精神科領域における作業療法がどのような問題や課題を抱えているのかを調査分析し，そうした問題や課題を解決する課程に起きたダイナミックスを事例として採りあげた．初版で協力いただいた病院をモデルに，病棟機能に即したプログラム構成への改変を試み，実際の臨床における具体的な課題を明らかにし，新プログラムを導入する経緯をまとめたものである（中村ら，2016；2017）．

具体的には，該当病院で作業療法士として勤務していた中村が，自分が直面していた精神科医療の改革に対する該当病院の作業療法プログラムの整備をどう進めればいいのかという課題を解決するために，いったん退職して同施設に非常勤で勤務を続けながら，大学院博士前期課程でおこなった臨床研究を対象に，大学院の指導教授であった筆者が共同研究者としてダイナミックスを分析し解釈をおこなった．項目10-1は精神科医療の構造転換にともなう問題や課題は具体的にどのようなものかを把握するため調査と問題分析である．項目10-2は，病棟機能に即したプログラム構成への改変にあたって，実際にどのような問題や課題が見られるのか，中村が勤務していた病院をモデルに，問題と課題，対処方法を検討したものである．この事例の調査・研究は，該当病院の作業療法部門をはじめとする作業療法士，関連部門と医師をはじめ関連する他職種の理解と協力があってできたものであり，事例掲載にあたりあらためて感謝する．

10・1 精神科医療の改革に対する作業療法プログラムの整備状況と課題

精神科医療の改革に対する作業療法プログラムの整備状況と課題については，まず第一段階として実状把握のため，協力の得られた施設に，プログラムに関する質問紙による調査をおこなった（中村ら，2016）．

10・1・1 調査の方法

調査の対象施設は，全国ネットの精神科作業療法研究会（登録会員数2012年7月現在129名）と近畿・中部地方の作業療法県士会の精神科作業療法研究会5か所（約60施設）の登録施設のうち，協力に応じた32施設である（**表 10-1-1**）．研究協力の承諾が得られた32施設の作業療法部門代表者に，電子メールまたは郵送で質問紙調査をおこない，必要に応じて電話で確認した．

質問紙調査票は，先行研究や調査報告（杉原，1997；向ら，2003）を参考に，臨床5年以上の作業療法士にプレ調査をおこない**表 10-1-2** に示すように，施設概要やプログラムの実施状況，プログラムやシステムの課題に関する計11項目の質問による調査票を作成した．作業療法週間プログラムについては，記述式（内容や対象，目的，参加人数など）とし，個別作業療法（作業療法士が1人の対象者に対して個別におこなう）の実施状況や不足プログラムは多肢選択とした．作業療法士の困難感は4段階の順序尺度をもちい，その理由とプログラムやシステムにおける全体的な課題については記述式とした．

■ 表 10-1-1　研究対象施設の概要（n＝32）

		n（%）
病院形態	民間精神科病院	26（81.3）
	公的総合病院	6（18.8）
病床規模 （精神科）	100床未満	4（12.5）
	100～199床	3（9.4）
	200～299床	8（25.0）
	300～399床	8（25.0）
	400～499床	5（15.6）
	500床以上（～743床）	4（12.5）
病棟機能	救急・急性期治療病棟	28（87.5）
	短期療養病棟	13（40.6）
	長期療養病棟	27（84.4）
	身体合併症病棟	14（43.8）
	認知症治療病棟	11（34.4）
	認知症療養病棟	3（9.4）
	疾患別病棟	6（18.8）
	その他	6（18.8）
作業療法士数 （作業療法室配属の常勤）	2～3名	9（28.1）
	4～5名	11（34.4）
	6～7名	6（18.8）
	8～9名	5（15.6）
	10名以上（～11名）	1（3.1）
作業療法士1名あたりの病床数	30床以下	9（28.1）
	31～60床	8（25.0）
	61～90床	11（34.4）
	91床以上（～127床）	4（12.5）
リハ検討体制	あり	16（50.0）
	なし	16（50.0）

病棟機能は複数選択可．作業療法士1名あたりの病床数は精神科病床数/作業療法士数

（中村ら，2016）

10・1・2　分析方法

　選択式回答は，項目別に集計し対象施設全数に占める割合を算出した．記述式回答は，質的内容分析により類似要素に分類しコード化・カテゴリー化した．作業療法週間プログラムは，精神科作業療法の分類（小林，2007；山根，2010）を参考に，パラレルな場（山根，2010）の作業療法（他者とのかかわりを義務づけられていない緩やかなひとの集まりの場を利用し，作業療法士が複数の対象者に対して個別におこなう）と集団作業療法に分類し，さらに集団作業療法は内容や目的により7種類に分類した．また，実際にプログラムが機能しているかどうか

■表 10-1-2　質問紙調査票

	質問項目
施設概要	1．全病床数：　　床　※総合病院の場合（精神科病床数：　　床） 2．病棟構成（併設する病棟すべてを選択） 　　①　救急・急性期治療病棟　　②-1　1年以内の退院をめざす療養病棟 　　②-2　長期入院で退院の目処が立ちにくいものを対象とした療養病棟 　　③　合併症を対象とした病棟　　④　認知症治療病棟 　　⑤　認知症療養病棟　　　　　　⑥　疾患別病棟（物質依存やうつなど） 　　⑦　その他（　　　　　　） 3．作業療法プログラムに関与するスタッフ数 　　作業療法士：　名（作業療法室常勤：　非常勤：　病棟専従：　） 　　作業療法助手：　名（常勤：　非常勤：　）
プログラム の実施状況	4．作業療法プログラムの実施状況 　　※作業療法部門が提供している週間プログラム表を送付してください 　　※各プログラムの目的，活動内容，参加人数，スタッフ数を記入してください 5．1対1の個別作業療法の実施状況（実施しているものすべてを選択） 　　①病棟内での個別作業療法　②病棟外作業療法室を用いる個別作業療法 　　③退院前訪問　④外出支援　⑤心理教育　⑥その他（　　　　　　） 6．他職種によりリハプログラムの実施状況（実施しているものすべてを選択） 　　①集団精神療法　②心理教育　③家族教室　④退院促進プログラム 　　⑤年間行事　⑥病棟レク　⑦その他（　　　　　　）
プログラム やシステム の課題	7．作業療法士の困難感（精神科医療の改革にともない，早期退院や長期入院者の退院促進など多様なニーズに対して，現行プログラムで対応しにくさを感じることはあるか） 　　①ほとんど感じない　②あまり感じない　③少し感じる　④強く感じる 　　※困難さを感じる場合は，対応しにくい点を具体的に教えてください 8．不足していると思われるプログラム（各病棟にあればいいと思うものすべてを選択） 　　①パラレル作業療法　②心理教育　③退院促進　④生活技能訓練　⑤趣味娯楽 　　⑥対人交流　⑦レク　⑧身体機能訓練　⑨認知機能訓練　⑩就労支援 　　⑪個別作業療法 9．プログラムの選択・変更方法 　　（各対象者の個人プログラムを組む場合，目的に応じて選択・変更は可能か） 　　早期の退院をめざす者：①できる　②できない 　　長期に入院が必要もしくは長期に入院している者：①できる　②できない 　　※②を選ばれた方はその理由をお教えください 10．施設全体でのリハ検討体制の有無 　　（施設全体でリハプログラムを検討する体制（リハ会議等）があるか） 　　①あり　②なし（作業療法部門のみで検討する） 11．全体的な課題（自由記述） 　　※プログラムやリハシステムについて問題と感じられていること，お困りのこと，今後の課題などがあれば教えてください

（中村ら，2016より改変）

■表 10-1-3 個別作業療法の実施状況（n＝32）

	n（%）	実施内容	n（%）
実施	30（93.8）	3種類以上	20（62.5）
		1～2種類	10（31.3）
未実施	2（6.3）		

の確認のため，実施頻度や時間帯，対象などで分類集計した．

以上より，プログラム構成は，急性期プログラムの整備の進み具合で大きく3つの傾向が見られたため，以下の3群に分類し，施設の特性と作業療法士の認識に関する項目をそれぞれ整理集計し，プログラムの整備が困難な要因を検討した．

どの程度整備されているかの整備の基準は，日本作業療法士協会の報告書や作業療法マニュアル，教科書など（山根，2010；小林，2006；2007：日本作業療法士協会，2008；香山，2006）で紹介されているプログラムを参考に，急性期の基軸となる身体機能訓練プログラムを週3回以上，パラレルな場の作業療法を午後に週3回以上，個別作業療法（支援内容6種類のうち3種類以上）を実施しているものをA群，維持期長期入院者に対する趣味娯楽などの療養プログラムを週3回以上実施し，併せて急性期の身体機能訓練プログラムを週1回以上実施しているものをB群，療養プログラム主体のものをC群とした．プログラムの回数や時間帯は，臨床経験から研究者間で検討し，一つの目安として今回もちいたものである．急性期の病状変動に合わせて利用しやすいように，隔日実施を考慮した基準とした．

10・1・3　調査結果

1）施設概要と作業療法プログラムの実施状況

対象32施設の内訳は，民間精神科病院26施設（81.3%），公的医療機関の総合病院6施設（18.8%）で，精神科病床数は200～299床および300～399床が各8施設（各25.0%）を中心に，100床未満から最大743床であった．救急・急性期治療病棟は28施設（87.5%），1年以内の退院をめざす短期療養病棟は13施設（40.6%），長期療養病棟は27施設（84.4%），身体合併症病棟は14施設（43.8%），認知症治療病棟は11施設（34.4%）が併設している．常勤作業療法士数は2～3名が9施設（28.1%），4～5名が11施設（34.4%）を中心に最大11名で，作業療法士1名あたりの精神科病床数は61～90床が11施設（34.4%）ともっとも多く，最大127床であった．施設全体でリハビリテーションについて検討する体制の有無は各16施設（各50.0%）であった．

作業療法プログラムは，個別作業療法をおこなっている施設が30施設（93.8%），パラレルな場の作業療法をおこなっている施設が28施設（87.5%），集団作業療法は全施設でおこなわれていた（**表 10-1-3**～**表 10-1-5**）．パラレルな場の作業療法は週3回以上おこなっている施設

■ 表 10-1-4　パラレル作業療法の実施状況（n=32）

	n（%）	時間帯・頻度	n（%）	対象（人数）	n（%）
実施	28（87.5）	午前週3回以上	13（40.6）	急性期～維持期（20～40名：最大50名）	10（31.3）
				急性期～回復期（5～20名）	3（9.4）
		午後週3回以上	5（15.6）	急性期～回復期（5～20名）	5（15.6）
		週1～2回	10（31.3）		
未実施	4（12.5）				

（中村ら，2016）

■ 表 10-1-5　集団作業療法の実施状況（n=32）

プログラム	実施施設 n（%）	対象（規模）	頻度 n（%） 週1～2回	頻度 n（%） 週3回以上
身体運動	32（100.0）	急性期～回復期（中小集団）	14（43.8）	7（21.9）
		回復期～維持期（中大集団）	15（46.9）	13（40.6）
趣味娯楽	31（96.9）	回復期～維持期（中大集団）	8（25.0）	23（71.9）
対人交流	21（65.6）	回復期～維持期（中小集団）	21（65.6）	0（0.0）
生活技能	17（53.1）	回復期～維持期（中小集団）	17（53.1）	0（0.0）
心理教育	9（28.1）	急性期～回復期（小集団）	6（18.8）	0（0.0）
		回復期～維持期（小集団）	6（18.8）	0（0.0）
退院促進	9（28.1）	回復期～維持期（小集団）	9（28.1）	0（0.0）
認知機能	3（9.4）	回復期～維持期（小集団）	3（9.4）	0（0.0）

ここでの心理教育と退院促進は作業療法士が関与しているもののみ集計した．退院促進は心理教育や生活技能などを含む場合があるが，特定の機能訓練や教育を目的としたものではなく，退院をめざす包括的なプログラムを指す．小集団は4～15名程度，大集団は20名以上の規模とした．身体運動と心理教育は，対象別にプログラムを複数実施している施設もあるため，実施施設数と頻度の合計数が一致しない．

（中村ら，2016）

が18施設で，うち午後主体5施設は急性期～回復期を対象としていて，午前主体13施設のうち10施設では，生活リズムや活動性の維持，居場所提供や趣味活動を主目的とした維持期患者と急性期患者が混在していた．対象を分けておこなっている場合は，小集団は参加者4～15名，大集団は20名以上（最大50名）であった．集団作業療法は，身体運動が全施設でおこなわれており，内容別では趣味娯楽が31施設（96.9%）ともっとも多く，次いで対人交流，生活技能などのプログラムがおこなわれていた．身体運動プログラムは急性期～回復期を対象として21施設（週3回以上の実施は7施設），回復期～維持期を対象として28施設でおこなわれており，活動性の維持や楽しみを目的とした趣味娯楽（カラオケ，映画鑑賞など）は，回復期～維持期を対象に15～40名程度の中大集団でおこなうものを，23施設が週3回以上実施していた．心理教育プログラムは急性期～回復期と回復期～維持期を対象に各6施設，退院促進は9施設がおこなっていた．

■ 表 10-1-6　作業療法士の困難感 (n=32)

困難度	n (%)
①強く感じる	16 (50.0)
②少し感じる	9 (28.1)
③あまり感じない	5 (15.6)
④ほとんど感じない	2 (6.3)

(中村ら, 2016)

■ 表 10-1-7　現行プログラムで対応困難な理由 (n=25)

カテゴリー	サブカテゴリー	コード
プログラムの問題 (24)	プログラムの不足 (22)	個別作業療法の不足 (13)
		小集団作業療法の不足 (11)
		長期入院者対象プログラムの不足 (2)
		外来プログラムの不足 (2)
	プログラムの特性 (15)	大集団作業療法中心で機能分化不十分 (8)
		個別と集団のプログラム構成が困難 (7)
		レクや居場所的機能など長期療養プログラム中心 (6)
運営上の問題 (16)	病院の収益性 (11)	経営との兼合いで個別・小集団作業療法実施制限 (6)
		収益重視のため大集団作業療法中心に構成 (5)
	制度上の問題 (6)	収益性の低い個別・小集団作業療法の実施制限 (5)
		プログラムへの拘束時間が長く柔軟な対応が困難 (2)
	人員の不足 (8)	人員不足で個別・小集団作業療法の実施制限 (6)
		個別・小集団作業療法増加による人員不足 (2)
	人員配置の偏り (3)	大集団作業療法へ配置が偏り適正な配置が困難 (3)
作業療法士の認識・知識技術の問題 (6)	治療技術関連の問題 (6)	疾患構造の変化や急性期状態への対応が困難 (4)
		精神科医療の改革に対する認識不足, 知識技術の不足よりプログラムの見なおしや整備困難 (2)
構造上の問題 (4)	病棟機能分化不十分 (3)	病棟機能分化不十分でプログラム提供困難 (3)
	設備の不備 (1)	設備の不備によりプログラム実施に制限 (1)
他職種連携上の問題 (2)	連携への認識不十分 (2)	他職種との認識の違いにより連携困難 (2)

( ) 内の数値は回答施設数 (複数回答あり)
(中村ら, 2016)

2) 作業療法士の認識

　精神科医療の改革に対して作業療法士が困難と感じていることを**表10-1-6**に示す. 多様化するニーズに対し現行プログラムでは対応が困難と感じている施設 (**表10-1-6**の①②) が約8割 (25施設) あり, その理由は**表10-1-7**に示す5つのカテゴリーに分類された. 25施設のうち24施設は, 大集団プログラムが中心で機能分化が不十分, レクリエーションや居場所的機能

■表 10-1-8 各病棟機能における不足プログラム

プログラム	救急・急性期 (n=28)	療養 短期療養 (n=11)	療養 長期療養 (n=27)	身体合併症 (n=14)	認知症治療 (n=11)
パラレル作業療法	4 (14.3)	1 (9.1)	3 (11.1)	2 (14.3)	0 (0.0)
心理教育	14 (50.0)	4 (36.4)	7 (25.9)	0 (0.0)	0 (0.0)
退院促進	6 (21.4)	5 (45.5)	12 (44.4)	1 (7.1)	2 (18.2)
生活技能	6 (21.4)	6 (54.5)	8 (29.6)	1 (7.1)	2 (18.2)
趣味活動	1 (3.6)	0 (0.0)	3 (11.1)	1 (7.1)	5 (45.5)
対人交流	3 (10.7)	2 (18.2)	5 (18.5)	1 (7.1)	0 (0.0)
レク	1 (3.6)	0 (0.0)	4 (14.8)	2 (14.3)	1 (9.1)
身体機能	1 (3.6)	1 (9.1)	6 (22.2)	5 (35.7)	4 (36.4)
認知機能	3 (10.7)	4 (36.4)	2 (7.4)	3 (21.4)	4 (36.4)
就労支援	6 (21.4)	2 (18.2)	0 (0.0)	0 (0.0)	0 (0.0)
個別作業療法	16 (57.1)	2 (18.2)	4 (14.8)	0 (0.0)	2 (18.2)

回答施設数と各病棟機能における割合（％）を表記（複数回答あり）

(中村ら，2016)

など長期療養プログラムが多く，個別作業療法や小集団プログラムが不足していると回答した（『プログラムの問題』）．その他，16施設は，経営との兼合いで現在の診療報酬規定では収益性の低い個別・小集団作業療法が制限され，収益重視が重視されるなかでは大集団作業療法中心にプログラムを構成していること，人員が不足していることなど【運営上の問題】を，そして6施設が疾患構造の変化や急性期状態への対応が困難など【作業療法士の認識・知識技術の問題】を挙げている．

不足しているプログラムについて病棟機能別に整理したものを**表10-1-8**に示す．主に救急・急性期治療病棟では個別作業療法や心理教育，療養病棟では生活技能や退院促進が挙げられた．プログラムやシステムなど全体的な課題に関する自由記述は，25施設（78.1％）から回答があり，**表10-1-9**に示す6つのカテゴリーに分類された．12施設が，制度上の課題や病院の収益性，人員配置の課題など【運営上の課題】を挙げ，個別作業療法や急性期作業療法，身体リハなどが実施しやすい診療報酬への改定に関する意見が多かった．また各11施設が，施設全体でのリハビリテーション検討体制や多職種連携体制を含むリハビリテーションシステムの未整備など【施設全体の体制における課題】，意識の低さや認識の違いによる連携不備，他職種の作業療法に対する理解の低さなど【他職種との連携上の課題】，そして他部署への作業療法の役割や効果の説明不備，プログラムの機能分化や効果的な運営が困難など【作業療法士の知識技術の課題】を問題として挙げている．

■ 表 10-1-9　プログラムやリハシステムに関する全体的な課題（n=25）

カテゴリー	サブカテゴリー	コード
運営上の課題（12）	制度上の課題（10）	個別の作業療法が実施しやすい診療報酬規定への改定（7）
		急性期作業療法，多職種協働プログラム等への加算（3）
		身体リハの実施可能な法体系への改定（3）
		アウトリーチに対する法規定改定（2）
	病院の収益性（3）	収益重視で適切なプログラム実施が困難（3）
	人員配置の課題（5）	適正な人員確保が困難（3）
		非常勤や新人が多く配置が不安定（2）
施設全体の体制における課題（11）	リハ検討体制の不備（5）	リハ検討体制がなく全体での支援統合が困難（3）
		リハ検討体制はあるが機能が不十分（2）
	リハシステムの不備（5）	多職種連携体制を含むリハシステムの未整備（5）
		連携の機能が不十分（3）
	病院組織・人事体系の不備（3）	人員の入れ替わりが激しく連携体制不安定（2）
		病院組織の機能が不十分（1）
他職種との連携上の課題（11）	連携への認識不十分（7）	意識が低く連携体制がとりにくい（4）
		多職種連携における認識の違いから連携不十分（3）
	作業療法に対する認識不十分（5）	他職種の作業療法理解不十分で有効な活用が困難（5）
		施設全体における作業療法の位置づけが低い（2）
作業療法士の知識技術の課題（11）	マネジメント関連の課題（7）	他部署への作業療法役割効果の明示が不十分，困難（7）
	治療技術関連の課題（5）	プログラムの整備や効果的な運営が困難（4）
		疾患構造の変化や退院困難者への対応がむずかしい（2）
プログラムの課題（7）	プログラムの不足（5）	急性期や退院促進プログラムの不足（3）
		外来プログラムの未整備（2）
		身体リハプログラムの不足（1）
	プログラムの特性（5）	大集団作業療法中心で機能分化不十分（4）
		施設全体を考慮したプログラム構成が困難（2）
構造上の課題（3）	病棟機能分化の課題（3）	病棟機能分化不十分で病院の体制が未整備（2）
		短期療養病棟の支援体制の未整備（1）

（　）の数値は回答施設数（複数回答あり）（中村ら，2016）

3）プログラム構成の傾向と施設特性および作業療法士の認識

表 10-1-10 は，プログラム構成により全33施設を3群に分類し，各群の施設特性と作業療法士の認識に関する項目を整理集計したものである．

A群（急性期プログラム主体）は4施設であるが，すべての施設が急性期治療病棟を有する精神科病床100床未満の公的総合病院で，長期療養病棟はない．作業療法士1名あたりの病床数はすべて30床以下で，施設全体でリハビリテーションを検討する体制があるが，2施設が診療報酬規定により柔軟な個別対応に困難さを感じており，3施設が心理教育プログラムが不足していると回答している．

■ 表 10-1-10　プログラム構成の傾向と施設特性および作業療法士の認識

		A群：急性期主体 (n=4)	B群：療養・急性期実施 (n=17)	C群：療養主体 (n=11)
施設の特性	病院形態	公的総合病院 (4)	民間精神科病院 (16) 公的総合病院 (1)	民間精神科病院 (10) 公的総合病院 (1)
	病床規模	100床未満 (4)	100～299床 (6) 300～499床 (8) 500床以上 (3)	100～299床 (5) 300～499床 (5) 500床以上 (1)
	病棟機能	急性期のみ (3) 急性期・短期療養併設 (1)	急性期・長期療養併設 (15) ※うち短期療養併設 (7) 療養のみ (1)　未分化 (1)	急性期・長期療養併設 (9) ※うち短期療養併設 (3) 療養のみ (2)
	作業療法士1名あたりの病床数	30床以下 (4)	30床以下 (5) 31～60床 (6) 61床以上 (6)	31～60床 (2) 61床以上 (9)
	リハ検討体制	あり (4)	あり (9) なし (8)	あり (3) なし (8)
	多職種連携プログラム	あり (1) なし (3)	あり (12) なし (5)	あり (2) なし (9)
作業療法士の認識	作業療法士の困難感	感じる (2) 感じない (2)	感じる (16) 感じない (1)	感じる (7) 感じない (4)
	対応困難な理由	プログラムの問題 (2) [個別と集団のプログラム構成困難/柔軟な個別作業療法不十分] 運営上の問題 (2) [診療報酬規定により柔軟な個別対応困難]	プログラムの問題 (16) [個別・小集団作業療法の不足/大集団作業療法中心/個別と集団のプログラム構成困難] 運営上の問題 (12) [経営との兼合いで個別・小集団作業療法実施制限/適正な人員配置困難/個別・小集団作業療法増加で人員不足] 作業療法士の問題 (3) 構造上の問題 (3) 他職種連携上の問題 (2)	プログラムの問題 (6) [個別・小集団作業療法の不足/大集団作業療法中心] 運営上の問題 (3) [収益重視で現在の診療報酬規定では大集団作業療法中心/人員不足で個別・小集団作業療法困難] 作業療法士の問題 (3) 構造上の問題 (1)
	不足プログラム	急性期：心理教育 (3)	急性期：個別作業療法 (12) 心理教育 (7) 退院促進 (5) 短期療養：生活技能 (5) 心理教育 (4) 退院促進 (4) 長期療養：退院促進 (9) 生活技能 (6) 身体機能 (5) ※認知症 (5) 身体合併 (5)	急性期：心理教育 (4) 就労支援 (4) 個別作業療法 (3) 短期療養：認識機能 (2) 就労支援 (2) 長期療養：退院促進 (3) 心理教育 (3) 対人交流 (3) ※認知症 (3) 身体合併 (2)
	全体的な課題（自由記述）	運営上の課題 (3) [診療報酬規定の改定/人員配置不安定] 体制の課題 (1) [人員の入れ替わりが激しく連携体制不安定] 作業療法士の課題 (1) [他部署への作業療法役割効果の明示不十分]	運営上の課題 (6) [診療報酬規定の改定/適正な人員確保困難] 体制の課題 (6) [リハ検討体制はあるが未熟/連携機能不十分] 他職種連携上の課題 (6) [他職種の作業療法理解不十分/認識が異なり連携不十分] 作業療法士の課題 (5) [他部署への作業療法役割効果の明示不十分] プログラムの課題 (3) [施設全体を考慮したプログラムの構成困難] 構造上の課題 (1) [短期療養の支援体制不備]	運営上の課題 (3) [診療報酬規定の改定/新人が多く配置不安定] 体制の課題 (4) [リハ検討体制の未整備/組織の機能不十分] 他職種連携上の課題 (5) [意識低く連携体制不備] 作業療法士の課題 (5) [他部署への作業療法説明困難/プログラム評価整備困難] プログラムの課題 (3) [集団プログラム中心で急性期作業療法等が不足] 構造上の課題 (2) [病棟機能分化不十分/病院全体の体制不備]

（　）は回答施設数，［　］は特徴的な回答を表記．多職種プログラムは心理教育または退院促進（作業療法士関与）とした

(中村ら，2016)

B群（療養プログラムと急性期プログラム実施）は17施設であるが，すべてが精神科病床100床以上で，500床以上の施設も3施設ある．17施設のうち16施設は民間精神科病院で，そのうち15施設は急性期治療病棟と長期療養病棟を併設し，7施設は短期療養病棟も併設している．作業療法士1名あたりの病床数は，12施設が31床以上で，9施設にリハビリテーションを検討する体制があり，12施設が多職種連携プログラム（心理教育または退院促進）を作業療法士が関与して実施している．16施設は現行プログラムでは対応困難と回答し，急性期病棟では12施設が個別作業療法，長期療養病棟では9施設が退院促進プログラムの不足を挙げていた．対応困難な理由には，経営との兼合いで個別や小集団作業療法が不十分という意見のほかに，個別や小集団作業療法増加のため人員が不足，個別と集団のプログラム構成がむずかしいという回答もあった．また全体的な課題には，リハビリテーション検討体制や連携機能が未熟で他職種との連携が不十分と回答している．

C群（療養プログラム主体）は11施設であるが，すべての施設が精神科病床100床以上で，10施設は民間精神科病院で，9施設は急性期治療病棟と長期療養病棟を併設している．作業療法士1名あたりの病床数はすべて31床以上で，そのうち61床以上が9施設ある．3施設にリハビリテーションを検討する体制があり，2施設が多職種で連携しておこなうプログラムを実施している．11施設のうち7施設が対応困難を感じており，収益重視や診療報酬の問題，人員不足などにより大集団作業療法中心で，個別や小集団作業療法の実施が困難と回答している．また，作業療法士の認識や知識・技術の問題からプログラムの見なおしや整備，他部署への作業療法に対する説明が困難という回答や，施設全体の意識が低くリハビリテーション検討体制が未整備という回答があった．

10・1・4 精神科作業療法プログラムの現状と課題

今回の対象施設（**表10-1-1**）は，81.3％が民間精神科病院で，200～400床規模が半数を占めていた．87.5％が救急・急性期治療病棟，84.4％が慢性長期の入院者を対象とした長期療養病棟，40.6％が1年以内の退院をめざす短期療養病棟を併設し，精神科医療の改革にむけて病棟の再編が進んでいた．しかし，厚生労働省も指摘しているように（厚生労働省，2012），療養病棟は社会的長期入院者と新規入院者の病床の機能分化が不十分で，作業療法も機能別に実施しにくい状況が推察された．

作業療法プログラムは，**表10-1-3～表10-1-5**のように多様なプログラムが実施されていたが，大半は慢性長期入院者を対象に活動性の維持や趣味娯楽などの大集団プログラムが占めていた．急性期～回復期を対象にした施設の65.7％が身体運動プログラムを実施していたが，週3回以上は21.9％と少ない．パラレルな場の作業療法も午後の同時間帯に同じ場所で毎日開くことで，日内変動のある人や日々の病状の変動がある人でも参加可能にすることが推奨されているが（山根，2010），週3回以上実施していた施設は56.2％で，大半は急性期患者の利用しにくい午前に提供されていた．慢性長期入院者と同じプログラムを実施している施設が多く，1

セッション50名あまりが参加するプログラムもあり，急性期の病状軽減などに対応するプログラム整備が進んでいないことが明らかになった．

本来のパラレルな場の作業療法の主な対象は，亜急性期から回復期前期と維持期の自閉的な人とされているが（山根，2010），慢性患者が漫然と長期に利用し，本来の場の機能や効用，適応対象には当てはまらないもちいられ方がされていることが推察される．また個別作業療法は93.8％が実施しているが，急性期病棟併設施設の57.1％が個別作業療法が不足していると回答しており，また急性期対象の心理教育を実施していた施設は18.8％と少なかった．このように，リハビリテーション・レディネス（本来のリハビリテーションをおこなうことができる状態にする）（山根，2014）に必要な身体機能回復のための身体運動プログラムやパラレルな場の作業療法，早期心理教育，個別対応プログラムが十分実施されていないことが明らかになった．

回復期～維持期の対象には，上記のような大集団プログラムやパラレルな場の作業療法以外に，対人交流や生活技能の向上を目的とした集団プログラムも実施されていたが，短期療養病棟併設施設の54.5％は，生活技能プログラムが不足と回答している．また，退院促進プログラムの実施施設も28.1％と少なく，さらに短期・長期療養病棟ともに44～45％がプログラムの不足を認識し，機能別プログラムが十分実施されていないことがわかる．長期療養病棟併設施設においては，高齢化にともなう心身機能の低下に対応する身体運動プログラムについても22.2％が不足と認識している．対象施設の43.8％が身体合併症病棟，34.4％が認知症治療病棟を併設しており，身体運動プログラムや認知症プログラムの整備の必要性も示唆された．

10・1・5　プログラム整備が困難な要因と今後の課題

表10-1-6のように，回答した作業療法士のうち78.1％が精神科医療の改革にともなうニーズの変化に対して現行プログラムでは対応困難と回答し，そのうちの96.0％が前述したプログラムの不足や機能分化の不十分さなどを理由に，多様な疾患や状態に十分対応できていないと感じている（**表10-1-7**）．また64.0％が，現在の診療報酬規定（患者1人あたり1日につき2時間，作業療法士1名で25人×2単位を標準）では，収益性の低い個別作業療法や小集団作業療法は実施しにくく，収益確保のため大集団作業療法を中心に構成せざるを得ないことや，経営者の理解が得られにくく適正な人員確保や配置がむずかしいことなど運営上の問題を挙げ，特にB・C群に類するような療養病棟を有する民間病院（**表10-1-10**）は，経営的理由から急性期や退院促進，身体機能などへの対応が進まない大きな要因になっていた．

さらに，改革に応じたプログラム整備の必要性に対する認識の低さやプログラム整備に必要な知識・技術の不足など作業療法士の問題，病床の機能分化や設備の不備など構造上の問題，他職種との認識の違いなど連携上の問題も，プログラム整備や運営を困難にしていることが明らかになった．なかでもB群は，急性期プログラムに加え，心理教育や退院促進プログラムの実施割合も高かったが，作業療法士の困難感はもっとも強かった．このように整備を始めている施設は，患者のニーズに合わせた個別作業療法や小集団作業療法，多職種連携プログラムな

どを実践する課程で，より具体的な課題（個別と集団プログラムの組み合わせや人員配置のバランス，リハビリテーションシステムや他職種との連携機能の充実など）を認識していることが示唆された．

　一方C群は，作業療法士1名あたりの病床数61床以上が11施設中9施設と特に人員が少なく，病棟機能別にプログラムを実施しにくい状況にあった．リハビリテーションに関して検討する体制がない施設も多く，施設全体の組織体制や経営状態の問題などから，多職種で協働・連携しにくい環境や作業療法部門が収益性をより強く求められること，他部署から治療手段としての作業療法の機能や役割が理解されにくいことが推察された．同時に作業療法士の意識の低さや知識・技術の不足から，プログラムの見なおしや整備，効果的な運営などが困難であることを課題としている施設もあった．また，C群は300床未満の小中規模病院が11施設中5施設あり，複数の病棟に機能分化すること自体がむずかしく，病院自体が地域の中で精神病患者の長期療養を担う役割を負っている傾向にあることも推測された．

　以上より，プログラムの改変や整備が困難な要因には，精神科作業療法の診療報酬規定など法律・制度の問題，民間病院の収益性や病棟機能の未分化，病床規模や施設の役割，リハビリテーションシステムや多職種連携体制の未整備など施設全体の構造や体制の問題，作業療法士の認識や知識・技術の不足，管理運営の不備による人員不足や配置の偏りなど作業療法部門の問題，他職種の作業療法に対する理解の不足など他部署との連携上の問題などがあり，これらが相互に関係していることが明らかになった．

　今後，診療報酬に関しては，日本作業療法士協会が厚生労働省に要望書を提出しているように（一般社団法人日本作業療法士協会，2016），回復過程に応じた治療時間や，個別・小集団などの対象数，合併症対策など現状に合った基準への改定が急務である．また各施設では，それぞれの疾患構造に即した病床の機能分化とリハビリテーションシステムの構築が求められる．特に療養病棟は，経営的にも処遇上でも運営が楽であることから，各施設でさまざまな利用がなされ，在院患者の特性や担っている機能も多様であるため（河野ら，2012），新たな長期化を防ぐための機能の検討が急務と言える．慢性長期入院者に対しては，合併症への対策や介護の必要性も高まっており（山根，2006；厚生労働省，2012；日本作業療法士協会，2010），身体合併症病棟や認知症治療病棟などとの連携体制の整備も大きな課題である．さらに，先行研究（杉原，1997；向ら，2003）でも他職種との連携のあり方が指摘されているように，今回の調査対象となった施設でも半数の施設にリハビリテーション検討体制がなく，各部門の責任者が定期的に集まり，プログラムや運営について包括的に検討できる体制の構築が望まれる．そのためには，作業療法士自身が精神科医療の現状を認識し，問題意識を高め，ニーズに即したプログラムの整備にむけ，現行のプログラムを見なおす必要がある．そして，作業療法部門全体で取り組む体制や相互学習が可能な教育指導体制の整備とともに，他部署に対してプログラム整備の必要性や作業療法の役割や機能，プログラムの目的や治療効果などの理解を高める工夫が必要である．

10・1・6　調査結果

　精神科作業療法プログラムの現状を調査し，大半の施設で病床の急性期対応が進められているが，いまだに大集団プログラムが多く，急性期や退院促進などの機能別のプログラムが不足し，多様化するニーズへの対応に多くの作業療法士が困難を感じているということが明らかになった．プログラムの整備が困難な要因には，診療報酬規定による制限や病院の収益性の問題が共通してあり，さらに各施設の病棟の構造や体制の問題，作業療法士の認識や知識・技術の問題，他職種との連携上の問題が相互に関係していることが示唆された．この研究の対象施設は，こうした調査に応じて協力した施設であることから，一般的な施設より問題意識の高い施設が集まった可能性や地域的な偏りなどもあり，日本全体の現状を反映しているものではない．しかし，多くの課題が示唆された．それに基づき，モデル病院でのプログラム整備にむけた実践を通して具体的な課題を検討する作業を開始した．精神科作業療法の診療報酬改定は必須だが，現行規定にとらわれず，ニーズに即したプログラム整備への取り組みも急務である．

10・2　精神科病棟の機能分化に即した作業療法プログラムの改変における課題

　入院医療中心から地域生活中心へという精神科医療の改革にともない，急性期医療の充実や長期入院者の退院促進，高齢化対策など，回復状態や疾患特性に応じた病棟の機能分化とリハビリテーションシステムの整備が急務とされている（厚生労働省，2012；香山，2010；山根，2006）．しかし，先行研究でおこなった作業療法プログラムの現状調査（中村ら，2016）では，そのようなニーズに対するプログラムの整備が十分進んでおらず，多くの作業療法士が対応に困っている実状が明らかになった．その結果を参考に，協力病院をモデルにして，病棟機能に即したプログラム構成への改変を試み，作業療法プログラムの改変にともなう具体的な課題を明らかにした．

10・2・1　対象施設と方法

　プログラム改変の試行モデルとした施設は，研究者の一人である中村が勤務していた本書初版の事例と同じ施設で，救急・急性期治療病棟や療養病棟，認知症治療病棟などの精神科病棟と内科，合併症病棟などを併設している．作業療法プログラムは，慢性長期入院者への活動性の維持を主目的にした構成を基盤に，午前は急性期から維持期の入院・外来患者を対象としたパラレルな場の作業療法（山根，1999a），午後は各病棟デイルームでの集団作業療法を中心に実施している（**表10-2-1**）．2012年度からの病棟機能に即したプログラム改変の取り組みにあわせて，参加観察と作業療法士へのインタビュー調査をおこなった．

■ 表 10-2-1 改変前の作業療法週間プログラム（急性期〜維持期）

	月	火	水	木	金
午前	パラレル作業療法（作業療法室）※行動制限のない者・外来				
	体操（療養病棟2）	ストレッチ（急性期病棟）	ー	ストレッチ（療養病棟1）	ー
午後	パラレル作業療法（作業療法室）※行動制限のある者		ー	パラレル作業療法（作業療法室）※行動制限のある者	
	レクリエーション（療養病棟1）	お話会/創作（療養病棟1）	心理教育（急性期病棟）	パラレル作業療法（急性期病棟）	生活技能（療養病棟1）
	ー	レクリエーション（療養病棟2）	余暇活動（療養病棟2）	歌・音楽（療養病棟2）	身体ゲーム（療養病棟2）

午前のパラレル作業療法は急性期〜維持期入院患者，外来患者まで幅広い対象層が作業療法室のフロア全体に混在して利用し，参加者数は30〜40名程度で長期的に利用している慢性患者も多い．医療保護入院患者は，安全管理のため一律に施錠環境での実施が求められ，午後に時間帯を分けて実施．
その他は，各病棟デイルームにて身体運動プログラムやレクリエーション，講義形式を主とした心理教育や生活講座を多職種と実施（療養病棟1は1年以内の退院をめざす者を主な対象とした病棟，療養病棟2は長期入院で退院の目途が立ちにくい者を対象とした病棟をさす）．
ストレスケア病棟入院患者に対しては，上記以外の専用プログラム（パラレル作業療法，ヨガ，ストレスマネジメント，コミュニケーション講座など）を実施．（中村ら，2017）

参加観察は，「観察者としての参加者」として2012年6月〜2013年9月で週2〜4日計190回おこない，プログラム改変に関する活動内容やそこで生じた出来事，その対処などをフィールドノートに経時的に記録した．さらにさまざまな事情からプログラムの改変が予定より遅れたため，2014年7月〜2015年1月に月1〜2回の追跡調査をおこない，早期退院にむけたプログラムが整備されるまでの経過を記録した．観察記録は，改変作業の経過を時系列で5期に分類し，生じた問題や明らかになった課題，対処や変化を整理した．

作業療法士へのインタビュー調査は，経験3年以上の作業療法士9名（男性4名，女性5名，平均年齢35歳，経験3〜26年）を対象に，2013年9月に個別での半構造化面接（1回30〜60分，質問項目：改変作業を通して改善された点や困難だった点など）を実施した．録音データから逐語録を作成・コード化し，先行研究（中村ら，2016）で得られたカテゴリーを参考にコードを整理した．

10·2·2 経過と結果

1）プログラム改変作業の経過

プログラム改変作業のタイムスケジュールと経過を**表10-2-2**に示す．

【1期：表10-2-2の①】
　病棟の機能分化に合わせて作業療法プログラムを改変することは施設全体に伝えられていたが，具体的な方針や戦略は示されておらず，改変に対するコンセンサスは得られていなかったため，1期はタイムスケジュールと役割の設定から開始することになった．まずその時点で実施されていたプログラムにどのような問題があるのかを明らかにするため，各病棟の患者層を整理し，現行プログラムと運営上の課題を分析した．

　プログラム改変の必要性や課題分析の手順の理解，プログラムの評価能力などにスタッフ間の差があり，随時研究者の介入が必要であった．改変プログラムを検討するためのミーティングでは意見が出にくく，研究者の不在時には情報が錯綜するなどで行き詰まった．外部のスーパーバイザーによる指導を受けながら，情報を整理し問題点と課題を焦点化することで，徐々に必要な課題が共有され，作業療法士の問題意識は高まった．

　明らかになった現行プログラムの課題（急性期や生活に即したプログラムの不足，対象や目的が絞れていないなど）や付随した課題（治療上必要な備品や作業活動の不備，作業療法士の技能不足，状態に応じた安全管理体制になっていないなど）は**表10-2-3**に示す．

【2期：表10-2-2の②】
　組織体制やタイムスケジュールを再設定し，まずは急性期の基軸となるパラレルな場の作業療法を改変するため，急性期に適したプログラムの運営方法（対象や実施日時，患者の担当制や人員配置など）や場の構造，必要な備品などを検討した．具体的には，回復状態に応じてプログラムの対象を分け，機能別にプログラムが実施できるようにするため，作業療法室をパーテーションや可動式の棚で区切り，必要な備品を整備して部屋の配置を変えたり，作業療法を実施するにはあまりにも不足していたため，必要な用具や素材をリストアップしたり，医療保護入院者でも状態に応じてプログラムに参加できるように安全管理体制を見なおしたりという作業をおこなった．そして，プログラム改変とそれに必要な備品整備，安全管理体制改善にむけて他部署との調整を始めたが，備品購入や安全管理体制変更の必要性に関する作業療法部門からの説明や，病院上層部との意思疎通が不十分で交渉が難航した．これはどの施設でもみられることであるが，作業療法で使用する用具や素材などは，従来施設が治療のために購入する物と異なるため，作業療法でADL訓練や手工芸にもちいる用具や素材がなぜ必要なのかが事務方に理解できないためにおきたことである．そのため，プログラムの改変の必要性に加え，なぜそのような物品が必要なのか，どのように使用するのか，改変すればどのような効果があるのか，それによる予想収益の概算などを示し，説明や交渉を試みた．しかし，作業療法部門内でもそうした作業がこれまでなされていなかったため，施設の上層部や事務方に伝える内容が作業療法部門内の各部署によって一定せず，行き詰まった．そのことにより作業療法部門内の連絡系統の未整備やマネジメントの課題が明らかになった．そのため，上層部や他部署に対し治療に必要なプログラムや治療環境の改善を交渉する手段として，改善にともなう効果や費用，収益の変動などを理解しやすくする作業療法実績データの構築や作業療法利用マニュアル

■表 10-2-2 プログラム改変作業の

年表（月）	2012 年度　6　7　8　9　10　11　12	
予定	①プログラム分析と立案，システムの検討　　　　　　　②他部署との調整や利用者への説明　　　　　　　　　　　　　　③プログラ	
経過	1期：プログラム分析と立案	2期：他部署との調整
スタッフ構成	13名（非常勤1名）	1名退職
作業内容と明らかになった課題	【プログラム分析と立案】 ※1　※2 ・各病棟の患者層分析 ・現行プログラムと運営上の課題分析 ・領域別にプログラム立案 ・作業療法部門全体の課題整理 ・外部勉強会で意見を得る →ニーズに即したプログラムが不足，対象や目的が絞れていない，治療環境の不備が多い，状態に応じた安全管理体制にないためプログラムの参加が制限される，作業療法士の認識知識不足など課題が明確化（表10-2-3）	※3 ・改変プログラム詳細検討 ・治療環境の構造見なおし ・備品購入の検討 ・勉強会開始 ・教育体制の見なおし →部門内での意見交換や連携は改善するが，作業療法士の基礎知識・技術不足がより明確化 【他部署との調整】 ※4 ・プログラム改変にむけて必要備品購入や安全管理体制見なおしなど交渉
付随して発生した問題と対処	※1役割や方針不明確で主体的に動けない →タイムスケジュールと役割明確化 ※2経験技能不足で分析方法がわからず進まない，雰囲気などから意見が出ない，認識のずれがある →研究者が外部スーパーバイザーの指導を受けつつ分析方法助言，情報整理，課題統合	※3人事情報で混乱 →研究者らが介入し情報整理，部門内の体制立て直しとスケジュール再設定 ※4上層部との意思疎通不十分で調整困難，連絡系統不明確で情報混乱 →改変可能な内容を確認，交渉手段としてデータやマニュアル整備を検討

タイムスケジュールと経過

2013年度								2014年度			
1	2	3	4	5	6	7	8	9 …7	9	11	1

ム改変1　2　　　　　　　　　④リハシステムの整備　　作業療法士へのインタビュー ▼

3期：急性期プログラム改変	4期：各領域プログラム改変	5期：質的機能の改善
10名（非常勤1名） 主任配置，3名退職異動	1名産休	12名 1名産休　2名退職
【プログラム改変1】 ※5　▲ ・プログラム改変案再検討 ・急性期パラレル作業療法整備 ・治療環境整備 →患者間で自然な交流が生まれ，作業療法士も対応しやすくなるが，安全管理の課題や維持期パラレル作業療法の課題などが明確化 ※6　※7 ・他部署へ説明し協力依頼 ・利用者へ説明	【プログラム改変2】 ▲ ・プログラム再評価と立案 ・集団プログラム整備 （急性期：身体運動，心理教育，回復期：生活技能，お話会，維持期：集い） ・治療環境や作業活動整備 ・外部スーパーバイザーの臨床指導で作業や集団の用い方，関わりなど学習 →臨床技能不足が明確化（表10-2-6） ※8 ・院長と現状や方針再確認 ・必要物品購入再要請	【プログラム改変3】 ※9　▲ ・プログラム再評価と立案 ・環境整備再開 ・集団プログラム内容充実（心理教育や生活技能など） ・維持期パラレル作業療法整備 →改変プログラムの課題が明確化（質的機能充実のため，外部スーパーバイザーにより各自改善にむけた行動を継続） 【作業療法システムの整備】 ・マニュアルや報告書整備 ・基礎データ整備，蓄積 ・他部署へ説明調整
※5不安やマネジメント機能不明確で改変案決定遅延 →外部スーパーバイザーと改変案最終確認，段階的に改変試行 ※6急な異動要請あり人事調整交渉，急な組織体制再編や安全管理不足などでインシデント発生 →安全管理体制見なおし調整 ※7中核作業療法士不在で情報混乱，改変中断へ	→外部スーパーバイザーより院長へ現状確認を依頼 ※8人員不足で業務量増加，中核作業療法士減少などで改変作業の認識があいまいに →院長や外部スーパーバイザー含めて全体の認識再確認，物品管理体制の改善	※9人事異動や安全管理ミス，諸業務の対応に追われ，プログラム改変や治療環境整備停滞，リハシステム構築にむけたデータ蓄積やマニュアル整備はほぼ進行なし →外部スーパーバイザーや研究者含めて残存している課題を整理，スケジュール再設定，定期的に経過報告し改善をはかる

■ 表 10-2-3　分析作業より明らかになった問題と課題

プログラム	・手工芸やレクリエーションが多く心身機能の回復や生活に即したプログラムが不足 ・回復過程に沿った個々の治療計画が立てにくいプログラム構成 ・パラレル作業療法は急性期〜慢性期の利用者が混在し，急性期患者が利用しにくい構造 ・病棟作業療法は全員対象で，対象層の質的な差が大きく目的や活動内容を絞れていない
治療環境	・病棟内プログラムの実施場所はデイルームに限られ，急性期など活動が制限される ・作業療法室は約240 m^2 ワンフロアで，机や棚の配置など治療構造を考慮した検討が不十分 ・棚や机，椅子などの備品が不揃い，不備，老朽化している
スタッフの教育	・新人教育システムはあるが，指導者にあたる作業療法士の知識技術不足より機能が不十分 ・作業療法の基礎的な学習が必要な作業療法士が増え，教育体制の根本的な見なおしが必要
作業療法部門の体制と管理運営	・年数による画一的配置異動により作業療法診療体制が不安定なまま経過 ・作業療法士数は増えているが，マネジメントは作業療法室長1人のため業務管理が停滞 ・定期的にプログラムを見なおす体制が未整備 ・作業療法利用マニュアルなど未整備で，作業療法利用に関する他部署の理解が不十分 ・急性期の早期導入システムや短期療養病棟転棟後の評価・治療システムが未整備
病院の方針確認や他部署と調整が必要な事項	・病院全体の治療システムの方向性を確認し，作業療法部門の役割の明確化が必要 ・短期療養病棟は新規入院患者と慢性長期入院患者が混在し，病棟機能の検討が必要 ・長期療養病棟は高齢化で患者層が二極化し，作業療法が担う機能や役割の再検討が必要 ・行動制限が必要な者の安全管理など，状態や目的に応じた体制の見なおしが必要 ・作業療法部門の主任の配置や備品の購入など，上層部へ必要性を明示し交渉が必要

(中村ら，2017)

の整備について検討を始めた．

　作業療法スタッフの作業療法に対する知識や技術の不足に対しては，あらためて教育指導システムを見なおし，定期的に勉強会をおこなうことで，作業療法室内のテーブルや椅子の配置まで含めた治療構造やパラレルな場におけるかかわり方，急性期作業療法の目的と実施する作業療法プログラムの内容などを学びなおすこと，作業療法部門内での意見交換や連携についてといった基礎的なことも改善が必要であることが明確化し，教育システムそのものを見なおした．

■ 表 10-2-4　改変後の作業療法週間プログラム（亜急性期〜回復期前期）

	月	火	水	木	金
午前	パラレル作業療法（病棟）	ストレッチ（病棟）	—	スポーツ（作業療法室）	ストレッチ（病棟）
午後	パラレル作業療法（作業療法室）				
	ストレッチ（作業療法室）	お話会（作業療法室）	早期心理教育（病棟）	退院前心理教育（作業療法室）	生活技能（作業療法室）
	—	ストレスマネジメント（多目的室）	ヨガ（作業療法室）	コミュニケーション講座（多目的室）	—

　急性期の基軸となるパラレル作業療法は，病状の変動がある急性期患者でも参加しやすいように，午後の同時間帯に同じ場所で毎日開くように改変（3期）．作業療法室は機能別に使用できるようにパーテーションや棚で区切り，動きやすいように動線を確保．不足していた備品や作業活動を揃え，見本作品などを整備（3〜4期）．身体感覚運動プログラムは段階的に週4回整備し（3〜4期），心理教育プログラムは入院して間もない者に対しては各病棟で早期に実施し，退院前準備の内容は各病棟から対象者を募って作業療法室で実施するように改変し，体験を共有できるグループディスカッションの形式も取入れるなど改善を図った（4〜5期）．その他，回復期後期を中心としたお話会や生活技能グループにも対象の者は参加できるようにし，ストレスケア病棟に特化していたプログラムにも気分障害圏の患者は参加できるように改変（4〜5期）．

【3期：表10-2-2の③】
　急性期を対象とするパラレルな場の作業療法を実施するための治療環境整備に必要な備品を購入することや医療保護入院患者でも医療スタッフ送迎のもと開錠環境でのプログラムに参加できるようにすることなどを討議したが，後者は作業療法スタッフに開錠環境におけるリスクマネジメントの実績がないため，施設上層部の許可が得られず，作業療法が提供している全プログラムの改変を同時に実施することは困難であった．現状で実施可能なプログラムが何かを再検討し，もっとも必要な急性期のプログラムから改変することにした．
　具体的には，パラレルな場の作業療法の対象を整理し，実施時間帯を急性期レベルと維持期レベルに分けた．亜急性期から回復期前期レベルの患者は午後に，回復期後期から維持期レベルの入院患者や外来作業療法の対象患者は午前の同時間帯にパラレルな場を提供することにした．いずれもパラレルな場の作業療法プログラムは毎日同じ時間帯に同じ場所で実施することにした．また，プログラムの見なおしや改変だけでなく，スタッフや患者の動線を作業療法が実施しやすい構造になるよう棚や机の配置も工夫し，整備しなおした（**表10-2-4，10-2-5**）．
　改変前は，患者や他部署だけでなく作業療法士自身の不安や自信のなさから，改変することに抵抗がおきたが，実際に整備しなおした後の急性期のパラレルな場の作業療法では，患者同士

■表 10-2-5 改変後の作業療法週間プログラム（回復期後期〜維持期）

	月	火	水	木	金
午前	パラレル作業療法（作業療法室） ※サブグループ：料理，体操				
	体操 （病棟2）	―	―	ストレッチ （病棟1）	―
午後	―	お話会 （作業療法室）	退院促進 （多目的室）	心理教育 （作業療法室）	生活技能 （作業療法室）
	レクリエーション （病棟1）	レクリエーション （病棟2）	集いグループ （作業療法室）	歌・音楽 （病棟2）	身体ゲーム （病棟2）

パラレル作業療法は，基本的な生活のリズムを整えるため午前に実施．安全管理上，医療保護入院者は，施錠環境を必要とする病院方針は変更できなかったため，週2回は施錠環境で実施．作業を軸にした課題志向や集団志向プログラムなどのサブグループも取りいれ，安心して参加できるグループや体験の場として機能するように改善をはかった（4〜5期）．生活技能グループは，講義と活動体験を元に技能向上をはかれる内容に改修，お話会は心理教育や生活講座などの内容を講義とディスカッション形式で体験を共有できるように改修，退院促進プログラムは，以前多職種と実施していた内容を改修し，それぞれ各病棟から目的に合わせて参加できるように改変（4〜5期）．各病棟でおこなう大集団レクリエーションは，他部署の理解が得られにくく，十分な改変には至らなかったが，一部は作業療法室にて自閉傾向の強い者に対する集団志向プログラムに改変し，実施を試みている（4〜5期）．

の自然な交流が生まれたり，作業療法士が対応しやすくなったりするなどよい変化が見られたことにより，新たに維持期の患者に対するパラレルな場の作業療法をどのようにするかという検討が可能になった．

しかし，改変の効果の確認がなされ始めたが，すでに長年の不備な体制での作業療法業務で疲弊し具体的な転職予定が進んでいたスタッフもいて，何人かが退職し，それを補うためにスタッフの配置の異動をおこなう必要が生じ，マンパワーそのものの減少が重なり，プログラムの改変作業は中断した．改変作業を中断もしくは中止という事態になり，研究者から再度，この状態をどのように切り抜けるかということについて抗議するための調整をおこなった．

【4期：表10-2-2の④】

施設上層部と現状や方針を再確認し，改変計画を再設定し，現有の人員で運営可能なプログラム構成を検討した．また，治療上必要な備品は購入してよいことをあらためて確認し，作業療法部門の体制も再整備した．作業療法室の環境を複数のプログラムが同時に運営できる構造に整備し，2回目のプログラム改変をおこなった．急性期は**表10-2-4**に示すように，各病棟で実施していた心理教育や身体運動プログラムを早期に実施できる内容に修正し，回復期前期を対象としたストレッチや軽スポーツ，退院前心理教育は各病棟から対象者を募り選択し，作業療法室で実施できるようにしたプログラムを追加し，作業療法プログラム運営の効率化を考慮

■ 表 10-2-6　外部スーパーバイザーより臨床指導で指摘された問題と課題

治療環境	・椅子や作業台，棚など作業療法に必要な備品が不足，または壊れている ・作業療法室の構造の使い方について十分検討されていない ・治療構造について改善のしかたがわからず，具体的に配置を変えて指導する必要がある ・作業療法で必要な活動の種類が少ない，素材や道具も不足
作業療法士の知識，臨床技能	・患者の評価が十分なされていない，評価方法もあいまい ・治療構造の視点，パラレル作業療法での動き方，作業活動のもちい方，かかわり方など作業療法の基本的な知識や臨床技能が不足
作業療法部門の体制と管理運営	・部門の体制不備や管理能力の問題から，作業療法部門の方針やそれぞれの役割が不明確で，問題発生時の対処や定期的な業務の見なおしが十分できていない ・情報の適切な伝達，上層部への報告，他部門との連携など作業療法部門の管理機能が不十分 ・作業療法部門の組織自体が未熟で，他部署に対する発信が少ない ・人事異動に関しては，十分な計画と説明がないままおこなわれ，現場スタッフの不信感や不安感，意欲低下が生じている ・物品予算管理があいまいで，どのような物品が必要か十分検討されていない ・人事の採用基準などの見なおしが必要

しながら早期に利用可能な病棟プログラムと作業療法室で提供するプログラムの機能分化をはかった．また，ストレスケア病棟に特化していた心理教育なども，気分障害圏の患者が目的や状態に応じて利用できるようにした．療養病棟は表10-2-5に示すように，病棟単位で実施していた生活準備グループやお話会プログラムを1年以内の退院をめざす患者に特化した内容に修正し，大集団でおこなっていたレクリエーションは，一部作業療法室での集団志向プログラムにし，目的に沿って利用できるようにした．さらに，直接プログラムに参加しスーパーバイズをしていた筆者が，作業活動のもちい方や物品・予算管理などに関して具体的に指導をしたことで（計5回），治療関連技能の課題が再認識された．指導された内容は表10-2-6に示すものであった．

【5期：表10-2-2の⑤】

4期でいったん試行対象施設の調査は終了したが，その後も人事異動や安全管理ミスへの対処など諸業務の対応に追われ，プログラム改変や治療環境の整備が徐々に停滞し始めたため，未解決課題の整理とタイムスケジュールの再設定をおこない，作業を再開した．月1〜2回ミーティングを設け，各自検討した内容（プログラム改変案や備品・作業種目の整備など）を報告し，方向性を確認しながら改善をはかった．さらにリハビリテーションシステムの構築にむけて，作業療法利用マニュアルや報告書の見なおし，基礎データの整備を進めた．改変作業再開4か月後より，急性期の患者を対象とした身体運動プログラムや心理教育プログラム，回復期後期から維持期レベルの患者を対象としたパラレルな場の作業療法や身体運動プログラム，生

活技能グループなどの内容を随時充実させ，2か月後には大枠が整備された（**表10-2-4**，**10-2-5**）．

具体的には，身体運動プログラムはより効果的な内容や声かけをするように改善し，心理教育プログラムや生活技能グループは他職種と連携して資料を改正し，ファシリテートの方法も改善，パラレルな場の作業療法は個人活動に加えて作業を軸にしたサブグループ（料理など）を設定し，自閉傾向の強い慢性患者へのプログラムの充実をはかった．そして具体的な指導をすることで，各作業療法スタッフの臨床技能の向上をはかり，プログラム機能の改善にむけて行動を再開した．

10·2·3 インタビュー調査の結果

1）プログラム改変作業を通して改善された点

プログラム改変作業を通して改善された点は，**表10-2-7**に示すように6つのカテゴリーに分類された．以下，カテゴリーは［　］で示す．

［プログラム］は，「急性期プログラムが整備され，病状変動に対応しやすくなった」「目的が明確なプログラムが増え，対象者の機能評価をしやすくなった」などの改善が挙げられ，［治療環境］についても，「必要な治療備品の購入が許可された」「室内配置の工夫で動線や視野が改善され対応しやすくなった」などの改善が挙げられた．また［作業療法士の認識・行動］では，「意見交換が可能になった」「各自が指導内容を意識し実践するようになった」など全体の意識改善が挙げられ，それぞれの立場でもプログラム改変の必要性や運営に関する基礎知識の理解などによい効果が見られた．そのほか，「指示系統が整った」「ミーティングが定例化し各領域チームで検討しやすくなった」「教育体制の課題が明確になり体制が整い始めた」「相互学習が可能になってきた」など［作業療法部門の体制］や，スタッフ配置が改善され「役割が明確になった」「回復過程にそって支援しやすくなった」など［運営関連］，「他部署に作業療法のプログラムが認知されてきた」など［他部署との連携関連］の改善も挙げられた．

2）プログラム改変作業で困難だった点

プログラム改変作業で困難だった点は，5つのカテゴリーに分類された（**表10-2-8**）．［治療環境］の問題としては，「作業療法室の物理的な構造の設計上，治療環境の整備が困難」という意見が挙げられ，［作業療法士の知識，臨床技能］については，「基礎知識の不足や認識の違い，自信のなさなどにより意見交換がむずかしかった」「課題分析や課題への対処など方法がわからず，すべてに時間を要した」など治療技術の問題が共通して挙げられた．さらに管理職や経験者からは，「作業療法部門内や他部署への伝達が不十分で正確な情報が伝わらず混乱した」「他部署に対する戦略的な交渉が不十分」などマネジメントの問題や，「不安や自信のなさ，技能不足により指導が不十分」「新人の基礎知識が低く共通言語がもてない」など教育指導の問題が挙げられた．そのほか，「指示系統が不明確」「プログラムや業務を定期的に見なおす仕組みがな

■ 表 10-2-7　プログラム改変作業を通して改善されたと思う点（n=9）

カテゴリー	サブカテゴリー		コード
プログラム	回復段階に応じたプログラム構成（7）		・プログラムの目的が明確化し回復にそって利用可能になる（4） ・急性期プログラムが整備され病状変動に対応しやすくなる（3）
	アセスメント機能（4）		・課題プログラムが整備され，機能評価をしやすくなる（2） ・他部署へ対象者のアセスメント結果を説明しやすくなる（2）
治療環境	物理的環境・備品（6）		・必要な治療備品購入が可能になり，環境整備を進めている（2） ・室内配置の工夫で動線や視野が改善され対応しやすくなる（2） ・環境整備により複数プログラムを並行して運営可能になる（2）
	作業活動（2）		・治療上必要な材料や道具などを購入でき，整備が始まる（2）
作業療法士の認識・行動	全体の意識・行動（9）		・各自が指導内容を意識し，実践を試みるようになる（6） ・スタッフ間で意見交換できるようになる（3）
	管理職・経験者	プログラムの運営（9）	・回復段階に応じたプログラムを理解し認識の違いに気づく（4） ・治療構造や活動のもち方，かかわり方など基本的視点を理解（3） ・体験を通した指導で急性期作業療法を理解（2）
		プログラム改変の必要性（7）	・各領域の課題の明確化でスタッフ間の認識のずれを確認（3） ・改変を作業療法部門全体の問題として見る必要性を認識（2） ・実践を通した指導で担当領域の課題を理解（2）
		マネジメント（4）	・管理運営の必要性を共通認識し，全体で取り組む姿勢になる（4）
		教育指導（4）	・スタッフ育成の必要性を確認し，指導の試みが始まる（4）
		精神科医療の動向（3）	・精神医療の現状を理解し，情報把握の必要性を改めて認識（2） ・動向を知ったことで問題の要因を整理（1）
	新人	プログラムの運営（6）	・回復段階や治療構造など基礎知識不足や認識のずれを確認（3） ・自己の課題が明らかになる（3）
		プログラム改変の必要性（3）	・実践を通した指導で担当領域の課題を理解（3）
作業療法部門の体制	組織体制（8）		・主任，リーダーが配置され指示系統が整う（4） ・ミーティング定例化により各領域チームで検討しやすくなる（4）
	教育指導体制（6）		・教育体制の課題が明確化しスタッフ育成体制が整い始める（4） ・相互学習により専門的な視点を学びあう機会ができる（2）
運営関連	スタッフ配置（9）		・配置の工夫で主担当以外の状況を把握でき視点が広がる（4） ・回復段階にそった一貫した支援が可能なスタッフ配置になる（3） ・部門内での配置が明確化され，役割がわかりやすくなる（2）
他部署との連携関連	作業療法に対する認識（3）		・作業療法部門の中間管理職増員の必要性が理解される（2） ・プログラムが認知され，他部署から活用されるようになる（1）

（　）内はコード数を示す

■表 10-2-8 プログラム改変作業で困難だった点（n=9）

カテゴリー	サブカテゴリー	コード
治療環境	物理的構造（2）	・作業療法室の物理的構造の設計上，治療環境の整備がむずかしい（2）
作業療法士の知識，臨床技能	治療技術関連（15）	・プログラムの機能理解や評価技能不十分で適切な運用が困難（5） ・知識不足，認識の違い，自信のなさなどにより意見交換が困難（4） ・課題分析やその対処など方法がわからずすべてに時間がかかる（4） ・新人は作業療法基礎について臨床と結びついた理解が困難（2）
	マネジメント技術関連（22）	・作業療法部門内や他部署への伝達不十分で情報が正確に伝わらない（6） ・戦略的な他部署との交渉困難で必要性の認識も全体的に低い（4） ・他部署の要請に合わせやすく，改変の必要性の説明が不十分（4） ・判断決定が十分できず作業療法部門としての指針がまとまらない（4） ・決定したことを継続的に取り組むことができない（4）
	教育指導技術関連（16）	・新人の基礎知識が低く共通言語がもてない（6） ・指導者自身の不安や自信のなさ，技能不足により指導が不十分（5） ・新人の学ぶ姿勢が受身的で相互学習が困難（3） ・自己を振り返れず，ケース検討が困難（2）
作業療法部門の体制	組織の体制（10）	・トップダウンではあるが指示系統が不明確（5） ・指針が見えにくく計画が崩れやすい，継続的な取組みが困難（3） ・プログラムや業務を定期的に見なおす仕組みがなく，問題が蓄積（2）
	組織の文化（12）	・横のつながりが薄く率直な意見交換が不足，受身的な雰囲気（6） ・改善意識が低く，プログラムや運営方法の変更に抵抗が強い（3） ・失敗が認められない雰囲気で安心して試みることが困難（3）
	教育指導体制（8）	・新人と指導者の要求が異なり，勉強会の機能が不十分（5） ・臨床実習の現状認識や理解不十分で，教育の問題が蓄積（3）
	安全管理体制（2）	・病院の求める管理が厳しく作業療法を利用しやすい体制に改善が困難（2）
運営関連	スタッフ配置（11）	・異動や退職などスタッフが入れ替わり継続的な検討が困難（5） ・2013年度以降は特に人員不足で業務が十分回っていない（4） ・病棟担当は1名体制で，プログラムなどの検討や提案が不安（2）
	業務配分・効率性（8）	・2013年度以降は特に業務量が多く，問題が先送りされている（5） ・業務配分の偏りや各業務の統括不十分で，業務効率が悪い（3）
	収益性（2）	・大集団作業療法縮小による減収への上層部の理解不十分で整備が困難（2）
他部署との連携関連	作業療法に対する認識（5）	・治療環境整備の意図に対する他部署の理解不十分で整備が困難（3） ・大集団作業療法縮小の意図に対する病棟の理解不十分で整備が困難（2）

（ ）内はコード数を示す

い」など［作業療法部門の体制］や，「スタッフの異動などにより継続的な検討が困難」「大集団プログラム縮小による減収に対し上層部の理解が得られにくい」など［運営関連］，「プログラム改変や治療環境の整備に対する他部署の理解が得られにくい」など［他部署との連携関連］に関する問題が挙げられた．

10・2・4 プログラム改変作業を通して明らかになった問題と課題

表10-2-2に示したように，病棟の機能分化に即した作業療法プログラムの改変作業を通して，改変する過程において，さまざまな問題や課題が明らかになった．主に1期では，患者層や現行プログラムを見なおすことで，慢性患者を対象とした手工芸やレクリエーションなどの療養プログラムが多く，目的や対象を絞れていないことがあらためて確認され，急性期や生活に即したプログラムなどが不足していることが明確になった（**表10-2-3**）．さらに，プログラムの運営上の課題も分析することで，プログラムを実施している場所の物理的構造の不備や備品，実際に使える作業種目の不足など治療環境の問題や，回復過程や治療構造などに関する基本的な理解や急性期作業療法に関する知識と経験の不足など，スタッフ教育の課題，行動制限の必要な者に対する安全管理体制など，他部署との連携の見なおしが必要なことなども明らかになり，作業療法部門でもそのことを共有できた（**表10-2-7**）．2期では，プログラムの改変や治療環境の整備にむけて具体的な検討や他部署への交渉を進めるなかで，予算確保や安全管理体制の変更などについては他部署や施設上層部との調整が進まず，連絡指示系統の不備やマネジメント技能の不足，他部署の作業療法に対する理解の不足などの問題が明確になった（**表10-2-8**）．

教育指導に関しては，既存のスタッフ教育システムを見なおすことで，徐々に相互学習が可能になり，スタッフ教育の課題が具体的になった．プログラム改変をおこなった3～4期には，急性期プログラムから段階的に修正を試みることで，プログラムや運営上の新たな課題が明確になり，安全管理に対する意識の低さもあらためて確認された．また，作業療法部門と施設の上層部との情報伝達に不備があり，適切な指示連絡に齟齬をきたしていたことが判明し，作業療法部門内の組織体制や連絡体制，作業療法部門から他部門への連絡体制，それをおこなっている作業療法部門の中間管理職のマネジメント技能の問題点をどうするかという課題が明確になった（**表10-2-8**）．筆者の臨床指導により，作業種目の不足や道具・備品の不備など，治療環境上の問題が具体的に示され（**表10-2-6**），そうしたかかわりや評価など基礎的な臨床技能の不十分さもプログラムの機能不全の原因になっていることが明らかになった．

5期には，修正し改変したプログラムの質的機能を高めるため，スタッフの技能向上や他部署の作業療法に対する理解向上にむけた取り組みがなされている（**表10-2-7**）．

以上のように具体的に試行することを通して明らかになった問題や課題に，適時対処することで，プログラムは**表10-2-4，10-2-5**のように整備され，同時に治療環境や作業療法部門の体制，作業療法士の認識や行動なども改善された（**表10-2-7**）．**表10-2-2，10-2-8**の結果からも

わかるように，特に1期はプログラム改変の必要性に対する作業療法士の認識が不十分で，加えて自信のなさや経験不足により課題分析や具体的な提案が行き詰まったり，話しあいの場では意見が出ない背景に，それまでの連携体制の未整備や人員の入れ替わりによる機能の不安定さなど作業療法部門の体制の問題も明らかになった．また，主体的に情報を確認しあうことも少ないため作業療法部門内の情報伝達ができず，加えてマネジメントという認識が低いため全体の客観的把握がむずかしく，各自の役割や連絡指示系統が不明確なことも大きな原因になっていることが明らかになった．

さらに2〜3期では，他部署への説明や交渉能力の不足，他部署の作業療法に対する認識の問題などから調整が難航したり，急な人事異動などで組織体制が不安定になったり，人員不足や慣れないプログラム運営で医療保護入院者の安全管理ミスが発生したりするなどさまざまな問題が生じ，改変作業が中断するといったことがあった．「集団のプロセスは，ある一つの方向に向かおうとする強い力がはたらいている場合，必ずその反対の力がはたらき，そのような双方向の揺れをともないながら次第に発達，成熟するプロセスを歩む」（山根ら，2007）といわれているように，このような新たな取り組みにおいては，全過程を通して作業療法部門内や他部署，対象者などからさまざまな抵抗が生まれ，作業の停滞と再開を繰り返しながらプログラムの改善がなされた．今回は，研究者や外部スーパーバイザーによる客観的な視点からの介入があり，漫然とした状況を回避しながら取り組みを進めることができたが，それらがなかなか形にならないとスタッフの疲労感は増し，モチベーションの維持がむずかしい．プログラム改変にあたっては，このようなさまざまな課題に対する長期的な取り組みが必要であり，定期的にプログラムが十分見なおされてこなかったことで，より多くの問題が蓄積していたことも改変が困難な要因の一つであった．

10・2・5　作業療法プログラム改変にむけた今後の課題と対策

改変作業の過程で明らかになった課題は，先行研究の現状調査（中村ら，2016）で示唆された課題と類似し，プログラム改変にあたっては，共通して生じる問題が典型的に現れたといえる．先行研究と本研究より，プログラム改変の困難要因とその関係を**図10-2-1**に示す．長年改変が困難であった背景には，わが国の民間精神科病院に依存し，多くの病院がよくも悪くも生活療法の影響下で病院経営をはかってきた精神科医療の構造的影響が大きい．このように法律や制度，病院の収益性，各施設の構造や体制などさまざまな課題が関係し，プログラム改変は容易なことではないが，作業療法部門で取り組める課題も多い．対策は特別なものではなく，期限や到達目標などの限界設定をして試行しながら新たに見えてくる課題に対処することであるが，全体をマネジメントする者がいないことと部門や施設全体のコンセンサスが得られないまま進められることが行き詰まる主な原因である．

まずは，対象者のニーズやプログラムの問題点を明らかにし，作業療法士の改変への共通認識を高める．プログラムの課題は，活動内容だけでなく物理的構造やそこで扱う作業種目，素

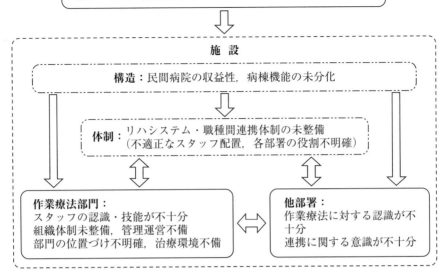

■ 図 10-2-1 プログラム改変の困難要因と相互関係

法律や制度の問題は全施設に影響し，特に精神科民間病院は経営的理由からその影響を強く受けている．さらに病棟の機能分化が不十分な場合は，機能別にプログラムを提供しにくい．また，作業療法スタッフの認識や技能の不足，組織体制の未整備など作業療法部門の課題や施設全体のリハシステムや職種間連携体制の未整備，他部署の認識不足などが相互に影響し，プログラムの改変や効果的な運営を困難にしている

材の質，人員など治療環境の影響についても分析する．そして，タイムスケジュールや役割分担，連絡指示系統やチーム間の連携体制を明確にし，適切な情報伝達や定期的な振りかえりをおこない，作業療法部門全体で継続的に取り組める体制を整備する．継続的な取り組みには，ある程度安定した人員配置が必要であり，全体のバランスを考慮した計画的な人事管理が求められる．プログラムの分析や運営には，各領域の専門的な知識や治療構造の視点，集団や作業活動のもちい方を含む治療援助技術やアセスメント技術が求められるため，日頃から臨床を通して相互にフィードバックすることにより，経験年数を問わず臨床技能を高める体制を作る．人員配置や物品購入については，治療効率と収益のバランスを考慮した検討が必要であり，管理運営能力の向上も重要になる．そして，プログラム改変に必要な人員，設備や備品，作業の材料や道具の予算確保のためには，施設上層部や他部署に対し，患者層の動態や自部署の課題，施設全体の構造や体制，方針などを総合的に考慮した予算交渉が必要である．精神科のプログラム開発は，Fidlerも述べているように（冨岡，1995），国を問わずどこでも同様な問題や課題がみられる．

　先行研究（中村ら，2016）では，他部署との連携に関する課題が挙げられ，作業療法が治療部門として他部署から適切に認知されていないことや，施設全体における作業療法部門の位置づけが低いことなどが明らかになった．診療報酬や病院の経営方針の問題もあるが，作業療法部門から積極的にその機能や役割，治療効果について発信する必要がある．作業療法利用マ

ニュアルやパンフレットをもちいた説明，報告書の改善，エビデンスデータの蓄積もその手段の一つであり，他部署にも理解しやすい方法で作業療法効果や実績を示せるように工夫する．

また，病棟の救急・急性期体制の整備にともない，行動制限が必要な患者が増えているが，リスク面の問題がプログラムの利用制限や介入の遅れの原因になっている場合もある．安全性への十分な配慮は必要だが，各病棟機能や患者の個別性に配慮した治療環境を工夫することも重要であり（鈴木，2013），作業療法士のリスク管理能力や意識を高めるとともに，適切な治療環境や管理方法を施設全体で検討・整備することが望まれる．

作業療法部門内では日常化し，客観的にとらえにくい課題もあるため，第三者の視点から見た意見や指導を得ることも重要になる．そして，優先順位を決め，実践可能な範囲から改変を試み，その過程で生じる問題を適切にとらえ，一つずつ解決しながら前向きに進める．理解していても行動に移せていないことに対する基本的な努力が求められる．

10・2・6　改変の試みの結果

モデル病院での作業療法プログラム改変の試みから，改変における具体的な課題が明らかになった．プログラムの改変だけでは改善できないものが多く，先行研究の調査（中村ら，2016）で明らかになったように，こうした問題や課題はどこの施設でも共通してみられるものといえよう．収益性や作業療法の認可基準や診療報酬規定の問題も大きいが，精神科病院における多様なニーズに応えるには，精神科作業療法の認可基準の改正とともに，作業療法士が問題意識を高め，現行の診療報酬規定にとらわれないプログラム編成がなされなければならない．そのためには，プログラムや作業療法の管理運営の見なおしとともに，作業療法部門全体で取り組める組織体制や作業療法スタッフの教育指導システムの整備が必要である．今回の対象施設は，比較的病棟の機能分化が進められており，他部署との連携体制もあり，スタッフも多いが，そうした違いがあったとしても，今回の調査や改変の試行で明らかになった問題や課題は，いずれの施設においても，プログラム改変時に発生することが予想される問題の予測や具体的に改変する場合，参考になる．

10・2・7　調査，改変の試行の後

中村が勤務していた病院をモデルに，入院医療中心から地域生活中心へという精神科医療の改革にむけて，病棟機能に即したプログラム構成への改変を試み，作業療法プログラムの改変を試行した．その後この病院では，引き続いて精神科医療の改革を先取りする形で改変作業を継続しておこなっている．

この事例のモデル病院における 2016 年 3 月に終了した改変の試行において，改変作業を実際に試みて困難であったものとして，インタビューや質問紙調査から以下のことが整理された．

・治療環境：
　作業療法室の配置構造上，部屋割りや配置の問題で治療環境の整備がむずかしい部分があった
・作業療法士の知識，臨床技能：
　プログラムの機能の理解や評価技能不十分で適切な運用が困難であった
　基本的な知識の不足，認識の違い，自信のなさなどにより意見交換が困難であった
　課題分析やその対処など方法がわからず改変作業すべてに時間がかかった
・マネジメント関連：
　作業療法部門内や他部署への伝達が不十分で情報が正確に伝わらなかった
　他部署との交渉が困難で改変の要請の伝え方も不十分であった
　判断決定が十分できず作業療法部門としての指針がまとまらなかった
　決定したことを継続的に取り組むことができなかった
・作業療法部門の体制：
　病院の方針や作業療法部門の方針も指示系統が不明確であった
　作業療法部門の指針が不明確で計画しても崩れやすく，継続的な取り組みが困難であった
　プログラムや業務を定期的に見なおす体制がなく，問題が蓄積していた
　スタッフ間のつながりが薄く率直な意見交換が不足して受身的な雰囲気があった
　改善意識が低く，プログラムや運営方法の変更に強い抵抗があった
　失敗が認められない雰囲気で安心して試みることが困難であった
　新人のニーズと教育指導者の要求するものが異なり，勉強会の機能が不十分であった
　臨床実習のあり方や方法の理解が不十分で，臨床教育の問題が蓄積していた
　患者送迎などのリスク管理に関する病院の要求が厳しく作業療法を利用しやすい体制に改善することが困難であった
・運営関連：
　異動や退職などスタッフが入れ替わり激しく，継続的な検討が困難であった
　疲弊したスタッフの退職や家庭の事情などでの退職が続いたことや業務が増えたため，2013年度以降は特に人員不足で業務が十分回っていなかったことなどから，サポート体制が整っていない病棟担当は1名体制ではプログラムなどの検討もできず不安があった
　大集団プログラムの縮小による収入の減少が発生するのではという懸念が経営側にあり，改変への理解が得にくかった
・他部署との連携：
　治療環境整備に対する他部署の理解が十分得られず整備が困難であった

　改変作業にともなって，こうした困難さはあった．改変の試行終了時点（2016年3月）では，主に以下の点が改善されたと回答されている．

- プログラムの改変：
  プログラムの目的が明確になり回復状態にそって利用が可能になった
  急性期プログラムが整備され病状変動に対応しやすくなった
  機能評価をしやすくなり他部署へ対象者のアセスメント結果を説明しやすくなった
- 治療環境
  必要な治療備品，道具や材料の購入が可能になった
  室内の配置の工夫で動線や視野が改善され対応しやすくなった
  環境整備により複数のプログラムを並行して運営できるようになった
- スタッフの認識・行動：
  各領域の課題が明確になり，プログラム改変を作業療法部門全体の課題として理解した
  スタッフ間で意見交換し，実践するようになった
  急性期のプログラムなど回復段階に応じたプログラム，治療構造や活動のもちい方，かかわり方など基本的視点が理解できた
  作業療法部門の管理運営を全員で取り組む姿勢ができた
  スタッフ教育の必要性が共通認識され見なおしと新しい取り組みが始まった
- 作業療法部門の体制：
  主任，リーダーが配置され指示系統が整った
  ミーティングの定例化により各領域チームで検討しやすくなった
  教育体制の課題が明確化しスタッフ育成体制が整い始めた
  スタッフの配置が明確に示され，役割がわかりやすくなった
- 他部署との連携関連
  作業療法プログラムが認知され，他部署から活用されるようになった

この施設では本書の発行の時期もこうした改変作業が進められており，2020年を期限として当面の改変作業を終え，新しい体制で治療や援助，支援がおこなわれる予定である．

10・3　10数年前は何が問題で何がおきたのか？

　本書では，病棟機能に即したプログラム構成への改変にあたって，実際にどのような問題や課題が見られるのか，中村が勤務していた病院をモデルに，問題と課題，対処方法を検討したものを事例として採りあげた（中村ら，2006；2007）．
　モデルとなったのは，作業療法という新設の作業療法部門の提供するプログラムが，そのプログラムを実施する過程で，集団や場の発達・成熟状態，部署全体の集団としての発達・成熟状態，施設全体をシステム集団としてとらえたときのその部署の位置づけ，といった輻輳する

■ 表 10-3-1　事例の母集団である病院の概要

開設	1950年代後半
病床	精神科約500床（急性期治療病棟，維持期病棟，老人病棟，合併症病棟） 内科約100床，療養病床約100床
サテライト	診療所における外来診療および夜間外来診療，訪問看護ステーション
作業療法	1980年代後半入職
リハ関連	精神科作業療法，精神科デイケア，精神科デイ・ナイトケア 重度痴呆患者デイケア（Ⅰ，Ⅱ），訪問看護，理学療法Ⅱ

事例報告時

さまざまな集団の影響をどのように受け，それをどう解決していったかを紹介した本書の初版の事例と同じ部署で，10数年後の精神科医療の構造の転換を受けておこなわれた，プログラム改変における，問題と解決の経緯を事例として採りあげたものである．

初版もすでに市販されていないため，初版で紹介した事例を参考のためにここに紹介する．本書を『ひとと集団・場』の第3版としてではなく，今回，新版として構成や内容，表現を整えなおさなければならなかった背景として，この間のわが国だけでなく，国内外の治療や支援の場や構造におきた変化を読み解くうえでも重要な資料になると考える．

事例の集団プログラムがおこなわれた背景を，いくつかの視点からみておくことにしよう．

1）母集団としての病院

このプログラムがおこなわれた母集団としての病院は，表10-3-1に示すように，精神科主体の比較的規模の大きい，わが国の精神医療においては平均的な病院といえる．1950年代後半に開設された．わが国が精神病院建設ブームをむかえ，数年前偶然に発見され普及しはじめたばかりの薬物以外に十分な治療法もなく，生活療法（小林，1965）[*1]が全盛であった時代である．事例の病院でもわが国の多くの精神病院と同様に，さまざまなレクリエーション行事，生活指導，業者委託の下請け作業などが看護の人たちによって展開されていた．

2）作業療法のあゆみ

学校を卒業したばかりの作業療法士が，この病院に初めて入職したのは，病院が創設されて約30年あまり経った1980年代後半のことである．そして，作業療法が開設されたのはさらにその3年後である．開設後は作業療法士が毎年のように採用され，常時3～5人程度が在籍するが，2～3年で退職し作業療法プログラムが安定しない状態（中心になるはずのスタッフのバーンアウトによるドーナツ化現象）が続いた．作業療法プログラムは，袋貼り作業のような業者

[*1] **生活療法**：生活指導を基盤とし，レクリエーション療法，作業療法（仕事療法 work therapy としての狭義の作業療法）を包括する概念として提唱されたもの．抗精神薬の使用と1960年代半ばからの精神病院ブームのなかで，全国に広がった．良心的におこなわれた施設もあるが，理論的根拠が未整理のまま集団管理と使役労働へと形骸化し，さまざまな問題を引きおこし批判された（鈴木，1972；藤沢，1973；樋田，1975）．わが国では occupational therapy との相違があいまいにされ，誤解を生んだ．

■ 表 10-3-2　施設と作業療法の問題点

［施設全体の問題］
・リハビリテーションシステムの未確立
・診療システムにおける作業療法の役割や位置づけが不明確
・情報伝達システムの未整備
・病棟（看護部門）との連携が不備
・病院行事（レクなど）と作業療法業務との関連が未整備

［作業療法部門の問題］
・スタッフのドーナツ化現象（つねに新人状態）
　　作業療法プログラムが定着しない
　　他部門に作業療法の役割を十分に説明できない
　　指導，フィードバックがないことによる新人スタッフの不安
・作業療法業務マニュアルが未整備
・他職種に対する作業療法の機能と活用方法の未提示
・作業療法利用者へのアピール不足
・業務上の部門間連絡体制の不備

勉強会開始時

委託の下請け作業が旧来の生活療法的な使用のまま継続され，それに作業療法士による課題集団プログラムが併用されていた．

　ドーナツ化現象を止め，作業療法プログラムを整備するために，開設4年目に作業療法に関する勉強会がもたれることになった．一方看護部門においては作業療法とどのように連携してよいか模索が続いていた時期でもあり，精神科作業療法に関して外部講師による看護研修などがもたれた．その時，作業療法を含む病院のリハビリテーションの課題として提示されたものの概要が**表10-3-2**である．

　勉強会が開始された当時は，精神科デイケア，高齢者デイケアにそれぞれ2名の作業療法士が在籍していた．精神科作業療法部門には，経験3年目の作業療法士が1名，新人2名，他府県から移転してきたばかりの経験者を含む4名の作業療法士がいた．唯一の経験者も前任施設では個人担当制や個人作業療法の経験はなく，種目別集団の担当経験だけであった．勉強会では，基本となる週間プログラムを安定させることを初期の目的として，パラレルな場を利用した個人作業療法（山根，1999a）といくつかの課題集団プログラムを構成しなおした．1年後からはドーナツ化現象も沈静化し，3年後には一応基本となる作業療法プログラムのたたき台ができた．しかし，他部門，特に病棟（看護部門）との連携にむけた作業療法の機能と活用方法の提示や事例を通した情報交換に関しては，**表10-3-2**に示したようないくつかの理由が重なり不十分なまま経過した．

3）事例紹介

　事例とその経過については，施設や個人のプライバシーに関する一部の内容の修正を除き，

この集団をもちいた作業療法プログラムを企画運営したグループセラピスト（経験3年目の作業療法士）が報告する形で具体的に経過を提示する．経験の浅い作業療法士が，まだ作業療法システムが確立・浸透していない施設で，新しいプログラムを試みたプロセスである．

[グループを始めた背景]
　勉強会をもちながら作業療法を病院内に定着させる試みを始めて3年が経過し，ひとと場を共有しながら同じことをしなくてもよいという作業療法特有のパラレルな場を利用した個人作業療法が徐々に定着してきた．それにともない，導入的な個人作業療法から次のステップへのかかわりの必要性を作業療法スタッフとして感じるようになった．どのようなグループを作ればよいか模索しながら，作業療法参加者のなかから，病院生活における生活は比較的安定し作業療法でも十分に自律的に活動できるが，なんとなく足踏み状態にある者を対象とし，活動内容は参加メンバーで決めて取り組むセミクローズドグループを，文献を参考にしながら作ることになった．

[集団の構造]
　担当スタッフは，グループセラピストとして作業療法士1名（20代半ば，女性，経験3年）と補助自我的役割の作業療法士1名（40代前半，女性，経験2年）の2名である．両スタッフとも療法集団としてのプログラムを企画し運営するのは初めての経験である．最初のメンバーは，作業療法士の各スタッフが参加を勧め本人の同意が得られた6名と，病棟に掲示したポスターを見て参加を希望してきた1名の計7名であった．
　新プログラムは，毎週月曜日13時30分〜15時，場所はその時間帯に空いている作業療法室で，その他活動内容によっては院内外の施設を利用することにした．
　この新プログラムに対して担当セラピストとして期待した効果は，「普遍的体験，情報の伝達，愛他的体験，生活技能や対人関係などの模倣・学習・修正」で，参加メンバーに対しては，グループの目的として，
　・なんでもいいから皆に聞いてもらい，また聞いて話し合おう
　・自分の気持ちをうまく主張できるようになろう
　・いろいろなことをまずやってみて，失敗しながら身につけよう
と伝えた．

[グループの経過]
　開始から約1年3か月間のグループの経過を，大きく5期に分けて報告する．5期終了時までのメンバーを**表10-3-3**に示す．
①1期：初めての取り組み「模擬喫茶」（開始〜2か月半：10セッション）
　グループの目的を聞いた参加メンバーは，この新プログラムに対して，「自分たちがしてみたいことができるグループ」というイメージを抱いたようであった．話し合いによりグループ名

■ 表 10-3-3　グループのメンバー

メンバー	年齢	性別	診断名	発症時期	①	②	経過
＊A	60歳	男	非定型	20代後半	5年	15年	継続参加
＊B	58	男	統合失調症	不明	22	24	継続参加
＊C	60	男	統合失調症	40代後半	8	32	継続参加
＊D	56	男	統合失調症	不明	7	8	継続参加
＊E	49	男	統合失調症	10代半ば	29	42	中断
＊F	35	女	統合失調症	10代後半	4	7	中断
＊G	55	女	統合失調症	不明	3	14	継続参加
H	25	男	統合失調症	20代前半	2	2	退院終了
I	27	男	人格障害	10代後半	1年目	3	中断
J	39	男	非定型	10代前半	2	不明	継続参加
K	60	男	器質性	不明	4	4	退院終了
L	39	女	統合失調症	20歳前後	2	2	退院
M	49	女	統合失調症	不明	3	14	継続参加
N	31	女	非定型	不明	1	不明	1, 2回の参加のみ
O	59	男	感情障害	50代後半	1	3	継続参加

＊：初回からの参加者　①：今回の入院年数　②：これまでの入院年数の総計

　が決まり最初の活動として何をするかの検討が始まった．まずこれからいろいろ試みる費用を作る活動をおこなってはどうかということになった．しかしメンバーからも意見はでるが具体的な案がなく，最初はスタッフが提案をした「模擬喫茶」に取り組むことになった．

　初めておこなう活動のため，メンバーの意見を聞きながら進めるが，スタッフからある程度の提示がないと進行しないため，メンバーらに負担とならない程度に提案をした．この時期，スタッフが介入しすぎているのではないかと悩みつつ「とりあえずやってみよう」という思いで進めた．活動が具体的であるせいか，スタッフが心配するほどでもなく，メンバーは自分たちでそれぞれが担うことができる役割を見つけて取り組んでいた．

　模擬喫茶をおこなううえで必要な作業内容とその取り組み方についてグループミーティングを重ねるなかで，少しずつグループの活動の進め方（リーダー自身も含め）が形になっていった．ある程度の目安が立ち準備ができた時点で模擬喫茶の開催日を決めた．それまでに計9回のグループミーティングと準備のためのグループワークがおこなわれた．

　模擬喫茶の開店当日は，メンバーそれぞれが自分でできる範囲の役割を担い，日頃の生活では見られない一面を発揮していた．模擬喫茶の途中で緊張と疲れからメンバーの1人が抜けるが，特に問題なく初めての模擬喫茶が無事終了した．活動費用の清算後，多少の純益があり，みんなでどのように使うかを検討した結果，初めてみんなでおこなった活動の成果を記念して出前をとって反省会をすることになった[*2]．この時，グループの活動費を作業療法の治療材料費から出せないのかということも話題になったが未解決に終わった[*3]．

② 2期：スタッフ依存が続く（2か月半〜4か月：6セッション）

　初めてのグループワークとしての模擬喫茶が成功した後，次に何をするかというミーティン

グにおいて模擬店以外におこないたい活動のイメージがわかないようで，沈黙が続いた．スタッフがメンバーのイメージが広がるようさまざまな提案を出すと，少しずつ意見がではじめた．グループを開始して3か月過ぎた頃から，おこないたい活動内容をあげ，その中から何がおこなえるかを検討し，方法を考えるといったグループの進め方が定着するようになった．また話し合いも，対スタッフからメンバー間での尋ね合いといった横のつながりが見られるようになった．この時期に新メンバーが1名加入した．

③ 3期：メンバー間，グループの雰囲気に変化（5～8か月：18セッション）

メンバーから出された活動は，焼きそば，うどん，冷やしぜんざい，ホットケーキ，もち，卵料理などそれぞれが好みの食べ物をみんなで一緒に作って食べるという活動が中心であった．その中に，植物園や神社の祭りに出かけるといった，これまで経験のない社会内活動が2, 3度おこなわれた．この時期になると，参加メンバーは，口々に自分の希望を述べるようになり，他者の意見に対しても自分の考えを返すなど，気軽な雑談風に話が進むようになり，メンバー間の交流が増した．スタッフもグループをリードする役から，メンバーの一員として活動の提案をしたり意見が言えるようになった．この期の終わり頃，ふたたびメンバーから「もうけよか」と模擬喫茶の案が出された．この期に新メンバー3名が順次加入した．

④ 4期：試行錯誤が始まる（9～12か月：15セッション）

活動パターンに大きな変化は見られないが，グループでおこなう活動に関する話し合いが終わった後，雑談しながら過ごす時間が徐々に増えてきた．メンバー数が10名を超え，いろいろな個性をもったメンバーが集まるようになり，活動内容や話題にも広がりがみられ，お互いの生活情報などもやりとりされるようになった．

初めての「タコ焼き」作りでは，「思ったより簡単にできる」という体験をし，スタッフもメンバーと一緒になって活動を楽しむゆとりがでてきた．これまでに提案された活動案を整理するなかで，2回目の模擬喫茶をやってみようかという声が聞かれるようになった．前回の段取りを踏まえ，2度目はとんとん拍子で準備が整った．すでに10か月あまり活動を共におこなってきたこともあり，スタッフも余裕をもって対応できた．メンバーもよく動き，2度目の協同作業を通して，スタッフもグループの一員としての感覚をさらに強く抱くようになった．模擬喫茶終了後，一息入れているときに，心地よい疲れとともに一体感のようなものがグループに感じられた．同時にこのようなグループを通しておきる感覚やメンバーに生じた変化を具体的にフィードバックできていないもどかしさも感じていた．2度目の活動の純益の扱いは，メンバーのミーティングで次回の活動まで残しておくことに決まった．

[*2] 収益を伴う活動の扱い：すべての作業はなんらかの消費行為また生産行為であり，必然的に有形無形の具体的な結果（作品，勝敗，成否，快不快など）をともなう（山根，1999c）．作業活動の具体的なプロセスや結果，作業をおこなう者自身の体験を通して自己能力の現実検討（客観的評価），現実感や自信の回復がなされ，社会生活への適応という治療効果が得られる．結果的に収益をともなうものがあるとすれば，種目として制限するのではなく，収益の扱いを明確に示すことが重要である．収益を主目的とした利用や働く場の提供としての利用は，作業所や授産といった福祉領域における利用にあたる（山根，1999c）．

[*3] **活動費と治療材料費**：診療報酬点数表の解釈で，I007精神科作業療法の項に「当該療法に要する消耗材料及び作業衣等については，当該保険医療機関の負担となる」と説明されているように，本来ならこの集団プログラムの活動費は治療材料費から支払われるものである．

2回目の模擬喫茶の後は,それまでおこなってきた好みの食べ物を一緒につくる活動を,模擬喫茶のオリジナルメニューを考える試みとしておこなうことになる.2,3品作ってみるが,採算面のむずかしさという壁にぶつかるなど現実的な問題がグループの検討課題となった.この時期に,女性メンバー2名が加入し,作業療法の終了者2名,中断者が2名あった.

⑤ 5期:グループの凝集性を感じる(13か月目〜15か月:10セッション)

 このグループを開始して2年目に入り,補助自我的役割をとっていた作業療法士が自己都合で退職することになり,急遽作業療法助手が交替で入った.グループには大きな動揺はみられなかった.グループワークもお互いメンバー同士が出し合った希望や意見を,皆で検討して決めていくパターンがすっかり安定し,以前のような沈黙をともなう堅苦しさは少なくなった.活動の内容だけでなく,メンバー自身の気持ちなども自然に話されるようになり,グループは他者のさまざまな思いや考えに触れる場になった.スタッフも自然にグループの一員のように参加できるようになった反面,こうしたグループにおけるスタッフの役割とは何なんだろうと,あらためて自問するようになった.

 2回目の模擬喫茶の純益を残していることもあり,3回目の模擬喫茶を開催することになった.このときにはスタッフ側から役割分担をしなくても,メンバーが自分たちで判断して自主的に役割を決めて取り組むようになっていた.それまでスタッフが担っていた段取りの確認もメンバーと一緒におこなうことができるようになり,メンバー間で助け合ったりするなど,メンバーの主体的な行動がかなり多くなった.模擬喫茶も余裕をもって終了し,一つのことを皆でやり終えたという達成感が以前以上に感じられた.3度目の協同作業を終え,通常のグループの時間にもメンバーの冗談に場が盛り上がったり,活動時にどんな感じがしたなど自分の体験や感想が話されるといったことがみられるようになった.

 精算後の純益については,2回目のものと合計して,入院している人たちにとってあまり機会のない外で食事をしたいという希望がでた.その提案に対し調子の良くない1人のメンバーが外出することを頑なに拒否し,スタッフは手を出せないこともあり介入せずにグループの様子を見ていると,メンバー同士でそのメンバーの話を聞き,お互いの状態や気持ちが語られ,どのようにするか話し合いが続いた.

 グループ開始から15か月,在籍メンバーは9名で,メンバーから新しいメンバーを募集しようという希望がでている.

[担当スタッフの感想]

 振り返ってみると,経験3年目に初めて担当したグループで,わからないなりに「とりあえずやっていこう」と進めていくなかで1年が過ぎ,ようやくグループの効果として当初に掲げたものが,おこなってきた活動の一つ一つのなかに,要素として入っていることがわかるようになった.また,さまざまな活動をメンバーと共におこなってきたことで,「グループの凝集性」が高まりグループが成長していくプロセスを,スタッフ自身が経験してきたように思われる.当初より,スタッフ自身が経験がないため,メンバーに伝えきれていないグループの目的

を，スタッフ自身が理解していくための1年であったようにも思われる．もう一度，グループの目的をメンバーに伝えなおし，メンバーとお互いに振り返る時間をもちたい．グループの機能を，参加メンバーにどのように生かせばよいのか，スタッフ自身がさまざまな体験をしながら，見つけていければと考えている．

10・3・1　グループの構造について

　事例が提示されたグループ開始後1年3か月時点のグループ構造は**表10-3-4**のようになる．グループ自体は集団志向集団のような緩やかな枠のなかで，力動的集団ほど相互の関係が治療的に操作されることなく，メンバーによって選ばれた（初期はスタッフが誘導）活動をおこなう課題志向集団的な活動をしている．グループの個々の構造因子についてその適否，今後の課題について検討した．

[集団の目標]

　開始当初のグループの課題としては大きな問題はないが，院内生活は比較的安定し作業療法でも十分に自律的に活動できるが，なんとなく足踏み状態にある者という参加メンバーの選択条件，実際に参加して活動しているメンバーの現在のレベルから考えると，このままグループを継続するのであれば，目標自体をもう少し高くし具体的に示したほうがよい．目標や集団レベルを当初の計画のまま続けるのであれば，参加メンバーで目標が達成された者に対してグループを終了し，次のステップをどうするかについての面接をするなどのはたらきかけが必要である．

[表現・交流手段，場所]

　ミーティングで自分たちの活動を決め，具体的な活動をもちいて体験し，その結果を検討するという形態は作業療法のグループワークとしては一般的な手段である．しかし，前出の注で述べたように収益をともなう活動は，単に収益が目的となる場合は福祉領域の援助手段であり，医療のなかでもちいるのはどうかという意見もある．これは目的と手段の問題である（山根，1999c）．

　このプログラムでもちいた模擬喫茶のような活動の使用は，単に収益を目的としたものではなく，自分たちの活動費を得るというグループの目標達成のための手段であり，活動の特性を生かした使用例である．その収益をどのようにもちいるかをグループのなかで検討するということが，療法集団における治療的操作の重要な点である．ややもすると，金銭に関することはすべて職員が判断するという扱いをしやすく，そのため作業をおこなう者自身の体験を通した自己能力の現実検討（客観的評価），現実感や自信の回復，社会生活への適応という重要な治療効果の機会を失ってしまう．直接の金銭の授受はしないが，活動によってどのような結果（この場合は模擬喫茶による純益）があり，その経緯と結果を通して現実検討しどのように生かす

■ 表 10-3-4　グループの構造について

*事例報告時（グループ開始後1年3か月の評価）

集団名：	○○○		開始年月日：	○○/○○/○○
集団の特性	集団の目標 ・人の話を聞き，自分の思いを適切に伝える ・探索，試行錯誤により生活技能を身につける		表現・交流手段/場所 　ミーティングと参加者が選択した活動（食に関するものが主），模擬喫茶3回 　場所は，作業療法の空き室，活動内容によっては院内外の施設を利用	
	開放度	閉　(半開)　開	時間・頻度　1 回/週　1.5 時間/回	
	場の雰囲気	明るさ：暗－－＋－(明)	ゆとり：無－(＋)－－有　他	
	凝集性	低い　やや低い　普通　(やや高い)　高い		
	集団レベル	並行集団　短期課題　(長期課題)　協同集団　成熟集団　不明		
	標準価値	注目度：(低)－－＋－－高，位置：(低)－－＋－－高 標準価値については不明		
	期待効果	普遍的体験，情報の伝達，愛他的体験，生活技能や対人関係などの模倣・学習・修正（当初ねらったもの）		

メンバー	構成	レベル	並行集団	短期課題	長期課題	協同集団	成熟集団	不　明	（計）
		人　数	メンバー別に評価されていないが，全体は長期課題集団レベル						
	等質性	男女比　6：2			その他類似項 比較的年齢の高い社会的入院レベルの男性メンバーが主．精神分裂病．				
		年齢幅　39～60（平均54.5歳）							

スタッフ	構成 作業療法士　　1名 作業療法助手　1名	チームの特性 経験の浅い作業療法士と作業療法助手で，スタッフの交替によりチームを組んで3か月

まとめ
　集団全体としては，スタッフの経験は浅いが凝集性も比較的高い．スタッフもグループの流れに応じた対応ができはじめ，メンバーにも主体的な動きが見られるようになっている．年齢層が高くいわば社会的入院状態に近い患者層で，場が提供されれば協同活動もできるレベルであり，入院生活で制限のある食を中心とした活動がその動きを引き出したと考えられる．
　今後の集団の目標，活動内容，メンバーの選定について検討が必要．中断者に比較的若い層が多いが，中断理由を調査してみる必要がある．初回より継続参加している60前後の男性メンバー4名のグループにおける位置づけ，そこに何か集団内標準価値が生まれていないか検討が必要．

かを考え，純益を生かした活動の実施までグループワークでおこなうことで，はじめてこうした仕事関連活動をもちいる意味がある．

生活技能の習得といった社会生活の適応にむけた治療・訓練は，このような生活のなかで生じる具体的な問題を通してしか学習・般化しにくい．いかに療法集団のなかで治療的操作を通して生活技能の習得を治療・訓練としておこなうかは，グループセラピストに問われる資質である．メンバーが選んだ自らの食の欲求を満たす活動の場合も同様である．その人間本来の基本的欲求の充足というモチベーションを生かして，いかに成長欲求（Maslow, 1970）のモチベーションへともっていくことができるかが問われる．

[開放度]

開放度は，形としてはセミクローズド・グループの運営がなされている．このような集団プログラムでは，メンバーの参加開始と終了時が重要な治療的はたらきかけの機会の一つになる．参加にあたっての適切な説明と同意，終了にあたってのこれからの生活の確認，中断に対する理解と以後のかかわり方などを適切におこなうことが大切である．そうしたことが適切になされるかどうかは，通常のプログラムのセッション中より治療的な場合があり，またセッションでのできごとが適切に生かされるかどうかに影響する．

セミクローズド・グループでは，集団プログラムの目的や効果を最大限に引き出すために，参加メンバーの選択が重要になる．このプログラムの5期で，メンバーから新メンバーを募ろうという提案がなされているが，このグループの目的をメンバーと再確認する絶好の機会といえる．グループの発達にともない生じてくるこのような機会を見逃すことなく，適切に生かすことがファシリテーターとしてのグループセラピストに問われる感性と技術である．

[時間・頻度]

1回1.5時間の活動時間や週1回という活動回数は，基本的には問題ない．この時点で精神科作業療法の診療報酬に関する法で基準とされている「原則として2時間」ということにこだわりすぎると，ミーティングなどは時間が長すぎるとストレスとなり，反治療的にすらなる．また反対に，模擬喫茶の準備活動をする時期には1回の活動時間も半日〜1日程度必要であったり，週の活動回数も多くしなければ進展しないことがある．リハビリテーションプログラムの時間は通常は原則的な目安によるが，しばられすぎると得られる効果も得られなくなる．特に具体的な課題活動をもちいる作業療法でその効果を最大限に利用するには，時間や頻度の臨機応変な調整が必要であり，単一プログラム内に限らず総合プログラム全体を通した柔軟な運営が求められる．

[場の雰囲気，凝集性，集団レベル]

場の雰囲気は，グループセラピストが主観的に受けとめたグループの集団力動であるが，グループセラピストの性格特性や運営のしかたがグループに取り込まれて生じる要素も大きい．

このプログラムでは，不慣れではあっても民主的に運営するという担当セラピストの前向きな姿勢を取り込んだように，グループは明るく凝集性も高く，全体として長期課題レベルの集団となっている．もちろん，院内生活が比較的安定し作業療法でも十分に自律的に活動できるが足踏み状態にあるという対象者の基本的レベルが表出してのことであろうが，個々の集合がそのまま集団の力にはならないように，個々のメンバーのもてるものが十分集団の場に反映されないと生まれない現象である．これもグループセラピストの資質が問われる点である．

集団をもちいる効果の「希望をもたらす」(5・3「集団の効果」参照) ということが十分機能しているかどうかが，場の雰囲気や凝集性，集団レベルなどに反映する．

[標準価値]

このグループが誕生した時点の作業療法部門の不安定な経過からすれば，病院という母集団のなかで，他部門からはそれほど大きな期待や注目がされていたとは言いがたい．また作業療法の総合プログラムもやっと基本となるたたき台ができはじめた時期にあり，そのような状況下での新プログラムであることからすると，部門内では新たな進展にむけての試みではあっても，施設全体のなかでは注目度も低く，価値も高いものではなかったと予想される．

しかし，その注目度の低さがこの新プログラムの緩やかな試行錯誤を支えたとみることもできる．あまり期待度が高いと経験の浅いグループセラピストにとっては心理的負担が大きいものである．

集団内にどのような集団標準と価値が形成されていたかは事例の報告内容からは不明であるが，通常このような食の欲求を満たしたり，ときどき純益があるようなグループにみられるものとして，スペシャル・グループ(特別扱いのグループ)化する可能性がある．グループの中心になってきた年齢層が高く，いわば社会的入院状態に近い男性患者層が集団標準や価値を決めやすい位置にあり，彼らのグループ全体への影響はどうなのかの検討をしてみるとよい．そうしたメンバーへのスタッフの依存と遠慮が偏った集団標準や価値を生むことも多い．

[期待効果]

担当セラピストはこの集団プログラムに期待される効果を企画時に具体的に示しているが，もう少し詳しい経過を聞かないとわからない．初期の期待効果はほぼ機能していると思われる．それ以外に，メンバーの新規募集の提案などから，「共有体験」にともなう「凝集性」の高まり，そして自分たちでもできるという「希望をもたらす」効果がはたらいているものと考えられる．「生活技能や対人関係などの模倣・学習・修正」の本質的な効果のあらわれは，これからのグループの運営に期待される．

[メンバー構成]

経験の浅い作業療法士が初めてグループセラピストとして企画・運営する集団プログラムのメンバーの選定としては，初期の設定は適切であったといえる．しかし，中断者に比較的若い

層が多いこと，グループの中心がいわば社会的入院状態に近い年齢の高い男性患者層であること，初期の目標と報告時の中心層のレベルに差がみられることなどから，今後の運営にあたって集団の目標とメンバー構成の再検討が必要である．

[スタッフ]

　スタッフは，グループ開始時に経験3年と2年の作業療法士であるが，作業療法士4名のなかからの選択である．大半の病院において，このレベルのスタッフがあまり無理のない集団プログラムの実践を通して，集団運営の技術を学んでいかなければならないのが臨床の現状である．スタッフが4名いること，グループ運営を2名で相談しながらおこなったこと，外部から経験のあるスーパーバイザーが勉強会を通して指導にあたっていたことなどもあり，大きな問題もなく運営が進んだものといえる．

　実際にはグループ経験のあるスタッフと経験の浅い者が組むことで技術を高められるようにするとよい．このようなグループの運営には，グループセラピストとその補助自我的機能をはたすスタッフの2名は人数として必要である．

10・3・2　グループの経過について

　グループの経過をまとめると表10-2-2のようになる．1期目は開始から2か月半で10回のセッションがもたれているが，この時期はメンバーが集められたばかりで，スタッフ主導で運営が進められている短期課題集団レベルにあたる．

　2期目もしばらくはスタッフに依存する受け身的な状態が続いていたが，後半になると少しずつ自分たちで何をしたいかという意見が聞かれるようになっている．前半の受動的状態は，初めての協同体験である模擬喫茶が無事終了し少し虚脱状態が起こっているとも考えられる．また，長期の入院で受動的な生活で安定していることもあり，自分から何かをするという自発的主体的な行動が見られなくなっているとも考えられる．

　3期目に入ると，自発的な活動が活発になっている．活動の大半が好みのものをみんなで作って食べるということに集中している．興味や関心を抱いて自分たちで何かをするという経験の不足や長期入院により制限のある食べることへの関心の高まりなどが考えられる．いずれにせよ主体的な行動が，ひとの基本的欲求の階層構造の最下層にあたる生理的欲求（空気・水・食物・庇護・睡眠・性）の一つである食（Maslow, 1970）から始まっていることに妙に納得してしまう．ひとの基本的な欲求を満たす活動は強い誘因力をもっているが，安易にもちいるとメンバーだけでなくスタッフもそのレベルから脱皮できなくなる．もちい方とそこからどのように次のステップへ進めるか，その活動を通して生まれた関係をどのように生かすかが，療法集団のグループセラピストに求められる．

　4期目に入ると，自らの食に関する欲求を満たす活動は少しおさまり，自分たちから模擬喫茶をしたいという希望がでている．他者に食物を提供し，なにがしかの純益を得るという，そ

のために自分たちの食の欲求を満たしてきた活動も模擬喫茶の新メニューの検討へと，欲求充足としては自らの食の欲求を満たす活動より少し上位の欲求に代わっている．自分を養うことから，他者を養う行為への移行とみることもできよう．

5期目には，グループも1年を経過し，スタッフの変更や多少のメンバーの出入りにも動じることなく，グループは長期課題レベルの活動が安定している．グループの発達にともない，社会的入院状態の人たちが本来もっていた能力が表に現れてきたものと考えられる．

10・3・3　グループの運営について

経験3年で療法集団のリーダーは初めてという作業療法士が，試行錯誤でグループを運営したため，初めての経験で，少し治療的介入が必要な時期もあったが，選択されたメンバーがある程度パラレルな作業療法の場で安定している人たちであったことや，つねに自分の行動の検討をしながら進める作業療法士の行動が参加メンバーの自発的行動を助けたことが効を奏したといえよう．

グループセラピストの資質が問われる問題もあるが，力動的集団や課題集団であっても経験が少ないセラピストがおこなう場合には，参加メンバーの選択（5・4・2「構造因子」参照）がグループの運営に大きく影響する．

また，力動的な要素を生かして運営する集団であっても，作業療法集団のように具体的に作業・作業活動を表現・交流手段としてもちいる場合には，集団の発達レベルに応じてグループセラピストのリーダーとしての役割を変えていくことが必要である．特にグループの初期の段階において，自閉傾向のあるメンバーで構成される集団やメンバーの基本的な集団参加技能が低い場合においては，グループセラピストが課題を明示したり，指示を明確に示すことが必要になる．ややもするとメンバーの主体性という言葉に圧されて，「なんでも自分たちのしたいことを自由に」ということで，結果的に判断責任を押しつけて不自由にしてしまいやすい．グループセラピストが責任をもつことでメンバーの自由な行動，自主性を引き出すといった運営のしかたがなされるとよい．そして，動きが始まればグループセラピストの介入は，適時のファシリテートにとどめ，参加者の動きを主体にしていく．

今回の事例では，リードしすぎなかったことが結果的にグループの発達に応じたリーダーの役割をとった（とらされた）ことになったといえよう．こうした状況に応じた役割が意識しておこなえるようになることが，グループセラピストに求められる技術の一つである．

この事例では比較的うまく進展しているが，自分たちで思うことを自由に試みるという経過のなかで，食の欲求を満たすという3期目の活動で，純益の使用をめぐってメンバー間で意見の相違がみられたときが，比較的大きな治療的山場であったといえる．そして，事例報告からは不明であるが，中断者のグループ内での行動と中断にいたる経過，その後の対処などが気になる．年齢層が高くいわば社会的入院状態に近い男性患者層を中心に動いているようにみえるが，そのことのグループ全体への影響はどうだったのか，そうしたことへの配慮も必要である．

■ 表 10-3-5　事例グループ開始時の作業療法週間プログラム

	月	火	水	木	金
9：00 ｜ 11：00		個人作業療法（パラレルな場を利用したもの）			
13：00 ｜ 15：00	ちぎり絵G 事例グループ	園芸G ADL訓練	病棟作業療法	園芸G 軽運動G	音楽G 絵画G

＊Gは集団プログラム，全スタッフは作業療法士4名
　病棟作業療法は同じ病棟の対象者に対する集団作業療法

■ 表 10-3-6　事例グループ開始から2年半後の作業療法週間プログラム

	月	火	水	木	金
9：00 ｜ 11：00		個人作業療法（パラレルな場を利用したもの） 園芸G	事例グループ	園芸G	
13：00 ｜ 15：00	病棟作業療法 （3病棟）	病棟作業療法 （2病棟） ADL訓練	病棟作業療法 （2病棟）	病棟作業療法 （2病棟）	病棟作業療法 （1病棟） 音楽G

＊Gは集団プログラム，全スタッフは作業療法士4名，作業療法助手3名

10・3・4　作業療法部門の総合プログラムについて

　グループ開始時期の週間プログラム（作業療法部門の総合プログラム）を**表10-3-5**に示す．集団志向集団や力動的集団は少なく，導入を主目的としたパラレルな場をもちいた個人作業療法といくつかの種目別集団からなっている．従来の簡易作業（紙袋の組み立て作業）を引き継いだものと作業療法士が入職してから開いた課題や種目別の集団作業療法プログラムからなっていた週間プログラムの見なおしをおこない，たたき台となるプログラムの組み立てをおこなっている時期にあたるためである．

　対象者の回復状態に応じて変更する個人プログラムの選択肢を提供するという総合プログラムの役割からすれば，もう少し目的を明確にした課題志向集団プログラムや老人病棟や慢性病棟などで作業療法室まで出てこられない人たちに対する対象別・機能別のプログラムが加わるとよい．

　事例グループ開始から約2年半後の週間プログラムは，作業療法助手の増加にともない**表10-3-6**のようになっている．開始時のプログラムに比べるとスタッフが増えたこともあり，いくつかの集団プログラムは午前中のパラレルな個人作業療法と並行しておこなわれ，午後は病

棟別に対象者を限定した病棟作業療法という形式の集団プログラムとなっている．作業療法独自の目的をもった集団プログラムが増えていないが，療養病棟と治療病棟との機能分離にむけての移行時期にあたり，病棟単位の集団作業療法プログラムが増えているものと思われる．機能分化が終わった後には，療養病棟においては医療的保護を背景とした生活プログラム，治療病棟においては早期の作業療法プログラムとして集団をどのように生かすかが，作業療法部門が提供する総合プログラムの課題となるものと思われる．

10・3・5　職種・部署間の集団力動について

　医療において直接治療に関わるコ・メディカルスタッフとして，看護師に次いで資格ができた作業療法士の採用は，病院とすれば，時代の移り変わりに応じて台頭する新しいスタッフや技術を導入し，治療効果と経済効果のバランスを保とうとしての試みである．

　病院（母集団全体）としては，採用した専門職が新しい部署を作り運営するようになってほしいという期待と，単独の部署として機能させるには心許ないし，これまでにない職種をどこに所属させるのか，といったさまざまな思いがあったことであろう．いろいろな要因があったにせよ，次々採用しながら定着しない作業療法に対して，さまざまな意見がでたであろうことが推測される．

　看護部門とすれば，看護を中心に全国的におこなわれていた活動をもちいたはたらきかけが，新しい作業療法士という職種の台頭でどのように競合するのか，また連携していけばいいのかわからないといったのが実状であったものと思われる．良心的に取り組んでいた病院もあったであろうが，それまで生活療法（小林，1965；浅野，1992）としておこなわれていた作業療法が，いくつかの病院で集団管理や使役労働，収益の搾取といった問題を引きおこした．そして，形骸化した生活療法に対する批判（浅野，1993）から，1974年の作業療法の診療報酬点数新設に対して，日本精神神経学会（日本精神神経学会理事会，1975）は反対決議をした．そうした生活療法と作業療法をめぐる問題が未整理のなかでの作業療法士の採用は，全国いたるところの病院で看護部門と作業療法士の間に葛藤を引きおこした．熱心に活動していた病院ほどその葛藤は大きかった．

　作業療法士を招いての看護研修がおこなわれていることから，事例の病院における看護部門も同様な葛藤をもっていたものと推測できる．作業療法士に何ができるのか，自分たちがおこなってきた方法とどう違うのか，同じ活動でも作業療法士がおこなえば収入になるからなのかといった，さまざまな思いが錯綜している．

　その他のケースワーカーや臨床心理士など当時まだ国家資格のない職種との葛藤は事例には直接でてこないが，リハビリテーションにおける連携という共通課題を前に，資格の有無の問題，教育背景の違いによる基本用語や理念の微妙な差，職務の競合といったような多くの問題が集団間葛藤を生む．チームアプローチという課題に対して，多くの精神病院で経験されていることである（山根，1999d）．

10・3・6　施設のシステムについて

　事例の施設は，単科の精神病院よりは多くの他科機能やリハビリテーション部門をそなえているが，当時の一般的な精神病院と同様に医師と看護を中心とした医学モデルをベースとした運営システムがとられていた．しかし，精神科作業療法やデイケアなど対象者の回復レベルに応じたサービスの提供が効果的に機能するには，病棟（看護部門）との連携は必須である．

　そうした意味においては，**表10-3-2**で示されたように，当初は作業療法部門の機能を十分生かすことがむずかしいシステム上の問題があったといえる．

- 診療システムにおける作業療法の役割や位置づけが不明確
- 施設内情報伝達システムの未整備
- 病棟（看護部門）との連携の不備
- 病院行事（レクなど）と作業療法業務との関連の未整備
- 作業療法スタッフのドーナツ化現象（つねに新人状態）
- 作業療法業務マニュアルの未整備
- 他職種に対する作業療法の機能と活用方法の未提示
- 部門間連絡体制の不備

といったさまざまな問題の一因として，このリハビリテーションシステムの未構築があげられる．医学モデルベースのシステムでは対応しきれないシステム上の問題である．

　精神保健法の施行（1988）以後わが国の精神医療は大きな転換期をむかえ[*4]，多くの精神病院はリハビリテーションシステムの確立という機構改革が必須となっている．このような機構改革にあたっては，病院全体を一つの集団としてみることで，部門間や職種間の集団間力動や集団内葛藤を配慮した構造転換やシステム構成が必要になる．

　その後，事例の施設ではそれぞれの部署や施設全体としても検討が続けられ，リハビリテーションシステムの構築にむけ改善や体制づくりが進められていると聞いている．大きな努力と時間が必要とされる取り組みである．

[*4] **精神医療の転換期**：精神保健法（1988），障害者基本法（1993），精神保健福祉法（1995），障害者プラン（1996）と相次ぐ法の改正施行により，保護・収容から人権を重視した治療，社会復帰，社会参加へ，そしてそれを具体的に進めるための病棟の機能分化が始まっている．医学モデルベースからトータルリハビリテーションシステムへの転換である．

◆引用文献◆

浅野弘毅(1992).『わが国における「社会復帰」論争批判 ③ 生活療法の全盛』精神医療 20. 95-101.

浅野弘毅(1993).『わが国における「社会復帰」論争批判 ④ 生活療法・批判と反批判の全盛』精神医療 20. 121-128.

藤沢敏雄(1973).『「生活療法」を生み出したもの』精神経誌 75. 1007.

香山明美(2006). 早期作業療法のプログラム. 日本作業療法士協会学術部・編「ニューロングステイをつくらない早期作業療法のコツ(作業療法マニュアル 32)」pp19-26. 日本作業療法士協会.

香山明美(2010). 精神科病院における作業療法のこれまで,そしてこれから. OTジャーナル 44. 1104-1112.

小林八郎(1965). 生活療法. 江副 勉・他編「精神科看護の研究」pp174-288. 医学書院.

小林正義(2006). 亜急性期の治療活動. 日本作業療法士協会学術部・編「精神障害:身体に働きかける作業療法アプローチ—回復段階に沿った治療活動の紹介(作業療法マニュアル 31)」日本作業療法士協会. pp12-18.

小林正義(2007). 急性期の作業療法. 香山明美, 小林正義, 鶴見隆彦・編「生活を支援する精神障害作業療法—急性期から地域実践まで」pp56-74. 医歯薬出版.

河野稔明, 森 隆夫, 立森久照(2012). 精神科病院の機能分化における精神療養病棟の役割. 日本精神科病院協会雑誌 31. 499-505.

厚生労働省(2012). 精神科医療の機能分化と質の向上などに関する検討会—今後の方向性に関する意見の整理.〈http://www.mhlw.go.jp/stf/shingi/2r9852000002ea3j-att/2r9852000002ea7d.pdf〉,(参照 2012-06-30).

Maslow AH(1970). Motivation and Personality(2nd ed.). Harper & Row. New York(小口忠彦・訳(1987).「人間性の心理学」産能大学出版部).

向 文緒, 美和千尋, 鈴木國文(2003). 精神科作業療法に従事する作業療法士の問題意識とプログラム構成. 作業療法 22. 537-544.

中村友美, 山根 寛, 山田純栄(2016). 精神科医療の改革に対する作業療法プログラムの整備状況と課題. 作業療法 35. 359-370.

中村友美, 山根 寛, 山田純栄(2017). 精神科病棟の機能分化に即した作業療法プログラムの改変における課題. 作業療法 36. 280-290.

日本作業療法士協会(2008). 平成 19 年度障害者保健福祉推進事業—精神科病院入院患者の早期退院促進プログラム開発及び地域生活移行のシステム構築に向けた研究報告. 日本作業療法士協会.

日本作業療法士協会(2010). 平成 26 年度精神科専門療法における診療報酬改定について「要望」.『日本作業療法士協会五十年史』(2016)収載.

日本精神神経学会理事会(1975).『今回の「作業療法」点数科に反対する決議』精神経誌 77. 543-544.

杉原素子(1997). 精神科作業療法の今後の方向性に関する研究. 平成 9 年度厚生科学研究「精神科医療に関わるコメディカルのあり方に関する研究」分担研究報告書.

鈴木慶治(2013). 精神科急性期医療にふさわしい空間を考える. 精神科救急 16. 99-103.

鈴木　龍（1972）.「生活療法における生活の拘束」精神医療2. 25.

樋田精一（1975）.「生活療法」について. 日本精神病院協会・監「精神科作業療法」pp115-149. 牧野出版.

冨岡詔子・訳（1995）. 精神科のプログラム開発―リハビリテーションのすすめ方. 協同医書出版社.

一般社団法人日本作業療法士協会（2016）. 平成28年度診療報酬改定に関する要望. 日本作業療法士協会五十年史.

山根　寛（1999a）.「パラレルな場の利用」作業療法18. 118-125.

山根　寛（1999b）. 道具としての作業・作業活動.「ひとと作業・作業活動」pp47-68. 三輪書店.

山根　寛（1999c）. 金銭の授受をともなう作業活動について. 作業療法18. 344-351.

山根　寛（1999d）. 精神医療保健領域にかかわる専門職の連携に関する研究.「平成10年度厚生科学研究費補助金（障害保健福祉総合研究事業）分担研究報告書」

山根　寛, 香山明美, 加藤寿宏, 長倉寿子（2000）. 事例を通して「ひとと集団・場―集まり, 集めることの利用」pp179-189. 三輪書店.

山根　寛, 香山明美, 加藤寿宏, 長倉寿子（2007）. 個人と集団「ひとと集団・場―ひとの集まりと場を利用する　第2版」pp40-44. 三輪書店.

山根　寛（2006）. 精神科作業療法の現状と課題. 日本精神科病院協会雑誌25. 352-357.

山根　寛（2010）. 精神障害と作業療法―治る・治すから生きるへ　第3版. 三輪書店.

山根　寛（2014）. ひととことばと作業と. 臨床精神病理35. 59-66.

終章 自己認識と自己変容

終章―自己認識と自己変容

　わたしは，1982年33歳の春，作業療法士養成校を卒業し，精神病床1,100床あまり，一般病床を加えると1,500床を越える大きな精神科主体の総合病院に就職した．その病院は精神科病棟が13病棟，職員が700名あまりの大きな病院で，作業療法士はわたしと同じく新卒のわたしより一回り年下の若い女性作業療法士の二人だけだった（山根，2013）．

　その巨大な迷路のような自閉空間ともいえる精神科病院に入職して数か月が過ぎたころ，それまでの仕事とあまりにも違う環境における初めての精神科病院での作業療法という仕事，それまであまり関わったことがなかったタイプの人たちとのかかわりなどに疲れ，日々の仕事を離れた環境に自分をおいてみたい衝動にかられ，その年の夏におこなわれた小集団体験のセミナーに参加した．

　後にも先にも自分が一参加者として参加した小集団体験はこの1回だけであるが，その体験がその後のわたしの日常に，そして仕事にと，折に触れ形を変えながら影響を及ぼした．そして，ひとの集まりやその集まりが作る場の問題をライフワークの一つとして考えるようになったのも，この小集団体験が一つのきっかけになっている．それは自分の個人的な課題と，小集団体験が参加者にあたえるであろう普遍的ともいえる影響とが相まったものと思われる．この1回限りの小集団体験と各参加者の体験レポートは，「小集団体験―出会いと交流のプロセス」として出版された（松井，1991）．

　今回，「ひとと集団・場　新版」の出版にあたり，共通課題をもった組織に生じる問題とその対処の経緯は10章「事例検討」で紹介したが，終わりに，ひとが集団や場の影響を受けて自分に気づき自己変容する個人の経緯を，筆者の小集団体験を通して紹介する．

小集団体験―記憶をたどって

　わたしが参加した小集団体験は，日本臨床心理研究所（所長松井紀和）主宰のグループ・ダイナミックス・セミナーで，3泊4日12回のセッションと約3か月後におこなわれるフィードバックミーティングで構成されていた．当時のセミナーは，現在閉館されたが富士五湖の一つ河口湖の近くにあった公共宿泊施設に参加者全員宿泊し，セミナーがおこなわれている間は施設からの外出は禁止という形でおこなわれていた．短期間集中でグループを形成し，メンバー相互の交流を通して，他者と出会い，他者を発見し，理解しあい，自己をみつめ直す機会とすることをねらいとする．所長の松井先生とコ・ファシリテーターの2名のファシリテーターによる小集団体験のセミナーである．

　この小集団体験がわたしにあたえた変化と影響を振り返ってみると，小集団体験の経過は大きく分けて，表のような3期に分けることができる．自分の体験に重なって昔話や児童文学の作品の内容が頭に浮かんだため，それぞれの期にはその物語の題名をつけることにする．

■ 表　わたしの小集団体験の経緯

第1期　アリス体験記（セミナー参加決心から12セッション終了まで）
①　その1：未知への不安を含んだ時期
②　その2：戸惑いと手探り
その3：これでよいのか反復試行
③　その4：開いた蓋
④　その5：裸の島
第2期　うらしま体験記（12回のセッション終了時からフィードバックミーティング終了まで）
第3期　ゲド戦記期（フィードバックミーティングの後から現在まで）)

　第1期の「アリス体験期」は，小集団体験の参加決意から終了までの期間である．この期間は短時間の間に大きな変化がおきたため，さらに5段階に分かれた．ただ，2～4段階は行きつ戻りつし，そして時にパラレルに進んでいたように思う．第2期の「うらしま体験期」は，小集団体験を終えフィードバックミーティング終了までの約3か月の期間である．そしてゲド戦記期と名付けた第3期はフィードバックミーティング後の期間である．

第1期　アリス体験期
① その1：未知への不安を含んだ時期
　小集団の体験は，実際には参加してみようと思ったときから始まっていた．作業療法士として初めて就職し，この日常は何だという疑問から，視野を変えてみようと決心し，小集団体験（松井紀和日本臨床心理研究所主催のグループ・ダイナミックス・セミナー）への参加手続きをした．行き先を定めない小旅行のような，楽しい未知への体験に思いを巡らせて出発までの日を過ごし，小集団体験の開催地河口湖湖畔の山中にある研修施設へ向かった．富士五湖駅からはかなり離れており，3泊4日のセミナー中はその山中の研修施設から外出してはならないというルール自体が興味と不安をかきたてた．

② その2：戸惑いと手探り～その3これでよいのか反復試行
　そして自分の日常を離れて，何がおきるか予測できない不安と期待の入り交じった気持ちで，研修室に入った．研修室には，参加者数より2つ多い椅子が円形に並べられていた．ファシリテーターとコ・ファシリテーターの定席以外は，自由に着席するようにというオリエンテーションに従って，座席指定のない椅子の一つに座った．

　誰もが何が始まるのかと互いの様子やファシリテーターが何か指示するのではないかとファシリテーターの様子をうかがいながら，沈黙が続いた．10数分あまり沈黙が続いた後，誰かがポツッと何か言う．誰へというわけではなく，またすぐに沈黙に戻る．受け手のない言葉が投げた本人に戻ったり，誰へともなく投げられた言葉が受け手がなく転がったままであったりするのを見て，受けて何か言おうか，どうしようかためらいながら，日常での人との出会いとは

ちがう状況に少し戸惑い，それでもその気まずい場を変えたいかのように，わたしも自分の今の気持ちを誰へともなく述べたりした．

誰かがたまたま話し始めると，しばらくはそれにすがるように何人かが関わるが，また途切れ沈黙が続く．お互いがお互いをうかがうような，表面的な言葉のやり取りが繰り返される．しかししだいに言葉にすがるコミュニケーションのもどかしさ，自分たちが交わす言葉がコミュニケーションになっていないことを意識するようになる．それでも他に手段がないため言葉に頼る時間が3セッション余り続いたように記憶している．

そして参加者の言葉の数も増えたころ（第4から5セッション），わたしの発言に対して，誰かが「今のは（わたしの発言は）お手玉をしているみたいだね」と言った．その言葉を聞いて，自分の話していたことがただ空中に投げられて自分の手のひらに落ちて来る様子が目に浮かび，複雑な思いがした．人とのかかわりを求めて自分の思いを言葉にしたつもりでいたが，場でやり取りされる言葉と自分の内言語が一緒になり，モノローグになっていたようである．言葉は交わしていたものの，相互のコミュニケーションにはならず，自分の内での手探り状態に陥っていたのだ．

わたし個人の心理的力動の中で，場への適応を求めて戸惑いながら繰り返し手探りをしているうちに，最初の数セッションが過ぎていった（**表**のその2からその3）．

自分では会話をしようと思っていたのに「お手玉」だったのかと気づくと，鏡にうつる自分の姿を見せられたような恥ずかしさ，自分中心になっていたことへの自責感，さらに他の参加者に自分の気持ちの伝わっていない不満なども入り交じった複雑な空しさを感じた．

そして，どのような展開であったかは定かでないが，ある一つのセッションのほとんどがわたしのために費やされたことがある．もっともそのセッションの最中には，自分のために費やされたなどと意識もしなかった．ただ，ネガティブな感情も口にし，どうしたらわかりあえるのか，繰り返しいろいろ表現を変えたりしていたように覚えている．そして後で気がついたことであるが，日々の生活では口にすることでおきるかもしれない気まずさに遠慮して抑えている本音や感情も，そのまま受けいれ，口にも出していた．

またそのセッションでは，「お手玉」の他に，その後のわたしの他者とのかかわりの中で，何かにつけて顔を出すようになるもう一つのキーワードに出会った．それは，わたしの他者への関心などいろいろな気持ちを述べた後に，ファシリテーターが言った「山根君は欲張りだね」という一言である．そのときはなんとなく「欲張り」なのは良くないような気がして返答に困ったが，嫌な気持ちではなかった．そして，フィードバックセッション後に自覚したのだが，この「欲張りが良くないと思ったこと」も，もう一つのキーワード「お手玉」と同じく，いわゆるわたしの「開いた蓋」の中から表に出たものの一つであった．

そのセッションの終わりに「（わたしの言うことを）聞いていて今回はイライラはしなかった」という一人のメンバーの言葉に，受けいれられていることの暖かみのようなものを感じていた．

③ その4：開いた蓋

　そして，わたしはこのセミナー中に大きなアクティングアウトをおこしている．何か一つの山は越えかけているが，わずかなきっかけがあればお互いの無理がなくなるような，そんな感じがしていたときだったと思う．わたしから皆にセッションが終わった後気分転換をしようと提案して，3日目の昼休み（第8セッションの終了後）に一人ホテルを抜け出して，車でふもとの店からビールを調達してきた．そしてその日のセッションが終わった後で皆でナイトパーティーを開いたら，ファシリテーターが「飲んでいるのかね」と言って部屋を通り抜けた．隠れて悪いことをしているのが見つかった子どものように，皆で顔を見合わせて大笑いした．それは，小さな後ろめたさを伴った爽やかさとして思い出されるアクシデントだった．日々の適応的な防衛パターンが通じないというより必要のない環境の中で，自分のパターンに気づき，お互いが理解を求めあうようになった時期のことである．

　そうして日常の生活でしているような防衛的努力をしないでよい場への安心感，信頼感のようなものを一度感じると，防衛という衣を脱いだことの心地よさにすっかり浸ってしまう．自分が防衛の衣を脱いでしまうと，防衛という衣を身につけている人と，脱いでしまった人の違いがわかる（かのような気がする）のである．そして，両手で襟を合わせているような人に，なんとかその服を脱いで同じ場の中に入ってほしいという気持ちが強くなり声をかけた．

④ その5：裸の島

　あるがままの（完全にそうではないが）自分とそれを受けいれてくれる場があり，いったんその中に自分が入ると，まだ入りきれない人のことが気になり，入って来るように呼びかけずにはいられなくなるような感じなのである．特にフィードバックセッション前の2, 3セッションは，思い出すと少し恥ずかしいくらい，ほとんどの参加者が高揚感に包まれているかのように，無防備にセンシティブになっていた気がする．日常から見れば幻想なのだろうが，服を着ているほうが恥ずかしいヌーディストアイランドにいるような体験をした．「裸の島」体験である．

　わたし達の日常の他者とのかかわりの多くは，お互いの中にあまり深く立ち入らない距離を保つことで，安定性を保っている．しかしこの小集団体験の場は，そうした日常の対人距離や無意識におこなっている自分の対人パターンでは対応しきれなくなる構造をもっていた．そして対応しきれなくなることで，自分の対人パターンやコミュニケーション特性に気づき，あらためて人が出会い関わる時におきる心のプロセスを知る体験をした．

　場の状況や視点が変わることで，現実と錯覚（本当はすべてが錯覚を含んだ現実なのではあるが）が入れ替わるような体験は，鏡の中と外，ウサギ穴と地上の世界の違いを見たアリスような思いがした．

第2期　うらしま体験期

　セッションが終わり，タイムトンネルでも抜けたような気がしながら，帰路についた．

日常の仕事に戻ってからしばらくは，自分ではしっかり元の生活に戻っていたつもりであったが，多少気分が浮いたような高揚した状態で，仕事や日常生活においても何かちぐはぐなことが多かった．自分の何が変わったのかわからないが，周囲の人が皆お互いにむだな配慮をしたり思い込みの中でいろいろと気遣いし，気疲れしているのが手に取るようにわかった．人のいろいろな気持ちが良くわかり，巻き込まれない適度な距離でそれらを見ている自分があり，ずいぶん対人的な許容量が大きくなったような気分だった．同時に感情表現の抑制があまりなくなり，感じたことをそのまま表現し，喜怒哀楽の表現がはっきりしすぎて皆に変な顔をされた．ただ自分の気持ちの軽さに比べ，対人的風景が何か変わってしまったような，回りが皆色あせて見えるような感じがした．小集団体験後の高揚感が続いていたものと思われる．

　そして，少し高揚したまま3か月後のフィードバックミーティングに参加した．そこでは，コ・ファシリテーターが参加者個々が各セッションでどの席に座り，どのような発言をしたかというソシオグラムに基づいた報告がなされ，ファシリテーターから小集団体験でのグループの経過がかなり詳細に説明された．この少し客観的に小集団体験でおきたことを見なおす作業により，この3か月の間自分は小集団体験の後半セッションのやや裸に近い状態のまま日常を過ごしていたことに気がついた．そうして，小集団体験での一つ一つのできごとを再確認する過程を通して，それまでのなんとなくふわふわしていた高揚感が治まり，自分の体験を客観的にみつめられるような感じがした．

　「裸の島」体験（日常の防衛パターンの認識）で今までの衣を一度脱いだ後に，新しい衣をまとって日常に戻る，一つの脱錯覚儀式であったといえる．竜宮城からかえって玉手箱を開けた「うらしま太郎」とは，新たな旅立ちが始まった点で違いはあるが，それもまだ「うらしまもどき」の体験であった．もし玉手箱を開けなかったら（フィードバックミーティングに参加しなかったら），どのような経過をたどったのだろうか．

第4期　ゲド戦記期―自分の影との戦い

　小集団体験参加の脱錯覚儀式が終わり，すっきりした気分で日々の生活に戻ったはずであった．実際，自分と他とのかかわりの距離の取り方や，あいまいな状況を受けいれながら待つことに，以前より自分にゆとりがあるのを感じた．そしてそうした自分の変化を感じることが，またゆとりを生むという感じがした．しかし，これまでと違ったのはそれだけではなかった．自分が何か話すとき，「お手玉」という言葉が頭に浮かび，何を目的に誰に話し始めたのかという自問（まるで幻聴のように）がおきるようになったのである．自分の発言を見なおすきっかけになって良いのだが，しばらくはどうでもいいような日常会話にまでそのそれはお手玉ではないのかという言葉が浮かび，悩まされた．

　また，自分が何かを知りたいとか自分が何かしたいと思ったときには，「欲張りではないのか」という考えが浮かび，いろいろな行動に躊躇し，はては業務上の人事や管理で，即決したほうがよいものの判断にまでもたついてしまうことが度々あった．それは，まるでアーシュラ・ル・グウィンの「ゲド戦記」の「影との戦い」そのままの，「自分の影との戦い」であっ

た.

　そうしてそのつど，自家中毒にかかったり，多少の傷つきをしながら，影に脅かされる頻度がしだいに少なくなってきた．基本的なパーソナリティが変化したわけではないが，多分「開いた蓋」から出て来たもう一人の自分を受けいれ，つきあえるようになったのだと思う．長かったのか短かったのか，影の正体を知りつきあえるようになるのに3,4年は費やした気がする．

　その道程は螺旋階段のように，螺旋状に繰り返しながらも上へと上っている（自己認識と自己変容の道）．まだ，「影との戦い」がすべて終わったわけではないが，ゲド戦記は揺らぎつつ1巻から2巻へと続いている．果して3巻の「さいはての島へ」行き着けるのかどうかは不明である．しかし，ゲドのように一度蓋を開けて自分の影を出した者の宿命なのだろうが，今は時折，自分に余裕がなくなったときに襲い掛かる影と戦いながら，航海を続けている．

普遍的なものと個人的要素

　グループ・ダイナミックス・セミナーの構造がもっている諸特性は，「小集団体験―出会いと交流のプロセス」のそれぞれの項目に委ねることにするが，小集団体験における普遍的なものと個人的な要素の一部について，わたしの体験から感じたものを述べる．

　普遍的なものとしては，誰もが必ず同様な体験をするとは言い切れないが，日常の対人距離や対人パターンでは対応しきれなくなることで，あらためて自分のパターンに気づき，ひとと人が出会い関わるときにおきるコミュニケーションのプロセスを再体験する可能性をもっているということがあげられる．

　「開いた蓋」から出たものという表現をしたように，防衛パターンの気づきには個人差がある．「無理をする必要がなくなる」と言う者もいれば，「あがいても無駄や」と表現する者もいる．わたしの場合は，目の前でパッと開き，後からああそうかと気がつき，後は開くに任せたような感じであった．この気づきの違いは，個人の参加の動機とパーソナリティが大きく関係していると思われる．

　もうひとつ普遍的なものと考えられるのは，そのようにして気づいた自分の日常的言動の背景が，その後の生活の中で繰り返し意識野の中に出現するということである．もちろんその現れ方と個人への影響，後々のプロセスは，気づき方により異なる．

おわりに

　「欲張りがよくないと思った」のは，そう思う気持ちが，それを蓋の下に押し込めていたのであり，またそれがその時点までは十分にコントロールできなかっただけで，本当は自分の大きな前進のエネルギーであったことにも気がついた．

　そしてその「欲張り」なエネルギーが，自己愛的に自分にだけ向いているときには，会話も「お手玉」になる．今も欲張りなエネルギーに振り回されながら，自分の「欲張り」を大切に使用したいと思っている．最初で最後の小集団体験参加は，ずいぶんと多くのものをわたしにあたえてくれた．「欲張り」なわたしが十分充たされる体験であった．

わたしの小集団体験における自分以外の人との出会いは，他者を鏡に映し出された人生でもっとも身近にいたもう一人のわたしとの，遅ればせながらの出会いであった．

　　　　　　　ひとは　ひとの中に生まれ
　　　　　　　　　　　ひとの中でそだち
　　　　　　　ひとは　ひととのかかわりに傷つき
　　　　　　　　　　　ひととのかかわりで癒される

◆引用文献◆

松井紀和・編著（2000）.「小集団体験場―出会いと交流のプロセス」pp1-246. 三輪書店.

山根　寛（2013）.「臨床作業療法―作業を療法としてもちいるコツ」pp1-237. 三輪書店.

付表

付表 1 発達，発達課題と集団 ──────────── 242
付表 2 集団レベルに応じた課題志向集団のもちい方 ──── 244
付表 3 集団プログラム計画表 ──────────── 246
付表 4 集団評価表 A（記述形式） ──────────── 247
付表 5 集団評価表 B（チェック形式） ──────────── 248
付表 6 集団内個人評価表 A（記述形式） ──────────── 249
付表 7 集団内個人評価表 B（チェック形式） ──────────── 250
付表 8 集団内個人評価表 C（個別目標評価） ──────────── 251
付表 9 集団プログラム記録表 ──────────── 252

＊付表はコピーして利用可．

■ 付表 1
発達，発達課題と集団

		自我と対象関係の発達			発達理論 (Erikson)	二者関係技能の発達	参加集団
		欲求	自我意識	対象関係			
新生児期	1M	・眼前の顔に反応			・基本的信頼と不信／希望		家族集団
	2M	・非自己の認識 ・母親への依存欲求強まる	・自我の芽生え	・無差別微笑			
	6M	・母と他の区別所在確認接触要求	・母と自分の声の弁別	・イナイイナイバー			
乳児期		・人見知り ・社会的人格的欲求の芽生え	・自我分化 ・自己の身体と外界の違い	・8か月不安 分離不安 ・対象の永続性			
	1Y						
幼児前期		・外界への関心探索欲求		・一人遊び ・母を確認し遊ぶ		・基本的信頼に基づく他者の受けいれ	並行集団
		・所有権主張		・並行遊び			短期課題集団
	3Y	・成就参加欲求 ・自己主張	・自我の明確化 欲求充足制限 ・第一反抗期	・仲間ができる	・自律性と恥・疑惑／意志		
幼児期		・承認欲求 ・所属欲求	・社会的自我の芽生え ・他者へ配慮		・自主性と罪悪感／目的	・偶発的な共同関係	遊び集団 長期課題集団
	6Y						
学童期			・社会化	・学習グループ ・ピア・グループ	・勤勉性と劣等感／有能感	・権威者を受けいれる ・仲間との対等で親しい関係	学習集団 協同集団 仲間集団
	12Y						
青年期					・自己同一性と同一性拡散／忠義心	・相互の役割を理解した関係 ・成熟し安定した親密な関係	成熟集団
	20Y						
前成人期					・親密性と孤立／愛	・養育，保護する関係	社会集団
成人期					・世代性と停滞性／世話		
老年期				・所属集団減少	・自己統合と絶望／英知		

発達課題				
身辺管理	身体と自己，性役割，親密な関係	職業・経済	社会的役割	
				1M 新生児期
				2M
				6M 乳児期
				1Y
				幼児前期
歩く	自分の身体を自己と認知			
走る	性別の意識			3Y
一人で食べる				幼児期
排泄の自立			社会事物の簡単な概念	
食事の自立				
着脱衣の自立				6Y
交通手段利用	自己性の社会的役割を学ぶ			学童期
	同性の友人			12Y
	自己の身体の受けいれ		行動指針としての価値・	青年期
	異性の友人		倫理体系	
	自己性の社会的役割をとる			
	準拠集団を見つける			20Y
	異性のパートナー			前成人期
	配偶者の選択，家族形成	職業を開始		
		経済的独立		
	社会的パートナー，家庭管理	経済的確立	社会的責任をはたす社会	成人期
	子どもの自立		的確立	
	身体的衰えへの適応	収入の減少に適応	社会的役割に適応	老年期
	配偶者の死に適応			

■ 付表 2
集団のレベルに応じた課題志向集団のもちい方

集団のレベル	並行集団	短期課題集団
集団の特性	場を共有するが他者との交流を必要としない個々の集まり．各自が自分の作業に取り組む	多少の相互関係，協調，競争がみられ，短期間の課題であれば他者と交流をもつことができる
通常の発達年齢	1歳半～2歳	2歳～4歳
集団の課題（目標）	・凝集性の高くないひとの集まりに慣れる ・他者の存在を認める ・他者に対する関心を高める ・集中力を改善する	・他者に対する基本的な信頼感の発達 ・課題を通した相互交流の促進 ・課題を通して相互に援助しあう関係の体験
適切な集団の大きさ	・自閉的な傾向の強い場合や認知症高齢者のサブグループは5～6名程度がよい ・通常は10名前後	・7～8名が適しているが，4～10名程度なら可能 ・レジャー的なものであれば20名前後でも可能
1回の作業時間	・実際の作業時間は，成員の状態に応じ30～60分程度	・成員の状態と課題に応じて30～90分程度
治療者・指導者の役割	・個々の課題を援助する ・必要な器具や材料を準備する ・他者の活動の妨害になるような行為を防止する ・個々の安心感，安全感，依存欲求などの充足をはかる	・相互の交流が必要な課題を選び，個々の役割を提示する ・必要な器具や材料を準備する ・個々の安心感，安全感，依存欲求などの充足をはかる
留意する事項	・ひとがいるだけで刺激を受けたり，興味が拡散する場合があるので，個々の観察を怠らない	・失敗を避けようとしたり，援助を求めたり応じたりできずに一人で作業する場合があるので，適度な交流促進がつねに必要である
適応となる対象やグループ	・対人緊張，場面緊張，自閉傾向がある者の小グループ ・認知症高齢者の小グループ	・やや対人緊張，場面緊張，自閉傾向がある者の小グループ ・オープングループ

（Mosey, 1986）を参照し作成（山根）．Project group, Egocentric cooperative group はこれまでそれぞれ課題集団，自己中心

長期課題集団	協同集団	成熟集団
自己の興味が中心ではあるが，比較的長期にわたる課題に協力することができる	比較的同質（同性，同世代）な集団で，他者を理解した課題に即した相互の交流がおこなえる	お互いの違いを認めて集団全体の目的にそって課題を遂行できる
5歳～7歳	9歳～12歳	15歳～18歳
・集団の一員として課題にそった役割行動を引き受けて実施できる ・他者の権利を認め尊重する ・集団の規範や目標に基づいて行動する ・相互に協力したり競合したりできる	・集団に対するネガティブな感情もポジティブな感情も表現できる ・他者の欲求を理解し，応じることができる ・集団所属意識をもった役割行動ができる	・集団の課題遂行に必要であれば，通常とは少し異なる役割行動もできる ・集団の課題遂行と他者の欲求充足のバランスを保つことができる ・集団の規範を受け入れ，建設的な意見を言うことができる ・集団の凝集性を高め，集団内の葛藤や問題を解決できる
・少し長期にわたり参加数が安定するには，多少欠席があっても活動が滞らないように，7～12名程度にしておく	・7～8名から12～13名程度	・10～15名程度
・課題に応じて60～120分程度	・90分～必要時間	・必要時間
・成員同士で計画し，相互の役割を決め，実行できるように助言したり励ます ・ポジティブなフィードバックにより，個々に対し情緒的な支持をする	・多少の支持 ・リーダーとしての役割をとらず，ファシリテーターとして助言する程度	・成員の一員として行動する．
・集団に所属できない者がでてくる場合がある		
・共通の自己課題をもつ者	・デイケアなどの社会適応技能を学習するグループ	・一般の協同活動 ・社会参加を促進するグループ

的協同集団などと訳されているが，短期課題集団，長期課題集団とした．

■ 付表 3
集団プログラム計画表（GROUP PROGRAM PLANNING CHART）

立案年月日：　　／　　／　　，立案者：

プログラム名：		
目標	主目標	
	下位目標	
対象	参加予定人数：	等質性（疾患，障害の程度など）
	性別　：　男性　女性　混合	
	年齢構成：　　　～	
構造	表現・交流手段	期間：　　　～ 頻度：　　回／週　　時間：　　分／回
	開放度：閉　半開　開	
	場所：	
	スタッフ（職種，役割，必要人数）	
準備	必要な物品と費用，参加費用など	
運営予定		
その他留意事項		

2017 by H. YAMANE：OTR.PhD

■ 付表 4
集団評価表 A（GROUP ASSESSMENT CHART A）

評価期間：　　／　／　～　／　／　，評価者：

集団名：	開始年月日：　　／　／

<table>
<tr><td rowspan="8">集団の特性</td><td colspan="2">集団の目標</td><td colspan="2">表現・交流手段／実施場所</td></tr>
<tr><td>開放度</td><td>閉　　半開　　開</td><td>時間・頻度</td><td>回／週　　時間／回</td></tr>
<tr><td>場の雰囲気</td><td>明るさ：暗－－＋－－明</td><td colspan="2">ゆとり：無－－＋－－有</td></tr>
<tr><td>凝集性</td><td colspan="3">低い　　やや低い　　普通　　やや高い　　高い</td></tr>
<tr><td>集団レベル</td><td colspan="3">並行集団　短期課題　長期課題　協同集団　成熟集団　不明</td></tr>
<tr><td>標準価値</td><td colspan="3">注目度：低－－＋－－高，位置：低－－＋－－高</td></tr>
<tr><td>期待効果</td><td colspan="3">普遍的体験，情報の伝達，愛他的体験，生活技能や対人関係などの模倣・学習・修正（当初ねらったもの）</td></tr>
</table>

<table>
<tr><td rowspan="4">参加者</td><td rowspan="2">構成</td><td>レベル</td><td>並行集団</td><td>短期課題</td><td>長期課題</td><td>協同集団</td><td>成熟集団</td><td>不明</td><td>（計）</td></tr>
<tr><td>人　数</td><td></td><td></td><td></td><td></td><td></td><td></td><td></td></tr>
<tr><td rowspan="2">等質性</td><td colspan="8">男女比　　　：　　　年齢幅　　～</td></tr>
<tr><td colspan="8">その他類似項（疾患や障害の種類，程度など）</td></tr>
</table>

スタッフ	職種，役割，必要人数	プログラムを実施するスタッフチームの特性

まとめ

2017 by H. YAMANE : OTR.PhD

付表 5
集団評価表 B（GROUP ASSESSMENT CHART B）

対象プログラム							記録者														
評価実施年月日		/ /					/ /					/ /					/ /				
評価尺度		1	2	3	4	5	1	2	3	4	5	1	2	3	4	5	1	2	3	4	5
集団の特性	場の雰囲気	+	+	+	+	+	+	+	+	+	+	+	+	+	+	+	+	+	+	+	+
	凝集性	+	+	+	+	+	+	+	+	+	+	+	+	+	+	+	+	+	+	+	+
	集団発達段階	+	+	+	+	+	+	+	+	+	+	+	+	+	+	+	+	+	+	+	+
	参加者　　数	+	+	+	+	+	+	+	+	+	+	+	+	+	+	+	+	+	+	+	+
	等質性	+	+	+	+	+	+	+	+	+	+	+	+	+	+	+	+	+	+	+	+
治療効果	希望をもたらす	+	+	+	+	+	+	+	+	+	+	+	+	+	+	+	+	+	+	+	+
	普遍的体験	+	+	+	+	+	+	+	+	+	+	+	+	+	+	+	+	+	+	+	+
	受容される体験	+	+	+	+	+	+	+	+	+	+	+	+	+	+	+	+	+	+	+	+
	愛他的体験	+	+	+	+	+	+	+	+	+	+	+	+	+	+	+	+	+	+	+	+
	情報の伝達	+	+	+	+	+	+	+	+	+	+	+	+	+	+	+	+	+	+	+	+
	現実検討	+	+	+	+	+	+	+	+	+	+	+	+	+	+	+	+	+	+	+	+
	模倣・学習・修正	+	+	+	+	+	+	+	+	+	+	+	+	+	+	+	+	+	+	+	+
	表現・カタルシス	+	+	+	+	+	+	+	+	+	+	+	+	+	+	+	+	+	+	+	+
	相互作用・凝集性	+	+	+	+	+	+	+	+	+	+	+	+	+	+	+	+	+	+	+	+
	共有体験	+	+	+	+	+	+	+	+	+	+	+	+	+	+	+	+	+	+	+	+
	実存的体験	+	+	+	+	+	+	+	+	+	+	+	+	+	+	+	+	+	+	+	+
運営	集団の目標	+	+	+	+	+	+	+	+	+	+	+	+	+	+	+	+	+	+	+	+
	スタッフ　数	+	+	+	+	+	+	+	+	+	+	+	+	+	+	+	+	+	+	+	+
	連携	+	+	+	+	+	+	+	+	+	+	+	+	+	+	+	+	+	+	+	+
	グループの進め方	+	+	+	+	+	+	+	+	+	+	+	+	+	+	+	+	+	+	+	+

評価基準					
場の雰囲気　　　：1.問題あり	2.やや問題	3.普通	4.良い	5.大変良い
凝集性　　　　　：1.低い	2.やや低い	3.普通	4.かなり高い	5.高い
集団発達段階　　：1.並行集団	2.短期課題集団	3.長期課題集団	4.協同集団	5.成熟集団
参加者　（数）　：1.少ない	2.やや少ない	3.適切	4.やや多い	5.多すぎる
（等質性）：1.不均一	2.やや不均一	3.適切	4.やや同質	5.同質
治療効果　　　　：1.ない	2.あまりない	3.普通	4.ややある	5.十分ある
集団の目標　　　：1.要修正	2.要検討	3.可不可なし	4.ほぼ適切	5.適切
スタッフ（数）　：1.少ない	2.やや少ない	3.適切	4.やや多い	5.多すぎる
（連携）：1.悪い	2.やや悪い	3.普通	4.かなり良い	5.大変良い
グループの進め方：1.要修正	2.要検討	3.普通	4.かなり良い	5.大変良い

改善点，検討事項など

2017 by H. YAMANE：OTR.PhD

■ 付表 6
集団内個人評価表 A（INDIVIDUAL ASSESSMENT CHART A）

集団名：　　　　　　　　　　　　　　評価年月日　　／　　／　　，評価者

対象者：	M・F　歳	診断名：

参加集団	集団の目標：	
	集団レベル：	開放度：
	時間頻度：　　回／週　　時間／回	表現・交流手段：
	参加者構成：　登録数（　　名）男女比（　：　）年齢構成（　～　）	

参加状態	個人目標，集団の目標との一致
	参加率
	参加意欲
	集団への関心
	集団所属意識

集団内行動特性	集団参加技能：　並行集団　短期課題集団　長期課題集団　協同集団　成熟集団　不明
	集団内行動
	集団内役割
	コミュニケーション
	情緒の安定
	他者の対応

| まとめ | |

2017 by H. YAMANE：OTR.PhD

■ 付表 7
集団内個人評価表 B（INDIVIDUAL ASSESSMENT CHART B）

対象者：			M・F　歳	記録者			
参加集団	集団の目標：						
	集団レベル：			開放度　：			
	時間頻度　：	回／週　　時間／回		表現・交流手段：			
	参加者構成：	登録数（　　名）男女比（　：　）年齢構成（　～　）					

評価実施年月日	／／	／／	／／	／／
評価尺度	1　2　3　4　5	1　2　3　4　5	1　2　3　4　5	1　2　3　4　5
参加状態　目標の適切性	＋　＋　＋　＋　＋	＋　＋　＋　＋　＋	＋　＋　＋　＋　＋	＋　＋　＋　＋　＋
参加率	＋　＋　＋　＋　＋	＋　＋　＋　＋　＋	＋　＋　＋　＋　＋	＋　＋　＋　＋　＋
参加意欲	＋　＋　＋　＋　＋	＋　＋　＋　＋　＋	＋　＋　＋　＋　＋	＋　＋　＋　＋　＋
集団への関心	＋　＋　＋　＋　＋	＋　＋　＋　＋　＋	＋　＋　＋　＋　＋	＋　＋　＋　＋　＋
所属意識	＋　＋　＋　＋　＋	＋　＋　＋　＋　＋	＋　＋　＋　＋　＋	＋　＋　＋　＋　＋
集団内行動特性　集団参加技能	＋　＋　＋　＋　＋	＋　＋　＋　＋　＋	＋　＋　＋　＋　＋	＋　＋　＋　＋　＋
協調性	＋　＋　＋　＋　＋	＋　＋　＋　＋　＋	＋　＋　＋　＋　＋	＋　＋　＋　＋　＋
状況の理解	＋　＋　＋　＋　＋	＋　＋　＋　＋　＋	＋　＋　＋　＋　＋	＋　＋　＋　＋　＋
役割行為	＋　＋　＋　＋　＋	＋　＋　＋　＋　＋	＋　＋　＋　＋　＋	＋　＋　＋　＋　＋
言語表現能力	＋　＋　＋　＋　＋	＋　＋　＋　＋　＋	＋　＋　＋　＋　＋	＋　＋　＋　＋　＋
対人交流	＋　＋　＋　＋　＋	＋　＋　＋　＋　＋	＋　＋　＋　＋　＋	＋　＋　＋　＋　＋
不安レベル	＋　＋　＋　＋　＋	＋　＋　＋　＋　＋	＋　＋　＋　＋　＋	＋　＋　＋　＋　＋
情緒の安定	＋　＋　＋　＋　＋	＋　＋　＋　＋　＋	＋　＋　＋　＋　＋	＋　＋　＋　＋　＋
感情のコントロール	＋　＋　＋　＋　＋	＋　＋　＋　＋　＋	＋　＋　＋　＋　＋	＋　＋　＋　＋　＋
他者の対応	＋　＋　＋　＋　＋	＋　＋　＋　＋　＋	＋　＋　＋　＋　＋	＋　＋　＋　＋　＋

評価基準

目標の適切性	1.要修正	2.要検討	3.可不可なし	4.ほぼ適切	5.適切
参加率	1.不参加	2.時々参加	3.半分	4.7割程度	5.ほぼ全出席
参加意欲	1.なし	2.ほとんどなし	3.少しあり	4.あり	5.十分
集団への関心	1.なし	2.ほとんどなし	3.少しあり	4.あり	5.十分
所属意識	1.なし	2.ほとんどなし	3.少しあり	4.あり	5.十分
集団参加技能	1.並行集団	2.短期課題集団	3.長期課題集団	4.協同集団	5.成熟集団
協調性	1.不十分	2.やや不十分	3.少しあり	4.あり	5.十分
状況の理解	1.ない	2.あまりない	3.少しあり	4.あり	5.十分
役割行為	1.不十分	2.やや不十分	3.少しあり	4.あり	5.十分
言語表現能力	1.少なすぎる	2.やや少ない	3.適切	4.やや多い	5.多すぎる
対人交流	1.不十分	2.やや不十分	3.普通	4.やや積極的	5.積極的
不安レベル	1.高い	2.やや高い	3.軽度	4.かなり低い	5.安定
情緒の安定	1.不安定	2.やや不安定	3.ほぼ安定	4.かなり安定	5.安定
感情のコントロール	1.不可	2.やや不可	3.少し可	4.ほぼ可	5.可（十分）
他者の対応（反応）	1.悪い	2.やや悪い	3.普通	4.かなり良い	5.良い

指導の要点

2017 by H. YAMANE：OTR.PhD

■ 付表 8
集団内個人評価表 C（INDIVIDUAL ASSESSMENT CHART C）

対象者：		M・F　歳	記録者	
参加集団	プログラムの内容			

	評価実施年月日	①　　／　／	②　　／　／	③　　／　／
	評価尺度	5 4 3 2 1 N	5 4 3 2 1 N	5 4 3 2 1 N
基本項目	個人の目標の適切性	＋ ＋ ＋ ＋ ＋ ＋	＋ ＋ ＋ ＋ ＋ ＋	＋ ＋ ＋ ＋ ＋ ＋
	参加率	＋ ＋ ＋ ＋ ＋ ＋	＋ ＋ ＋ ＋ ＋ ＋	＋ ＋ ＋ ＋ ＋ ＋
	活動への取り組み	＋ ＋ ＋ ＋ ＋ ＋	＋ ＋ ＋ ＋ ＋ ＋	＋ ＋ ＋ ＋ ＋ ＋
	集団への関心	＋ ＋ ＋ ＋ ＋ ＋	＋ ＋ ＋ ＋ ＋ ＋	＋ ＋ ＋ ＋ ＋ ＋
個別目標	Ⅰ	＋ ＋ ＋ ＋ ＋ ＋	＋ ＋ ＋ ＋ ＋ ＋	＋ ＋ ＋ ＋ ＋ ＋
	Ⅱ	＋ ＋ ＋ ＋ ＋ ＋	＋ ＋ ＋ ＋ ＋ ＋	＋ ＋ ＋ ＋ ＋ ＋
	Ⅲ	＋ ＋ ＋ ＋ ＋ ＋	＋ ＋ ＋ ＋ ＋ ＋	＋ ＋ ＋ ＋ ＋ ＋
	Ⅳ	＋ ＋ ＋ ＋ ＋ ＋	＋ ＋ ＋ ＋ ＋ ＋	＋ ＋ ＋ ＋ ＋ ＋

評価要約	①
	②
	③

評価基準	目標の適切性	:1.要修正	2.要検討	3.可不可なし	4.ほぼ適切	5.適切
	参加率	:1.不参加	2.時々参加	3.半分	4.7割程度	5.ほぼ全出席
	活動への取り組み	:1.不十分	2.やや不十分	3.少しあり	4.あり	5.十分
	集団への関心	:1.なし	2.ほとんどなし	3.少しあり	4.あり	5.十分
	個別目標	:1.低下	2.少し低下	3.変化なし	4.ほぼ達成	5.十分達成

2017 by H. YAMANE：OTR.PhD

■ 付表 9
集団プログラム記録表(GROUP PROGRAM MEMORANDUM)

集団名： 　　　　　　　　　実施年月日　　/　　/　　，記録者

プログラム名：	
予定内容 今回の目標	予定タイムスケジュール
対象層，数	
表現・交流手段	
実施	
必要物品，費用	
参加費用	

必要な機能
認知/課題遂行的側面
　理解力：少--+--多　集中力：少--+--多　持続力：少--+--多　注意力：少--+--多
身体的側面
　体　力：少--+--多　協応性：少--+--多　俊敏性：少--+--多　巧緻性：少--+--多
対人関係技能
　協調性：少--+--多　表現力：少--+--多
集団参加技能
　レベル：並行集団　短期課題集団　長期課題集団　協同集団　成熟集団

実施記録
参加者数：男性　　　名，女性　　　名（計　　　名）
スタッフ（構成，人数）：
セッション内容

確認
目　標：不適--+--適切　　対象層：不適--+--適切　　参加数：少--+--多
場　所：不適--+--適切　　物　品：不適--+--適切　　費　用：不適--+--適切
種　目：不適--+--適切　　スタッフ：少--+--多　　　連　携：不適--+--適切
開　始：不適--+--適切　　経　過：不適--+--適切　　終　了：不適--+--適切

次回にむけて

2017 by H. YAMANE : OTR.PhD

新版エピローグ

「ひとが場をともにし，共に何かをする」そうした日々のくらしにおける「ひとの集まり」や「場」でみられる現象を，そのまま治療や援助，支援で活かすにはどうしたらいいだろうという素朴な思いを，作業療法のフィールドワークからまとめ，1999年に「ひとと集団・場 初版」として脱稿し，2000年の春に文字になった．

初版発行当時の集団療法では，治療のために形成された集団内の成員間のダイナミックスをどう扱うかに主眼がおかれていた．しかし，その後の社会情勢の変化にはめまぐるしいものがある．医療の場ではエビデンス・ベイスドが声高に述べられるようになり，科学性，客観性とは何かが問われ，個人療法，集団療法，さらに，虐待や引きこもり，うつによる就労への影響，さまざまなハラスメント，震災時の緊急支援やそれにともなって生じる精神的問題など地域コミュニティに関するものを統合した療法や関与のしかたの研究が必要になってきた．治療援助の場が病院のような専門施設からひとが暮らす生活の場が中心になり，個人の一者関係におけるダイナミックス，個と個の間，個と所属する集団の間，集団と集団の間のダイナミックスなど，あらたなダイナミックスの検討が問われている．

ひとが集まり，ひとを集めることにともなっておきる，戸惑い，不安，揺らぎ，気づき，変容，安心，自信……．そこにおきる現象は，ひとを集めれば，必ず生じる普遍的なダイナミックスである．場や集団をもちいる治療や援助，支援とは，直接対象者とふれあい関わり，自分の体験を介して感じとる「確からしさ」というしかないものであるが，それは，ひとが集まれば，自然の数学化による近代科学の客観性では表しきれない「確からしさ」という感性的なエビデンスである．その普遍的な現象を活かすには，社会情勢の変化に応じた集団療法がなければならない．そうした思いから本書は，初版発行時の変わらないことをよりよく活かすために，新版として生まれ変わった．変わらないために変わり続ける，動的平衡，それこそが治療や援助，支援に場や集団をもちいる哲学といえるものである．

今回も，本書の初版から読み解き臨床と教育に使いこなしてきた白岩圭悟氏，そして自身の臨床の場を通して研究したことを事例として整理した中村友美さん，初版時より事例の研究場所としてご承諾いただいた施設と作業療法部門のスタッフに感謝します．ひとが集まり，ひとを集める古都で起きる現象の謎解きが，病いを生きる人たちの治療や援助，支援に，また日々のくらしにおけるひとの集まりや場の理解の手助けになればと願う．

BE　GOOD　　DO　GOOD

2017年8月16日　　京の夜空を焦がす　五山の送り火　鴨川の岸辺を歩々…

山根　寛

索 引

【あ】

愛他的行為 12
遊び
　　——，並行 35
　　——集団 29

【い】

依存
　　——，個人 76
　　——，作業 76
　　——，状況 76
一者関係 58

【え】

エポケー 110
エリクソン 30
園芸療法 174

【お】

老いと集団 39
オープングループ 146
音楽療法 171

【か】

カール・ロジャーズ 46
絵画療法 172
外集団 37
開放度 85
核家族 24
学習集団 36
学習プログラム 149
家族
　　——，核 24
　　——，疑似 34
　　——，原初 24
　　——集団 35
　　——の機能 24
　　——の形態 24
課題志向集団 134,138
課題集団 35,66
課題プログラム 149
カタルシス 81
活動 55
　　——機能 55
環境因子 55
関係
　　——，一者 58
　　——，三者 34,58,63
　　——，二者 29,58,60,61

【き】

疑似家族 34
基礎集団 21,23,27
機能
　　——，活動 55
　　——，コミュニケーション 55
　　——，作業遂行 55
　　——，参加 55
　　——，心身の 55
　　——，生活 54
　　——，生活維持 55
　　——，対人 55
　　——集団 27
技能 57,136
　　——，コミュニケーション 57,137
　　——，作業遂行 57,137
　　——，社会生活 137
　　——，集団関係 64
　　——，集団参加 57,66,159
　　——，生活維持 136
　　——，セルフコントロール 138
　　——，対人関係 57,137
　　——，適応 61
　　——，二者関係 61
基本的信頼 30,61
凝集性 81
協同集団 66,140
共有体験 81

【く】

グループ
　　——，オープン 146
　　——，クローズド 146
　　——，サブ 83
　　——，セミクローズド 146
　　——セラピスト 83,89
　　——・ダイナミックス 232
クローズドグループ 146

【け】

月間プログラム 151
現実検討 80
原初家族 24

【こ】

国際生活機能分類 55
個人依存 76
個人因子 55
個人力動 5
コミュニケーション機能 55
コミュニケーション技能 57,137

【さ】

作業　121
　　——の意味性　123
　　——の共有性　123
　　——の具体性　123
　　——の操作性　123
　　——の投影性　123
　　——の特性　121
　　——の能動性　123
　　——の没我性　123
　　——の目的性　123
作業依存　76
作業遂行機能　55
作業遂行技能　57,137
作業療法　101
　　——，精神力動的　101
　　——プログラム　183
作業をもちいる療法　118
サブグループ　83
サブセラピスト　85,90
参加　55
　　——機能　55
三者関係　34,58,63

【し】

詩歌療法　173
自我　59
　　——理想　31
自己　11
　　——開示　81
　　——確認　11
　　——受容　11
　　——尊重　12,80
　　——中心的協同集団　66
　　——同一性　32,60
　　——統合　33
　　——認知　12
　　——評価　12
　　——有用感　12
思春期心性　112
システム　146
実存的体験　82

質的評価　156,158
社会　26,27
　　——集団　29,38
　　——生活技能　137
　　——的動物　5
　　——の成りたち　27
　　——の分類　27
週間プログラム　149
集団　13
　　——，遊び　29
　　——，老いと　39
　　——，外　37
　　——，学習　36
　　——，家族　35
　　——，課題　35,66
　　——，課題志向　134,138
　　——，基礎　21,23,27
　　——，機能　27
　　——，協同　66,140
　　——，自己中心的協同　66
　　——，社会　29,38
　　——，集団志向　134,141
　　——，準拠　27,37
　　——，所属　37
　　——，成熟　66,141
　　——，短期課題　139
　　——，長期課題　140
　　——，内　37
　　——，仲間　29,36
　　——，並行　66,138
　　——，力動的　134,142
　　——回避　76
　　——基準　75
　　——拒否　76
　　——攻撃　76
　　——支配　76
　　——順応　75
　　——精神療法　44,48,71,164
　　——体験　90
　　——適応　75
　　——の運営　93
　　——の大きさ　84
　　——の落とし穴　94

　　——の価値　86
　　——の危機　92
　　——の効果　77
　　——の構造　82
　　——の斉一性　74
　　——の利用　45
　　——の療法としての利用　71
　　——批判　76
　　——標準　86
　　——防衛　74
　　——ホメオスタシス　77
　　——無視　75
　　——療法　5,44,47,71
集団関係技能　64
集団参加技能　57,66,159
集団志向集団　134,141
集団志向プログラム　149
集団プログラム　151
集団プロセス　76
集団力動　5,45
受容される体験　11,79
準拠集団　27,37
状況依存　76
小集団体験　232
所属集団　37
心身機能・身体構造　55
心身の機能　55
心理劇　46

【せ】

生活維持機能　55
生活維持技能　136
生活機能　54
生活技能　54
　　——訓練　169
成熟集団　66,141
精神力動　101
　　——的作業療法　101
精神療法　164
　　——，集団　44,48,71,164
性的同一性　32
世間　28
セミクローズドグループ

146
セラピスト
　　——，グループ　83,89
　　——，サブ　85,90
　　——，ダブル・　109
　　——，メイン　85,89
　　——の資質　88
セルフコントロール技能　138

【そ】

ソーシャル・サポート　105
ソーシャル・ホールディング　104

【た】

対象喪失　34
対人関係技能　57,137
対人機能　55
ダイナミックス　5
確からしさ　7
ダブル・セラピスト　109
短期課題集団　139
単独プログラム　148

【ち】

長期課題集団　140
超自我　59

【て】

適応技能　61

【と】

同一性
　　——，自己　32,60
　　——，性的　32
　　——の揺らぎ　32
等質性　84
動的平衡　7

トポス　6,14,100

【な】

内集団　37
仲間集団　29,36

【に】

二者関係　29,58
　　——技能　61
　　——の発達　60

【ね】

年間プログラム　151

【は】

場　5,14,16,50
　　——，パラレルな　100
　　——の構造　16
　　——の力　15
背景因子　55
パラレル　100
　　——な場　100

【ひ】

ピア・サポート　105
評価　156
　　——，質的　156,158
　　——，量的　157,160

【ふ】

ファシリテーター　89
普遍的体験　11,79
プログラム
　　——，学習　149
　　——，課題　149
　　——，月間　151
　　——，作業療法　183
　　——，週間　149
　　——，集団　151

　　——，集団志向　149
　　——，単独　148
　　——，年間　151
　　——，力動的集団　149
プロセスの利用　130

【へ】

並行遊び　35
並行集団　66,138

【ほ】

ホールディング　11

【ま】

マスの利用　132

【む】

群れ　20,21

【め】

メインセラピスト　85,89

【も】

モレノ　46

【ら】

ライフサイクル　29

【り】

力動　5
　　——，個人　5
　　——，集団　5,45
力動的集団　134,142
　　——プログラム　149
量的評価　157,160
療法
　　——，作業をもちいる

118
——，詩歌　173
——，レクリエーション
　　177
——的因子　77

療法集団　70

【れ】

レクリエーション療法　177

〈著者略歴〉

山根　寛（やまねひろし）（認定作業療法士，博士〈医学〉，登録園芸療法士）
1972年，広島大学工学部を卒業，船の設計の傍ら，病いや障害があっても町で暮らす運動「土の会」活動をおこなう．
1982年，作業療法士の資格を取得し精神系総合病院に勤務．1989年地域支援をフィールドとするため退職，同年京都大学医療技術短期大学部助教授，同教授を経て，2004年より京都大学医学部保健学科教授．
2007年より京都大学大学院医学研究科教授，博士〈医学〉．
2016年より京都大学名誉教授，広島大学医学部客員教授．「ひとと作業・生活」研究会を主宰し，多職種連携と学術集会を運営し臨床の質向上活動を続ける．
「こころのバリアフリーの街づくり」「リハビリテーションは生活」「ひとが補助具に」「こころの車いす」を提唱し，1998年より地域生活支援に関わる市民学習会「拾円塾」，共同作業所や授産施設，グループホームなどの創設・運営相談に関わり社会参加を支援．

中村友美（なかむらゆみ）
2008年，信州大学医学部保健学科作業療法学専攻を卒業．同年より精神科病院に勤務．救急・急性期治療病棟の整備に伴い，主に急性期作業療法プログラムの導入やリハビリテーションシステムの整備などに携わる．
2012年より京都大学大学院医学研究科人間健康科学系専攻修士課程で，「精神科医療の構造転換に即した作業療法プログラムの改変」を研究テーマとし，プログラムの現状調査や勤務していた精神科病院をフィールドとして臨床研究を行う．
2014年より京都大学医学部附属病院に勤務，現在に至る．修士課程での研究課題を継続しながら，大学病院における精神科急性期作業療法や早期退院後の地域支援のあり方などについて模索しながら実践を続けている．

ひとと集団・場　新版
治療や援助，支援における場と集団のもちい方

発　行	2000年 4月20日	第1版第1刷
	2006年 9月10日	第1版第6刷
	2007年 9月 1日	第2版第1刷
	2016年 1月25日	第2版第7刷
	2018年 1月20日	新版　第1刷
	2020年 3月16日	新版　第2刷Ⓒ
著　者	山根　寛	
発行者	青山　智	
発行所	株式会社 三輪書店	
	〒113-0033 東京都文京区本郷6-17-9　本郷綱ビル	
	☎ 03-3816-7796　FAX 03-3816-7756	
	http://www.miwapubl.com/	
装　丁	石田香里（株式会社アーリーバード）	
印刷所	三報社印刷　株式会社	

本書の内容の無断複写・複製・転載は，著作権・出版権の侵害となることがありますのでご注意ください．

ISBN978-4-89590-615-9　C 3047

JCOPY ＜出版者著作権管理機構 委託出版物＞
本書の無断複製は著作権法上での例外を除き禁じられています．複製される場合は，そのつど事前に，出版者著作権管理機構（電話 03-5244-5088，FAX 03-5244-5089，e-mail: info@jcopy.or.jp）の許諾を得てください．

■ 定評ある精神科作業療法テキスト、装いも中身も新たに、全面改訂。

精神障害と作業療法【新版】
病いを生きる、病いと生きる　精神認知系作業療法の理論と実践

山根　寛

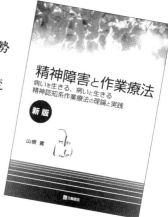

『精神障害と作業療法　第3版』の発行から7年。社会情勢の大きな変化に応じて、新版として全面改訂。

入院医療中心から地域生活中心へという動き、疾患構造の変化などにより、大きく転換を迫られているわが国の精神保健において、作業療法は何を担うのか、ひとの生活における目的と意味のある作業「生活行為」を手段に、対象者の生活を支援するという作業療法の特性、治療・支援構造・手順といった基本の軸を示しつつ、病理の違いによる障害の特性に応じた作業療法の概要、医療・保健・福祉、各領域での作業療法の実践を示す。

疾患や障害の新たなとらえ方としてスペクトラムという視点や高次脳機能障害の項目も追加。さらに、障害と受容、作業療法の原理など作業療法の哲学的課題についても言及。

■ 主な内容 ■

あらたなはじまり(新版の序)

1　ひとと病い
- 1・1　ひとと病い
- 1・2　病いと医学
- 1・3　病いと障害
- 1・4　障害と受容
- 1・5　病いと作業療法
- 1・6　病い・障害と治療・支援者の適性
- ＊第1章のまとめ

2　精神の病い処遇の歴史と作業療法
- 2・1　精神障害作業療法の歴史
- 2・2　わが国の精神障害作業療法の歴史
- ＊第2章のまとめ

3　作業をもちいる療法の特性
- 3・1　原点―作業をいとなみ，作業がつむぐ
- 3・2　作業をもちいる療法
- 3・3　目的と役割
- 3・4　手段
- 3・5　介入
- 3・6　効果
- 3・7　療法として成りたつ条件
- ＊第3章のまとめ

4　作業療法の治療・支援構造と治療機序
- 4・1　作業療法の治療・支援構造
- 4・2　対象者
- 4・3　作業
- 4・4　作業療法士
- 4・5　集団と場
- 4・6　時間
- 4・7　対象関係―治療・支援における関係
- 4・8　形態
- 4・9　チームアプローチ
- 4・10　治療機序
- 4・11　社会脳
- ＊第4章のまとめ

5　作業療法の手順
- 5・1　手順―基本の流れ
- 5・2　評価―知る作業
- 5・3　計画―個人プログラムの作成
- 5・4　効果―アウトカムの評価
- ＊第5章のまとめ

6　作業療法の実践
- 6・1　作業療法がおこなわれる場
- 6・2　急性期作業療法
- 6・3　地域移行支援と作業療法
- 6・4　地域生活支援と作業療法
- 6・5　緩和期の作業療法
- 6・6　就労支援と作業療法
- 6・7　児童精神障害と作業療法
- 6・8　老年期精神障害と作業療法
- 6・9　司法精神医療と作業療法
- ＊第6章のまとめ

7　主な精神認知機能の支障と作業療法
- 7・1　基本原則
- 7・2　統合失調症スペクトラムと作業療法
- 7・3　気分障害(躁うつ病)と作業療法
- 7・4　神経症圏の精神認知機能の支障と作業療法
- 7・5　摂食に関する障害と作業療法
- 7・6　物質関連障害と作業療法
- 7・7　パーソナリティ障害と作業療法
- 7・8　発達障害と作業療法
- 7・9　神経認知障害と作業療法
- 7・10　高次脳機能の支障と作業療法
- ＊第7章のまとめ

8　精神認知系作業療法の理論・モデル・関連療法
- 8・1　精神認知機能の支障に対する作業療法の理論
- 8・2　共通理論
- 8・3　治療理論
- 8・4　関連療法

付表
1. ライフサイクルと発達課題
2. 回復状態に応じたリハビリテーションと作業療法
3. 精神機能チェックリスト
4. ウォッチング(観察)リスト
5. 活動(日常生活)機能観察リスト
6. 対人パターンチェックリスト
7. 作業遂行特性評価表
8. 基本的な社会参加能力観察リスト
9. カンファレンスシート
10. カウンセリングシート
11. 相談表
12. アセスメント表
13. 興味・関心・経験リスト
14. レクリエーション計画

エピローグ―動的平衡
用語解説
索引

● 定価(本体 4,000 円+税)　B5　414頁　2017年　ISBN 978-4-89590-583-1

お求めの三輪書店の出版物が小売書店にない場合は、その書店にご注文ください．お急ぎの場合は直接小社に．

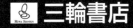
三輪書店　〒113−0033 東京都文京区本郷6−17−9 本郷綱ビル
編集☎03-3816-7796 ℻03-3816-7756　販売☎03-6801-8357 ℻03-6801-8352
ホームページ：https://www.miwapubl.com

■「ひとにとって作業とは」、「ひとが作業するとは何か」、を
あらためてとらえなおした、作業療法の指針となる一冊

ひとと作業・作業活動
作業の知をとき技を育む【新版】

山根 寛

ひとのくらし(生活)に視点をあてた初版からの基本的な考えを踏襲しながら、非侵襲的脳機能測定の進歩、社会脳などへの作業研究の広がり、地域生活支援時代の作業療法、積み重ねられた筆者の臨床経験から見えてきた知見・視点を反映し、「ひとにとって作業とは」、「ひとが作業するとは何か」、をあらためてとらえなおした、作業療法の指針となる一冊。

■ 主な内容 ■

新版プロローグ
序章
1 作業とは
　1・1 作業の定義
　　1・1・1 語源
　　1・1・2 作業・活動・作業活動・生活行為
　　1・1・3 定義がむずかしいoccupational therapyの手段
　1・2 作業の分類
　　1・2・1 従来の分類
　　1・2・2 「ひととくらし」という視点
　　1・2・3 生活行為という視点
　1・3 生活行為-目的と意味のある作業
　　1・3・1 生活の維持—いきる・くらす
　　1・3・2 仕事と役割—はたらく・はたす
　　1・3・3 遊びと余暇—あそぶ・たのしむ
　　1・3・4 参加と交流—まじわる・ひろがる
　　1・3・5 回復と熟成—やすむ・みにつく
2 ひとと作業
　2・1 ひとの進化・生活と作業
　　2・1・1 ひとの進化と作業
　　2・1・2 ひとの一生と作業
　　2・1・3 くらしと作業
　2・2 脳と作業
　　2・2・1 ヒトの脳と作業
　　2・2・2 脳のしくみと作業
　　2・2・3 脳のはたらきと作業
　2・3 手と作業
　　2・3・1 ヒトの手と作業
　　2・3・2 手のしくみと作業
　　2・3・3 手のはたらきと作業
　2・4 身体と作業
　　2・4・1 身体の発達と作業
　　2・4・2 身体の意識と作業
　　2・4・3 身体と作業、そして脳
　　2・4・4 「ともにある身体」の確かめ
　2・5 こころと作業
　　2・5・1 こころと脳
　　2・5・2 こころの発達
　　2・5・3 こころのしくみと作業
　2・6 学習と作業
　　2・6・1 「しる」「ならう」「してみる」
　　2・6・2 「まねる」「くりかえす」「なれる」
　　2・6・3 「わかる」「できる」「だす」ネットワーク
　　2・6・4 「あらわす」「だす」—学習の確認
　2・7 コミュニケーションと作業
　　2・7・1 コミュニケーションのしくみ
　　2・7・2 言語機能と作業
3 作業の知
　3・1 作業のクオリア
　　3・1・1 作業がアフォードするもの
　3・2 作業と結果の特性
　　3・2・1 意味性-価値,意味をともなう
　　3・2・2 目的性-目的に導かれる
　　3・2・3 具体性-過程,結果があきらか
　　3・2・4 投影性-気持ちがあらわれる

3・3 ひとが作業すること
　3・3・1 能動性-意志がはたらく
　3・3・2 身体性-からだを使う
　3・3・3 操作性-素材,道具をもちいる
　3・3・4 没我性-我をわすれる
3・4 ともに作業すること
　3・4・1 共有性-体験をともにする
3・5 作業がつくる場の力
3・6 作業の知
4 作業と生活機能
　4・1 生活機能の構成
　　4・1・1 国際生活機能分類ICF
　　4・1・2 生活機能の臨床的枠組み
　4・2 作業遂行と統合生活機能
　　4・2・1 作業遂行と心身機能および身体構造
　　4・2・2 作業遂行と活動機能
　　4・2・3 作業遂行と参加機能
　　4・2・4 作業遂行と背景因子
　4・3 作業遂行と統合認知機能
　　4・3・1 統合認知機能と感覚の発達
5 作業を分析する
　5・1 作業分析の歴史
　　5・1・1 初期の作業療法において
　　5・1・2 還元主義の影響
　　5・1・3 あらたな統合にむけて
　　5・1・4 作業分析の目的
　　5・1・5 作業分析の種類
　　5・1・6 作業分析の方法
　5・2 包括的作業分析
　　5・2・1 包括的作業分析の目的
　　5・2・2 包括的作業分析の方法
　　5・2・3 包括的作業分析の項目
　　5・2・4 包括的作業分析の例
　5・3 限定的作業分析
　　5・3・1 理論・モデルによる分析
　　5・3・2 生活機能別作業分析
　　5・3・3 対象別作業分析
　　5・3・4 対象別作業分析の例(精神障害領域)
　　5・3・5 対象別作業分析の例(身体障害領域)
　　5・3・6 対象別作業分析の例(発達障害領域)
　　5・3・7 対象操作に関する分析
　5・4 その他の分析
6 作業の技
　6・1 作業の利用
　　6・1・1 目的として利用
　　6・1・2 手段として利用
　　6・1・3 場としての利用
　6・2 作業の選択
　　6・2・1 対象者個人の特性(personal meaning)
　　6・2・2 作業の特性
　　6・2・3 ひとと作業の相互作用
　　6・2・4 環境の特性
　　6・2・5 治療・援助の特性
　6・3 ことばと作業
　　6・3・1 ことばによるかかわり
　　6・3・2 作業によるかかわり
　　6・3・3 ことばを活かす作業,作業を活かすことば

6・4 社会脳と作業療法
　6・4・1 社会脳と社会的認知機能
　6・4・2 社会脳と社会適応行動
　6・4・3 社会脳と作業療法
7 技を育む
　7・1 作業が活きる条件
　　7・1・1 好奇心-行動のエネルギー
　　7・1・2 意志,意欲-主体性と能動性
　　7・1・3 適切な自分の状態-基本的な心身のありようの整え
　　7・1・4 行動をともなう-「ああ,そうか」体験
　　7・1・5 よいパートナー-他者の評価と知覚のカテゴリー化
　　7・1・6 好ましい環境-人・物・場・社会・文化
　　7・1・7 好ましい経験との照合
　　7・1・8 成功体験-失敗させないことより失敗に終わらせない
　　7・1・9 よりよい体験
　7・2 作業で伝える
　　7・2・1 伝わらないとき
　　7・2・2 「つたえ」「つたわり」の要素
　　7・2・3 「つたえ」「つたわり」の基本
　　7・2・4 五感の共通性,共有体験,類似体験
　　7・2・5 物の扱いを通して気持ちを伝える
　　7・2・6 ことばを活かす
　7・3 かかわり
　　7・3・1 かかわりの基盤
　　7・3・2 準備と導入-であい・はじまり
　　7・3・3 観察と面接,評価—みる・きく・しる
　　7・3・4 治療や援助-かかわる・ささえる
　7・4 作業療法士にとってもっとも重要な役割は?
8 未完の章
　8・1 ふたたび「描く」という作業を通して
　　8・1・1 臨床の場で考えたこと
　　8・1・2 「描く」という作業
　　8・1・3 「描く」ことの作業分析
　　8・1・4 臨床への応用
　8・2 「描く」ことの応用1:共同連想描画法
　　8・2・1 方法
　　8・2・2 描画に見られる現象と効果
　　8・2・3 適応対象
　　8・2・4 いくつかのコツ
　8・3 「描く」ことの応用2:私がモデル,皆ピカソ
　　8・3・1 方法
　　8・3・2 適応対象
　　8・3・3 いくつかのコツ
　8・4 その他の作業に関して
付表
　1 包括的作業分析チェックリスト
　2 限定的作業分析チェックリスト(精神障害領域の例)
　3 限定的作業分析チェックリスト(身体障害領域の例)
　4 限定的作業分析チェックリスト(発達障害領域の例)
　5-1 共同連想描画(Group Association Drawing)記録用紙
　5-2 共同連想描画(Group Association Drawing)グループ分析表
　5-3 共同連想描画(Group Association Drawing)個人経過分析表
エピローグ

● 定価（本体 3,500 円+税） B5 290 頁 2015 年 ISBN 978-4-89590-504-6

お求めの三輪書店の出版物が小売書店にない場合は,その書店にご注文ください．お急ぎの場合は直接小社に．

〒113-0033
東京都文京区本郷6-17-9 本郷綱ビル

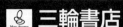
三輪書店

編集 ☎03-3816-7796　FAX 03-3816-7756
販売 ☎03-6801-8357　FAX 03-6801-8352
ホームページ : http://www.miwapubl.com

■ 読めば試してみたくなる！山根寛・作業料理人による秘伝の作業療法レシピ集！

目からウロコの作業料理の本

作業療法覚書
─ 生かそう、作業の力、作業の魅力

山根 寛

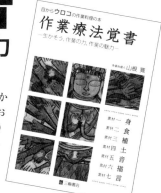

「作業療法とは何か？」を問い続けてきた作業料理人（作業療法士）による目からウロコがポロポロ落ちる三つ星作業料理（作業プログラム）レシピ集！ひとが日々おこなっていること（生活行為）、ひとの日々の暮らしや一生を構成する作業（素材）は、少し手を加えて料理すると「こころ」や「からだ」のゆがみをただしてくれる作業料理（作業プログラム）に大変身します。

本書では、生活を支援する作業療法のかかわりを料理に見立てて、作業料理で扱う素材（作業）の種類やその特徴、素材を選ぶときの目利き（選択）のコツ、作業料理に用いる道具といった作業の料理の仕方から、作業料理でもてなす方法，食べ方（作業療法の実践）、さらに病いを生きる人をおもてなしするときの作業料理人の心得までをわかりやすく伝授します！

■ 主な内容 ■

お品書き（目次）
お通し（まえがき）

1章　作業料理の基本
　作業（activity）の意義
　作業を生かす作業分析（activity analysis）
　「病いを生きる」「病いも生きる」へ
　作業料理はアラカルト
　作業を楽しむ

2章　素材について
　作業料理の素材
　素材選びのコツ（目利き）
　作業料理の道具

3章　おもてなしの形
　1対1でおこなう個別プログラム
　パラレルな場の利用
　集団プログラム
　もてなしの場

4章　作業料理の例
　七つの素材
　素材一　身─感じる・緩める・伸ばす・動かす
　・「身」の特性
　　ひとと身体／身体と重力／病いや障害と身体／身体をもちいる
　　プログラムの特性　／生活体力
　・「身」レシピ①:カラコロ倶楽部その一「ほぐす・ゆるめる・ひらく」
　・「身」レシピ②:カラコロ倶楽部その二「ひらく・ゆらぐ」
　・「身」レシピ③:カラコロ倶楽部その三「ひらく・ゆだねる」
　・「身」レシピ④:リラクセーション体操
　・「身」レシピ⑤:散歩─散歩が使えれば作業療法のプロ
　・「身」の一言
　素材二　食─料る・食べる・満たす・交わる
　・「食」の特性
　　ひとと食事／「食」の意味／病いや障害と「食」／「食」と料理
　・「食」レシピ①:食べることと料理
　・「食」レシピ②:ラーメンの鉄人─即席食材を生かす
　・「食」レシピ③:冷蔵庫のお願い
　・「食」レシピ④:畑と相談する日
　・「食」レシピ⑤:サバイバル ADL
　・「食」レシピ⑥:ゴッホのスイーツ
　・「食」の一言
　素材三　植─育てる・過ごす（委ねる）・感じる・採る
　・「植」の特性
　　動物と植物の関係／ひとと植物／植物の特性
　　／病いや障害と植物／植物の治療的活用

　・「植」レシピ①:借景園芸（別名:路上観察学会）
　・「植」レシピ②:ワイングラス園芸
　・「植」レシピ③:室内菜園でビタミンＣ
　・「植」レシピ④:大根の花
　・「植」レシピ⑤:旬を喰う会（別名:晴耕雨読の会）
　・「植」レシピ⑥:道ばたの草の会（雑草盆栽）
　・「植」レシピ⑦:春を待つ会
　・「植」の一言
　素材四　土─ふれる・こねる・焼く（火）・水
　・「土」の特性
　　ひとと土／素材としての土／土と感覚／作業療法と土／粘土の退行誘発
　・「土」レシピ①:何も作らない
　・「土」レシピ②:手ざわりいろいろ
　・「土」レシピ③:にぎり仏
　・「土」レシピ④:しぼり命
　・「土」レシピ⑤:「土」いろいろ
　・「土」の一言
　素材五　音─聴く・歌う・奏でる・創る・（踊る）
　・「音」の特性
　　ひとと音／ひとと音楽／音楽の表現様式／作業療法と音楽
　・「音」レシピ①:聴き耳頭巾
　・「音」レシピ②:想い出の扉
　・「音」レシピ③:伝想太鼓
　・「音」レシピ④:音の羽根つき
　・「音」レシピ⑤:音を作ろう
　・「音」の一言
　素材六　描─イメージ・非言語・表す・伝える
　・「描」の特性
　　描く」行為／描かれたもの／「描く」ことと描画用具／「描く」ことの治療的活用
　・「描」レシピ①:共同連想描画法
　・「描」レシピ②:私がモデル、皆ピカソ
　・「描」レシピ③:ゆびで描こう（指書道）
　・「描」レシピ④:「描く」いろいろ
　　なぞり絵　／ぬり絵　／模写　／スクィッグル　／フィンガーペインティング
　　／誘発線描画　／課題画法　／家族画　／風景構成法
　・「描」の一言
　素材七　言─考える・表す・伝える
　・「言」の特性
　　ひととことば（言葉）／ことばと治療　／作業とことば
　・「言」レシピ①:ホッと入院
　・「言」レシピ②:冠難辛句
　・「言」レシピ③:新聞で新聞
　・「言」の一言

5章　作業料理人心得

付表

デザート（あとがき）

● 定価（本体3,600円+税）　A5　272頁　2014年　ISBN 978-4-89590-476-6

お求めの三輪書店の出版物が小売書店にない場合は、その書店にご注文ください．お急ぎの場合は直接小社に．

〒113-0033
東京都文京区本郷6-17-9 本郷綱ビル

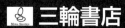
三輪書店

編集 ☎03-3816-7796　FAX 03-3816-7756
販売 ☎03-6801-8357　FAX 03-6801-8352
ホームページ：http://www.miwapubl.com